Linda Jacobs

Ästhetische Zahnheilkunde

Kleider machen Leute,
Zähne machen Gesichter

Linda Jacobs

Ästhetische Zahnheilkunde

Kleider machen Leute,

Zähne machen Gesichter

Quintessenz Verlags-GmbH

Berlin, Chicago, London, Kopenhagen, Paris, Mailand, Barcelona, Istanbul, São Paulo, Tokio, Neu-Delhi, Moskau, Prag und Warschau

Bibliografische Information Der Deutschen Bibliothek

Die Deutsche Bibliothek verzeichnet diese Publikation in der Deutschen
Nationalbibliografie; detaillierte bibliografische Daten sind im Internet
über http://dnb.ddb.de abrufbar.

Herausgeber: DEUTSCHE GESELLSCHAFT FÜR ÄSTHETISCHE ZAHNHEILKUNDE E.V. (DGÄZ)

Autorin: Linda Jacobs

Fachredaktion: Dr. Diether Reusch

Konzeption: Heiner Kirchkamp

Layout und Satz: Service Pro – Reinhold Enders

Druck und Bindung: Druckerei Hachenburg GmbH

Printed in Germany · Mai 2004

ISBN 3-87652-902-6

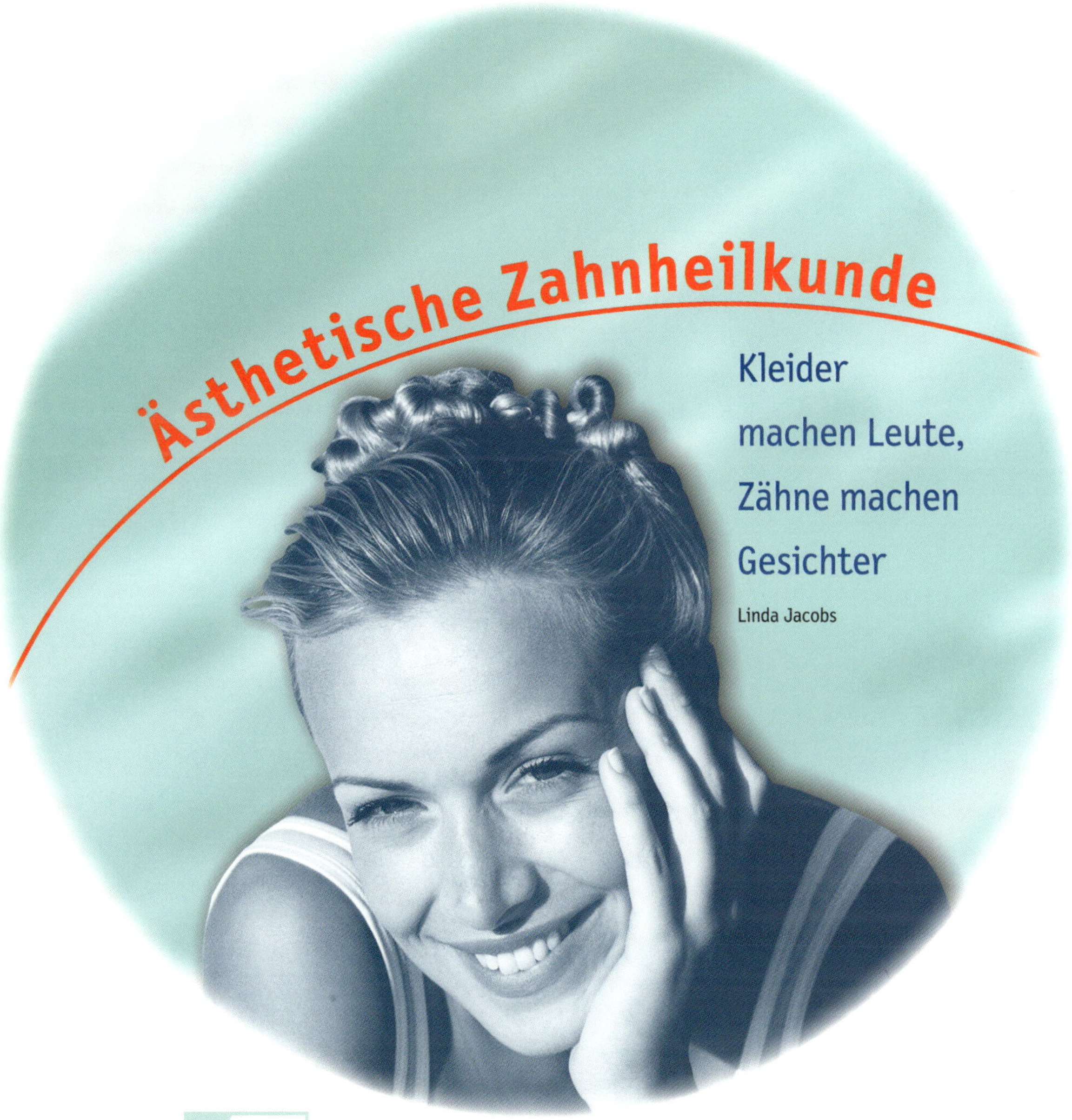

Ästhetische Zahnheilkunde

Kleider machen Leute, Zähne machen Gesichter

Linda Jacobs

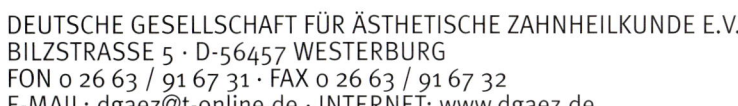

DEUTSCHE GESELLSCHAFT FÜR ÄSTHETISCHE ZAHNHEILKUNDE E.V.
BILZSTRASSE 5 · D-56457 WESTERBURG
FON 0 26 63 / 91 67 31 · FAX 0 26 63 / 91 67 32
E-MAIL: dgaez@t-online.de · INTERNET: www.dgaez.de

Inhalt

Inhalt

Inhalt

Inhalt

Inhalt

Inhalt

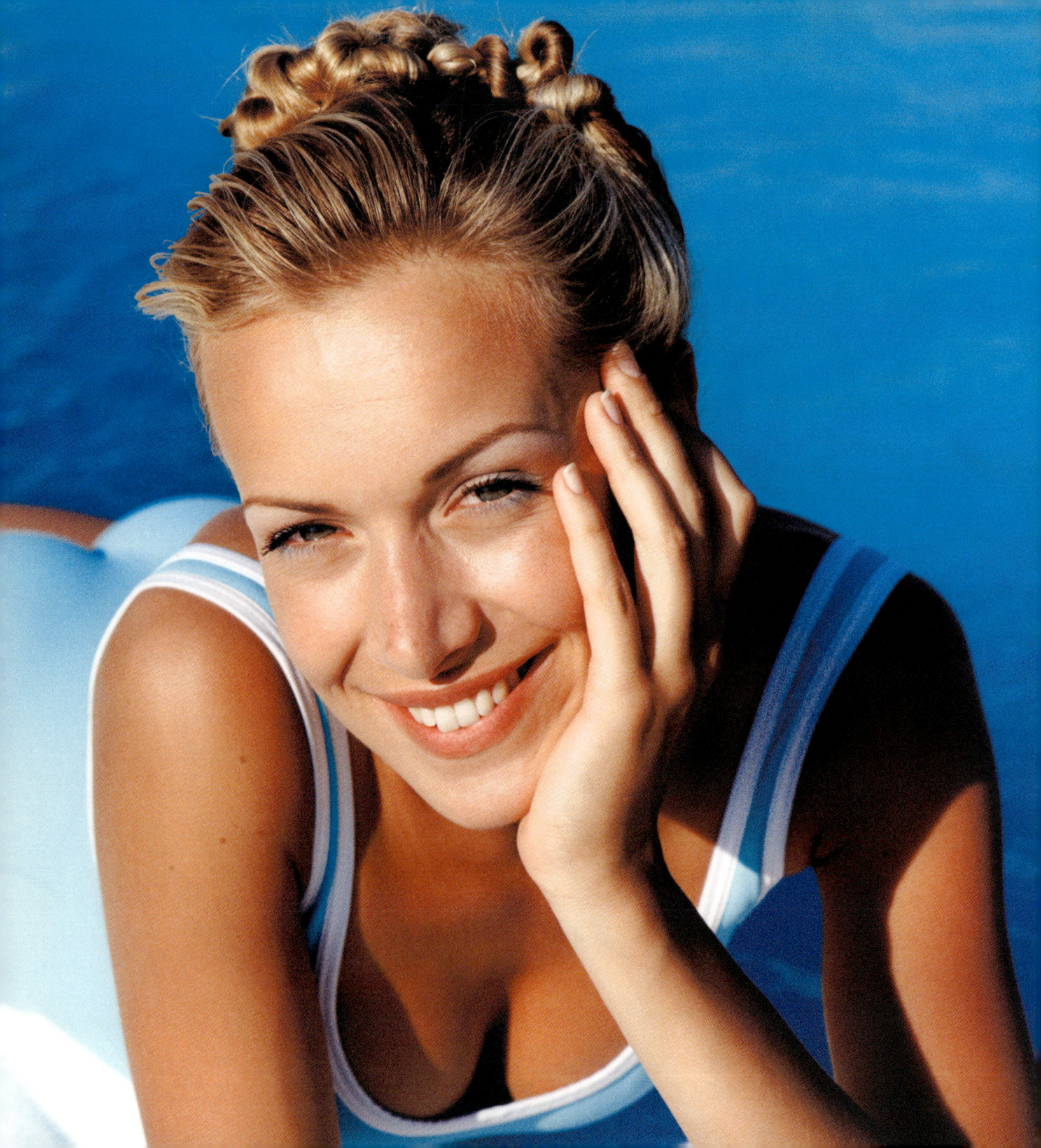

Vorwort

Die Sehnsucht nach Schönheit ist keineswegs eine Erscheinung unserer Zeit. Sie hat die Menschheit zu allen Zeiten und in nahezu allen Kulturen begleitet. Bereits Platon behauptete, jeder Mensch habe drei essentielle Wünsche: gesund zu sein, schön zu sein und auf ehrliche Weise erworbenen Reichtum zu besitzen.

Mit gut aussehenden Menschen verknüpft man positive Eigenschaften. Schöne Zähne stehen für Glück, Erfolg und Selbstbewusstsein. Schlechte Zähne sind dagegen mit dem Ruch der Verwahrlosung und des bedenklichen Lebenswandels behaftet. Und wie es so schön heißt: Für den ersten Eindruck gibt es keine zweite Chance. Patienten fordern deshalb heute von uns Zahnärzten mehr als die so genannte Kassenqualität, wonach Gebissschäden „ausreichend" und wirtschaftlich beseitigt werden müssen. Immer mehr Menschen verlangen zu Recht hochwertige ästhetische und biokompatible Lösungen. Sie wünschen sich dauerhaft gesunde und schöne Zähne, die ihnen Wohlbefinden und Sicherheit im Umgang mit anderen Menschen geben. Um diesem hohen Anspruch gerecht werden zu können, ist hohe Fachkompe-

tenz, ausgeprägtes ästhetisches Grundempfinden und künstlerisches Geschick, aber auch viel Erfahrung, Austausch und vor allen Dingen ständige Fortbildung erforderlich. Ästhetische Behandlungskonzepte fordern einen hohen Zeitaufwand und führen nur in enger Kooperation mit anderen Sparten der Zahnmedizin, wie Zahntechnik, Parodontologie, Implantologie, Kieferorthopädie u.a., zum gewünschten Erfolg.

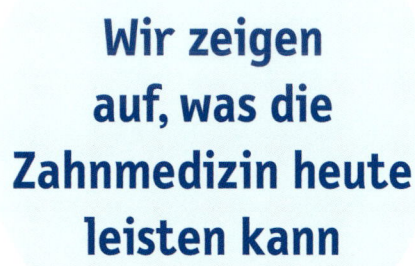

Schöne Zähne schaffen Sicherheit im Umgang mit anderen Menschen

Wir zeigen auf, was die Zahnmedizin heute leisten kann

Hier sieht die DEUTSCHE GESELLSCHAFT FÜR ÄSTHETISCHE ZAHNHEILKUNDE (DGÄZ) ihre Aufgabe. Wir zeigen auf, was die Zahnmedizin heute leisten kann, informieren Zahnärzte aller Sparten sowie Zahntechniker und bieten ihnen den Anforderungen entsprechende Weiterbildungs- und Zertifizierungsmöglichkeiten. Bei alledem ist unser oberstes Ziel die Qualitätssicherung. Der Trend zu oberflächlichen Verschönerungsmaßnahmen an den Zähnen nimmt zu. Leider wird dabei jedoch allzu häufig die medizinische Verantwortung vergessen, die der Zahnarzt als gleichberechtigter akademischer Teil der medizinischen Disziplinen in seinem Bereich tragen muss. Zwar ist es unbestritten, dass ästhetische Gesichtspunkte sehr wohl das psychische Wohlbefinden eines Menschen entscheidend beeinflussen können.

Allein dieser Aspekt, der immer häufiger in den Mittelpunkt der Außendarstellung gerückt wird, reicht aber bei weitem nicht aus, um die Bezeichnung **Zahnarzt** zu tragen und erst recht nicht, um eine Ästhetische Zahnheilkunde

> **Ästhetische Zahnheilkunde ist eine maximal hochwertige Zahnmedizin, bei der ästhetische Aspekte als Bestandteil des Gesamtkonzeptes berücksichtigt werden.**

zu leisten. Auch die Kosmetikerin oder der Friseur können in erheblichem Maße das Wohlbefinden verbessern, ohne dabei jedoch medizinische bzw. gesundheitliche Aspekte zu berücksichtigen. In der Ästhetischen Zahnheilkunde geht es um mehr als kurzlebige, oberflächliche Verschönerungsmaßnahmen. Wir verstehen Ästhetische Zahnheilkunde als eine maximal hochwertige Zahnmedizin, bei der ästhetische Gesichtspunkte als Bestandteil des Gesamtkonzeptes berücksichtigt werden. In erster Linie ist es unsere Aufgabe, die Zähne und den Mundbereich medizinisch zu sanieren. Die stetige Weiterentwicklung vorhandener und neuer Technologien und Dentalmaterialien erlauben es dem Zahnarzt, die Natur dabei nahezu perfekt wieder herzustellen. Die Ästhetik ist also quasi das „Tüpfelchen auf dem I"; das zwangsläufige Ergebnis eines Behandlungskonzeptes, das alle aktuellen dentaltechnologischen und zahnmedizinischen Möglichkeiten in Betracht zieht, um dem Patienten auf höchstem Niveau zu helfen. Wenn wir uns mit Zukunftstrends beschäftigen, wird zudem die Notwendigkeit einer erweiterten Sicht von Mundgesund-

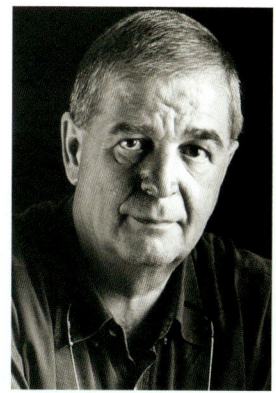

heit deutlich. Wir wissen, dass Erkrankungen von Zähnen und Zahnfleisch den gesamten Organismus in Mitleidenschaft ziehen können. Die Zusammenhänge zwischen fehlerhaftem Biss und Kopf-, Rücken- oder Gelenkschmerzen sind schon länger bekannt. Nun zeigen immer mehr Studien die Zusammenhänge zwischen bakteriell entzündlichen Erkrankungen der Mundhöhle und Allgemeinerkrankungen auf. Parodontitiskeime, die sich über die Blutbahn im Körper verteilen, können das Immunsystem schwächen und Herz-Kreislauferkrankungen begünstigen. Bei Schwangeren mit Erkrankungen des Zahnhalteapparates besteht eine hohe Frühgeburtenrate und nahezu jeder Diabetiker leidet unter Zahnfleischentzündungen. Ganzheitlich zu denken und interdisziplinär zu handeln, ist deshalb der Trend, der die Zukunft der Zahnmedizin maßgeblich mitbestimmen wird. Und: Prophylaxe, die professionelle Vorbeugung von Zahn- und Zahnbetterkrankungen, die aus der Ästhetischen Zahnheilkunde ohnehin nicht wegzudenken ist, bekommt unter ganzheitlichen Gesichtspunkten einen ganz neuen Stellenwert.

Mit diesem Buch möchten wir Patienten und Interessierten die vielfältigen und faszinierenden Möglichkeiten der Ästhetischen Zahnheilkunde vermitteln und zeigen, welche umfangreichen Voraussetzungen notwendig sind, um als Zahnarzt oder Zahntechniker der Ästhetik und Funktion gleichermaßen gerecht zu werden. Wir wünschen uns, dass es Ihnen bei der Realisierung Ihres Wunsches nach einem schönen Lächeln mit gesunden Zähnen und gesundem Zahnfleisch eine Hilfe ist.

Dr. Diether Reusch

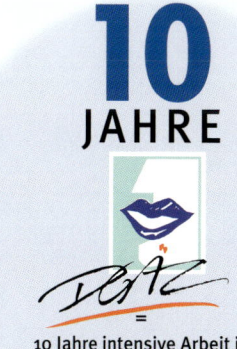

10 JAHRE

10 Jahre intensive Arbeit in der Qualitätssicherung Ästhetischer Zahnheilkunde

Präsident:
Dr. Diether Reusch
56457 Westerburg

Vizepräsident:
ZTM Stefan Schunke
90765 Fürth

Generalsekretär:
ZA Wolfgang-M. Boer
53879 Euskirchen

Referat Finanzen/
Öffentlichkeitsarbeit:
Dr. med. dent. Hans-Otto Bermann
45130 Essen-Rüttenscheid

Referat Fortbildung:
Prof. Dr. Jean-François Roulet
FL-9494 Schaan

Referat Industriekontakte/Sponsoring:
ZTM Ulrich Gremm
57258 Freudenberg

Referat Fortbildung und
internationale Kontakte:
Dr. med. dent. Wolfram Bücking
88239 Wangen im Allgäu

Referat internationale Kontakte:
Dr. med. dent. Siegfried Marquardt
83684 Tegernsee

Vorsitzender der Zertifizierungskommission:
Dr. med. dent. Gernot Mörig
40549 Düsseldorf

Referat internationale Zahntechnikerkontakte:
ZT Oliver Brix
65779 Kelkheim

Sekretariat der DGÄZ:
Ulla Katriina Schwark
Bilzstraße 5, 56457 Westerburg
Tel.: 02663 / 916731
Fax: 02663 / 916732

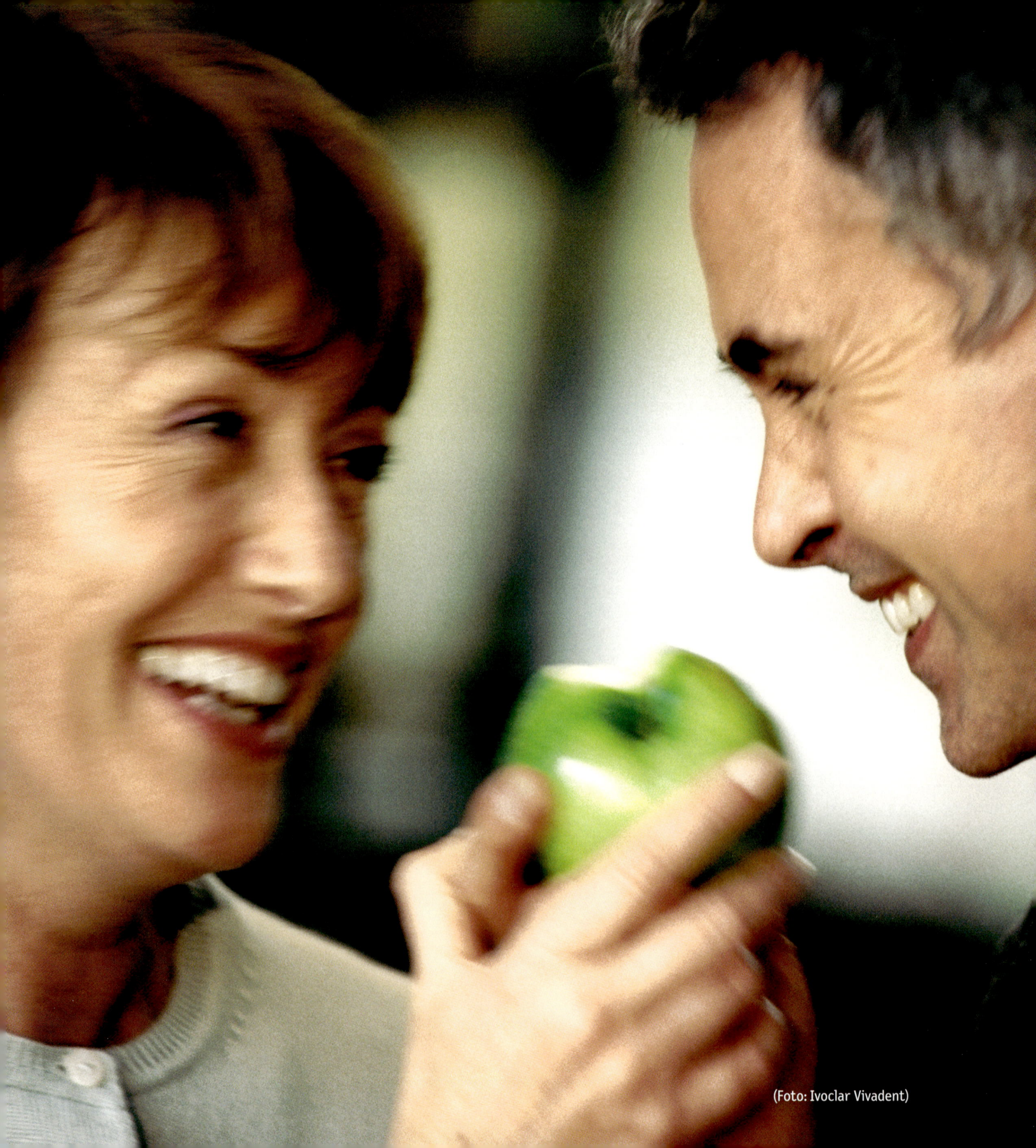

(Foto: Ivoclar Vivadent)

Prophylaxe –
die Voraus-
setzung für den
Langzeiterfolg

Autor
Prof. Dr. Jean-François Roulet,
Liechtenstein

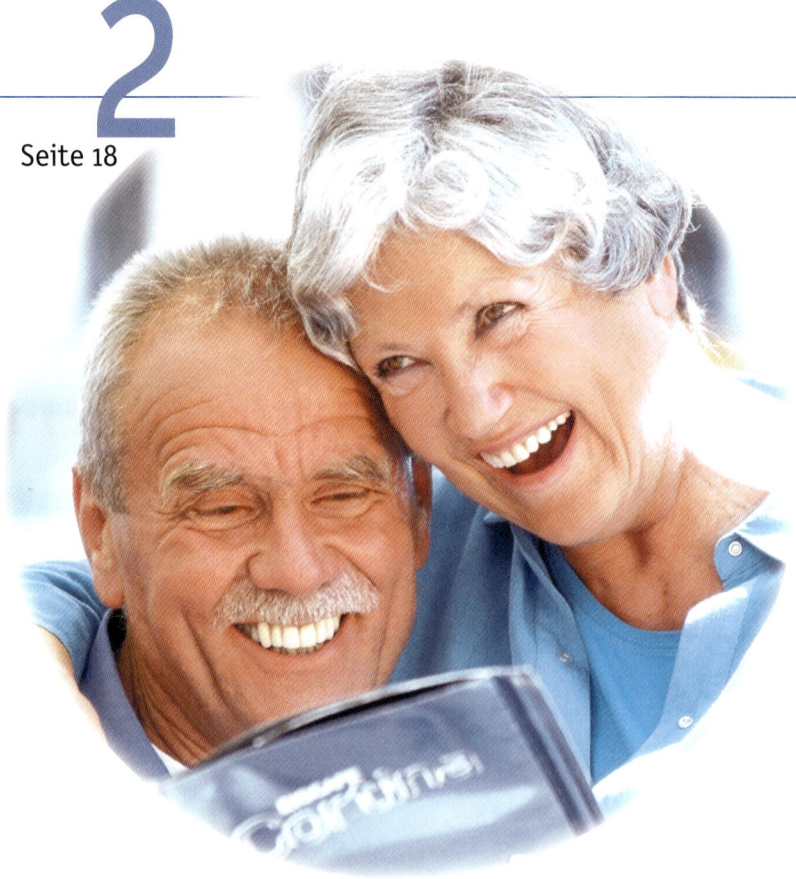

Schöne und gesunde Zähne ein Leben lang? Voraussetzung dafür ist eine konsequente Prophylaxe.

Prophylaxe – die Voraussetzung für den Langzeiterfolg

Die Ästhetische Zahnheilkunde macht heute vieles möglich. Mit schonenden Methoden kreieren die Spezialisten des Faches heute typgerechte schöne Zahnreihen, die den gesamten Gesichtsausdruck positiv verändern. Doch trotz aller zahnmedizinischen und zahntechnischen Lösungen: Am Anfang und am Ende jedes Behandlungskonzeptes steht die Prophylaxe – individuelle Pflegemaßnahmen durch eine speziell ausgebildete Prophylaxeassistentin oder Dentalhygienikerin. Ohne sie ist jede weitere Maßnahme wenig sinnvoll. Präzise Abformungen für hochwertigen Zahnersatz sind undenkbar, wenn das Zahnfleisch durch Beläge weich und geschwollen ist. Farbnahmen von Zähnen, die durch Nikotin, Kaffee, Rotwein oder einfach durch den Zahn der Zeit Verfärbungen aufweisen, sind ebenfalls unmöglich. Und – ganz klar: Langzeiterfolge gibt es ohne Prophylaxe auch nicht. Denn nur perfekt gepflegte Zähne und Zahnfleisch bleiben dauerhaft gesund und bieten Zahnersatz – ganz gleich, ob Füllung, Veneer, Krone oder Brücke – eine langfristig tragfähige Basis.

Prophylaxe heißt: Augenkontakt zum Mund. Und dadurch selbst für seine Mundgesundheit aktiv sein!

Darüber hinaus schafft Prophylaxe vor allem eins: Sie macht Ästhetik spürbar. Zahnoberflächen, die so glatt sind, dass sie quietschen, wenn man mit der Zunge darüber fährt, der frische Geschmack, die neue Sicherheit beim Reden, Lachen und Essen vermitteln ein unvergleichliches Mundgefühl. Nichts kann mehr und besser motivieren, selbst regelmäßig gegen die Zahnbeläge aktiv zu werden.

Zahnberatung – Risiken individuell entgegenwirken

Zahnbeläge und die darin siedelnden Karies- und Parodontitisbakterien sind allerdings nur **ein** Risikofaktor für Schäden an Zähnen und Zahnfleisch. Hinzu kommen viele weitere, wie z.B. nächtliches Zähneknirschen, ungünstige Zahnstellungen, chronische Erkrankungen sowie regelmäßige Medikamenteneinnahme oder zahnschädigende Säuren, die in vielen Nahrungsmitteln enthalten sind. Ein nicht unerheblicher Teil der Schäden, die Zahnärzte tagtäglich beheben, wird zudem durch aggressive Pflegemittel verursacht.

Zahnbeläge: So verursachen sie Karies und Parodontitis

Ohne Plaque gäbe es weder Karies noch Parodontitis. Die dafür verantwortlichen Bakterien sind neben Speiserückständen der Hauptbestandteil des klebrigen Belags. Sie ernähren sich von Zucker, den sie durch unsere Nahrung zugeführt bekommen und scheiden als Stoffwechselprodukt eine Säure (Milchsäure) aus, die hoch aggressiv den Zahnschmelz angreift. Im Laufe der Zeit entsteht Karies: das Loch im Zahn. Darüber hinaus können die bakteriellen Produkte in das Zahnfleisch eindringen und Entzündungen verursachen. Diese Entzündung beginnt als so genannte Gingivitis (Zahnfleischentzündung). Zahnfleischbluten ist ein deutlicher Hinweis auf eine Gingivitis, die i.d.R. durch optimale Mundhygiene wieder vollständig abklingt. Bleibt die Gingivitis jedoch bestehen, kann sich die Entzündung so weit ausdehnen, dass allmählich der Halteapparat des Zahnes – Faserapparat und Knochen – abgebaut wird. Aus der Gingivitis entwickelt sich dann eine Parodontitis, die im Laufe der Zeit zur Zahnlockerung führt (siehe auch Kap.3).

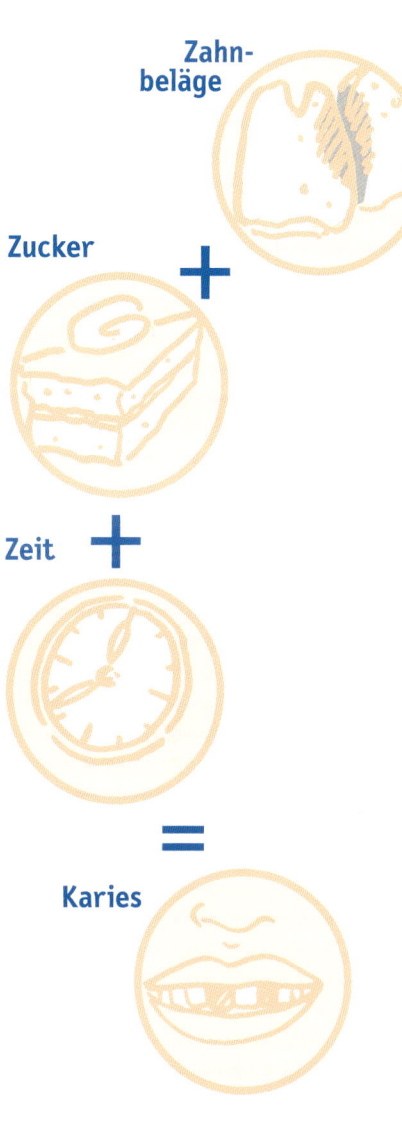

Zahn-beläge

\+

Zucker

\+

Zeit

\=

Karies

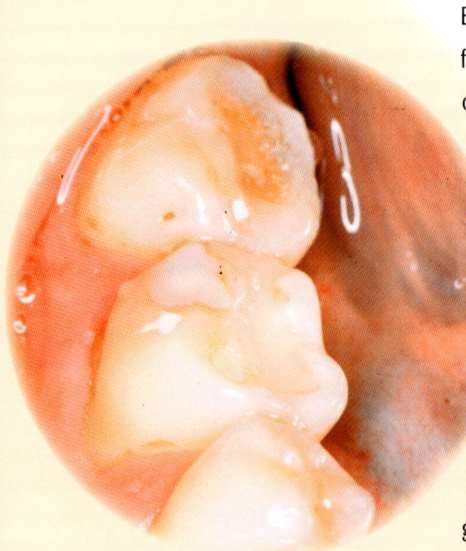

Schmelzschäden durch Zähneknirschen, säurehaltige Nahrungsmittel und aggressive Pflegemittel.

Heutige Prophylaxe beginnt deshalb immer mit der Erhebung des Mund-Status und vor allen Dingen der Ermittlung der individuellen Risikofaktoren: Welche Gebrauchsspuren oder Veränderungen sind vorhanden?

Wo genau liegen die Ursachen? Sind die bisherigen Pflegemaßnahmen unzureichend oder liegt es an der Qualität der Utensilien? Spielen Erkrankungen eine Rolle oder ungünstige Ernährungsgewohnheiten? Sind alle Oberflächen und Zwischenräume der Zähne für die Zahnbürste optimal erreichbar oder gibt es Nischen – z.B. durch schlecht gestaltete Brückenglieder oder überstehende Füllungsränder –, in denen sich Bakterien ungestört tummeln können? Erst wenn diese Fragen geklärt und besagte Nischen gegebenenfalls beseitigt sind, kann die Prophylaxeassistentin mit und für den Patienten ein effizientes und gleichzeitig praktikables Pflegekonzept entwickeln, das erneuten Schäden zuverlässig entgegenwirkt.

Prophylaxe beginnt mit dem Status:

- Wie hoch ist das Karies- und Parodontitisrisiko? (Anfärben der Beläge und Labortests geben Aufschluss)
- Welche Rolle spielen dabei die Zahnpflegegewohnheiten?
- Welche Rolle spielen ungünstige Ernährungsgewohnheiten?
- Liegen chronische Erkrankungen vor oder müssen regelmäßig Medikamente eingenommen werden, die sich eventuell nachteilig auf die Mundgesundheit auswirken?
- Weisen die Zahnreihen Nischen, überstehende Füllungsränder und andere Tummelplätze für Bakterien auf, die bei der heimischen Pflege nicht sauber zu halten sind?

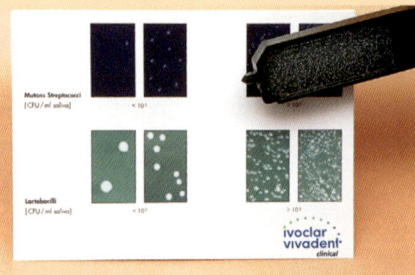

Der Zahnarzt oder die Prophylaxeassistentin kann das individuelle Kariesrisiko mit speziellen Labortests bestimmen. (Bild: Ivoclar Vivadent)

Zahnbürste und Zahnpasta: Qualität entscheidet

Nummer EINS des Pflegekonzeptes ist nach wie vor das Zähneputzen. Ein „Wunderwasser", das in Sekundenschnelle die Beläge wegspült, wäre für viele immer noch die Wunschlösung. Doch es gibt dieses Wunderwasser nicht. Sie müssen die Zahnbürste benutzen – und zwar die richtige! Denn zu aggressive Pflegemittel – es wurde bereits erwähnt – können Zähne und Zahnfleisch genauso schädigen wie die Karies- und Parodontitiskeime, die in den Zahnbelägen siedeln. Zahnbürsten mit ungünstig angeordneten und zu harten Borsten schieben das Zahnfleisch zurück, setzen Verletzungen und legen nach und nach die Zahnhälse frei. Zahnpasten mit zu groben Putzkörpern können sogar das Hartgewebe schädigen, schmirgeln regelrecht den Zahnschmelz weg. Es entstehen tiefe Rillen oder Keile im Zahn. Und: „Was weg ist, ist weg". Ganz gleich, ob die Zahnsubstanz nun durch Karies oder falsche Zahnpflege verloren gegangen ist. Der Zahn muss wieder hergestellt werden.

Grundsätzlich gilt deshalb: Zähneputzen zweimal täglich – aber nur mit Pflegemitteln, mit denen man auch den Lack seines Autos bearbeiten würde. Testen Sie Borsten auf der Haut, zerreiben Sie Zahnpasta zwischen den Fingern. Wenn der Zahnarzt oder die Prophylaxeassistentin sagt, dass es Kratzer im Lack geben könnte, gibt es höchstwahrscheinlich auch Kratzer im Zahnschmelz. Die Zahnbürste – ganz gleich ob handbetrieben oder elektrisch – sollte ein Modell mit weichen, abgerundeten Kunststoffborsten sein, die in kleinen Büscheln (multi-tufted) angeordnet sind. Die Prophylaxehelferin weiß, welche Bürstenkopfform sich individuell am besten eignet. Zahnpasten, zur täglichen Anwendung, sollten Sie so „sensitiv" wie möglich wählen. Meiden Sie also zum regelmäßigen Gebrauch die typischen Weißmacher-Pasten.

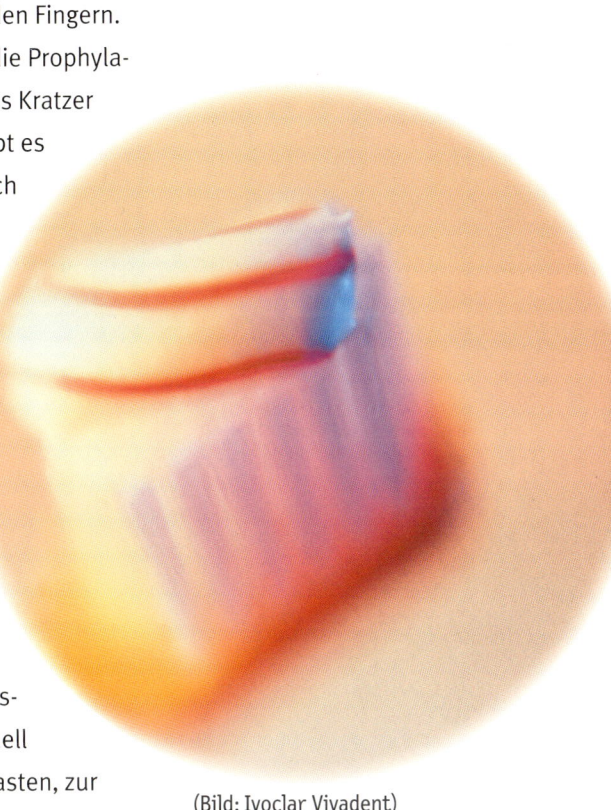

(Bild: Ivoclar Vivadent)

Zahnseide, Zahnhölzer und Interdentalbürsten

Mit der Zahnbürste erreicht man rund 60 % der Zahnoberflächen. Die restlichen 40 % entfallen auf die

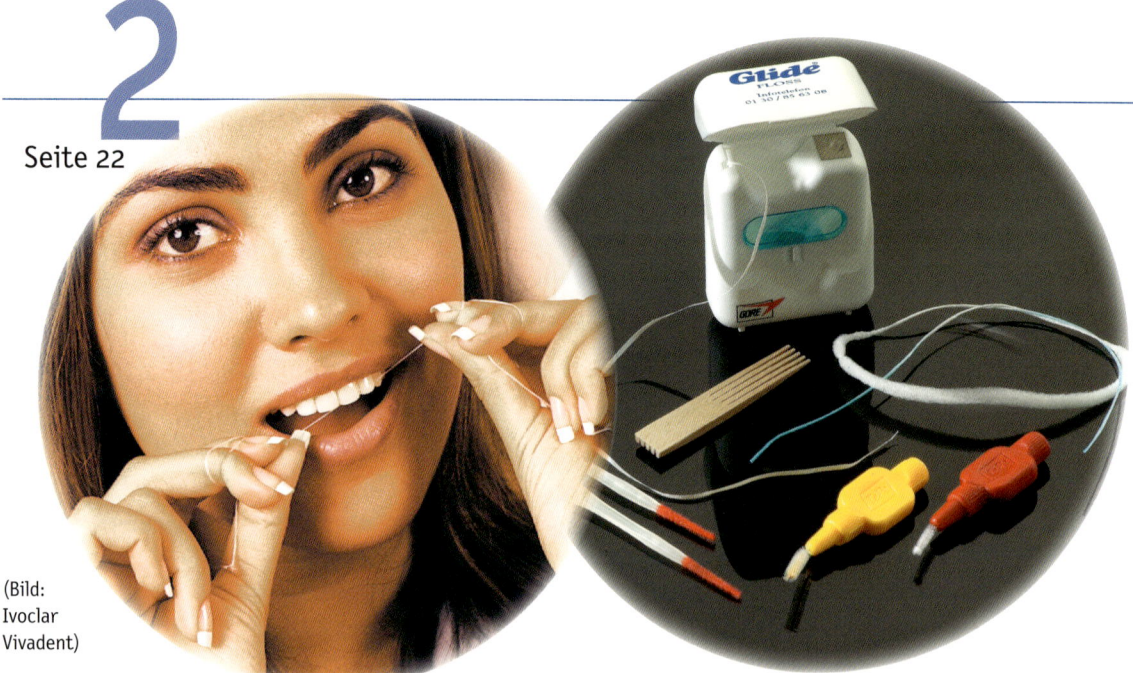

Zahnseide in normaler Ausführung (oben) sowie mit aufgebauschtem Ende und verstärktem Mittelstück (rechts), Zahnhölzchen (links) und Interdentalbürstchen (rechts)

(Bild: Ivoclar Vivadent)

Zahnseide: einmal täglich, am besten zwischendurch, wenn Sie Muße haben. Bis man mit der richtigen Handhabung des Fadens vertraut ist, bedarf es zwar etwas Übung, aber meist können auch Kinder schon nach wenigen Tagen blind damit umgehen. Die Prophylaxe-Fachfrau zeigt, wie es funktioniert, und empfiehlt die am besten geeignete Ausführung.

Zahnzwischenräume und Kontaktpunkte zwischen den Zähnen. Dort versagt die Zahnbürste, weil ihre Borsten zu dick und zu dicht sind. Doch auch hier gibt es eine Lösung: Zahnseide. Man verwendet sie einmal täglich, am besten abends vor dem Zähneputzen. Es lässt sich aber auch ganz hervorragend zum Beispiel vor dem Fernseher „seideln". Da kann man sich Zeit lassen, ohne ungemütlich im Badezimmer herumzustehen. Man wickelt sie zwischen zwei Finger der linken und rechten Hand, bringt sie mit leicht sägenden Bewegungen in die Zahnzwischenräume und schiebt sie einige Male rauf und runter – eine schabende Bewegung. Anschließend sind die Zwischenräume so sauber, dass man die Luft hindurch ziehen kann. Ein gutes Gefühl. Zahnseide gibt es in vielen verschiedenen Varianten:

fluoridiert, gewachst oder ungewachst, mit oder ohne Geschmack. Probieren Sie verschiedene aus. Sie spüren sofort, welche zu Ihren Zähnen passt. Für große Zahnzwischenräume und die Übergänge zum Zahnfleisch an Brückengliedern oder Implantaten ist sie mit einem dickeren, aufgebauschten Mittelstück und versteiftem Ende als Einfädelhilfe zu bekommen. Gegebenenfalls empfiehlt die Prophylaxeassistentin als Ergänzung oder Alternative zum „Fädeln" auch so genannte Interdentalbürstchen. Die kleinen Profi-Helfer, die aussehen wie Pfeifenreiniger mit Griff, holen auch aus tückischen Stellen „das Letzte raus". Um zwischendurch, z.B. nach einem Restaurantbesuch, im Auto oder am Schreibtisch, störende Nahrungsmittelreste zu beseitigen, eignen sich medizinische Zahnhölzchen aus der Apotheke.

Tipp Wer täglich Speisereste und Beläge aus den Zahnzwischenräumen entfernt, nimmt auch Parodontitisbakterien ihren bevorzugten Nährboden. Nisten sich die Keime einmal in den Taschen zwischen Zähnen und Zahnfleisch ein, zerstören sie nicht nur das Zahnbett. Über die Blutbahn gelangen die Keime auch in andere Bereiche des Körpers, wo sie mit ihren Stoffwechselgiften ein ähnliches Zerstörungswerk anrichten können wie in der Mundhöhle (siehe Kap. 3).

Fluoride: Anti-Aging für die Zähne

Kariesbakterien ernähren sich von Zucker, der ihnen mit den Nahrungsmitteln zugeführt wird. Sie nehmen ihn auf, verdauen ihn und scheiden als Stoffwechselprodukt Milchsäure aus. Diese Milchsäure greift schließlich die Zahnsubstanz an. So entsteht Karies.

Viele unserer Nahrungsmittel enthalten jedoch selber Säuren, die unsere Zähne angreifen, ohne dass daran Bakterien beteiligt sind. Dazu zählen zum Beispiel Obst, Säfte, Vitamin C, Apfelessig oder Joghurt - also die typischen Trendnahrungsmittel der Anti-Aging- und Wellness-Welle. In „normalen" Mengen konsumiert, können sie kaum Schaden anrichten. Bei stark erhöhtem und vor allem einseitigen Verzehr stellen säurehaltige Nahrungsmittel jedoch eine ähnlich große Gefahr für die Zähne dar wie die Stoffwechselprodukte der Kariesbakterien. Beide haben die Eigenschaft, bestimmte Mineralstoffe – z.B. Kalzium und Phosphate – aus dem Zahnschmelz herauszulösen. Die Zahnoberfläche wird porös und somit hoch anfällig für weitere Schäden.

Fluorid macht die Zähne unempfindlicher gegen diese Säureangriffe. Denken Sie an die Imprägnierung von Schuhen oder Autolacken. „Das Wasser perlt ab".

Fluorid stärkt die Zähne – in der Zahnarztpraxis kann Fluorid besonders effektiv mit Hilfe eines Lackes verabreicht werden. Der farblose Fluor-Protector setzt für längere Zeit Fluorid frei.

(Bild: Ivoclar Vivadent, Fluor Protector)

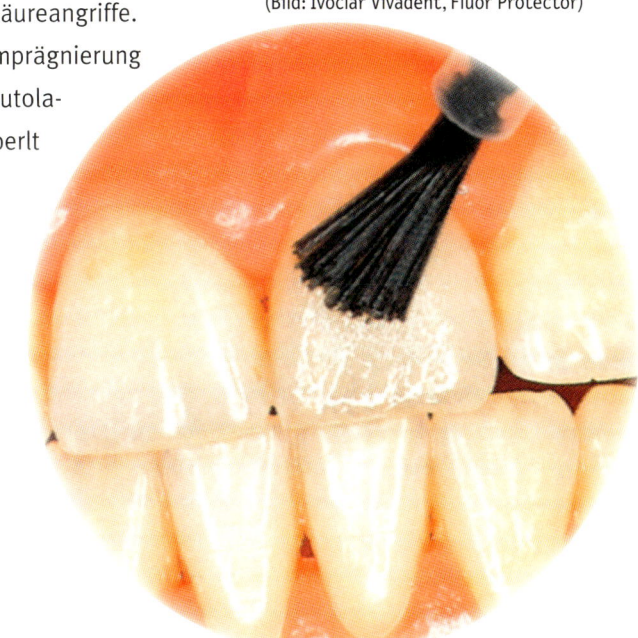

Fluorid beschleunigt nachweislich die Remineralisierung (körpereigene Reparatur) des Schmelzes. Das heißt: Die fehlenden Mineralien werden schneller wieder eingelagert. Die Zahnoberfläche wird schneller wieder hart und unempfindlich. Gleichzeitig hemmt Fluorid die Aktivität der Karies und Parodontitis verursachenden Bakterien.

Sich körper- und gesundheitsbewusst ernähren, bedeutet deshalb immer auch, etwas mehr für die Zähne zu tun. Für die tägliche Zahnpflege sind fluoridhaltige Zahnpasten deshalb sowieso Pflicht. In der Apotheke gibt es darüber hinaus fluoridgetränkte Zahnseide. Je nach individuellem Kariesrisiko behandelt die Prophylaxehelferin die Zähne zusätzlich mit hoch dosierten Fluorid-Lacken oder empfiehlt spezielle Gele zur Heimanwendung.

Tipp

Fluorid ist ein natürlicher Mineralstoff, der in Deutschland aus den Böden und aus dem Gestein über die Nahrungskette leider nur wenig verfügbar ist. Zu den wenigen wichtigen Fluoridquellen, die im Vergleich zu anderen Lebensmitteln relativ viel Fluor enthalten, zählen jedoch Meeresfisch, schwarzer Tee und vor allen Dingen fluoridhaltiges Speisesalz (Packungsaufdruck beachten).

Mundwasser und Kaugummis

Mundwasser ist das beliebteste und meistverkaufte Pflegemittel überhaupt. Das liegt in erster Linie daran, dass sie dem Verbraucher durch ihren nachhaltigen Geschmack das Gefühl von ganz besonderer Sauberkeit geben und sich zudem besonders gut für die kleine Erfrischung zwischendurch – z.B. im Büro – eignen. Allerdings: Mundwasser entfernt keine Beläge. Sie können das Zähneputzen deshalb nicht ersetzen. Bestimmte Präparate mit medizinisch wirksamen Bestandteilen (Chlorhexidin) können jedoch die Behandlung bei entzündlichen Zahnfleischproblemen unterstützen. Vorsicht jedoch vor Selbstmedikation. Regelmäßig angewandt, kann der Wirkstoff zu Verfärbungen an den Zähnen und an der Zunge führen.

Professionelle Zahnreinigung

Regelmäßige Zahnpflege mit Konzept und dem richtigen Equipment ist die wichtigste persönliche Säule der Prophylaxe. Die zweite ist die professionelle Zahnreinigung, das heißt Zahnpflege von Profihand, die mit verschiedenen Maßnahmen die optimalen Voraussetzungen für den Erfolg des häuslichen Zahnpflegeprogramms schafft.

Das trägt der Zahnarzt bzw. die Prophylaxehelferin zur Mundgesundheit bei:

• Entwicklung eines Zahnpflegekonzeptes, das individuellen Risiken für die Mundgesundheit zuverlässig entgegenwirkt
• Entfernung überflüssiger Nischen an Zähnen und Zahnersatz, als Grundlage für eine effiziente Heimpflege
• Professionelle Reinigung der Zähne
• Einsatz von Fluoriden und speziellen Lacken, um die Zähne zu härten
• Versiegelung der Kauflächen
• Regelmäßige Recalltermine zur „Wartung" der Zähne und Optimierung des Pflegekonzeptes

Professionelle Zahnreinigung beginnt mit der Entfernung hartnäckiger Beläge und Zahnstein. Dabei kommt es besonders auf Zahnzwischenräume und die so genannten Zahnfleischtaschen an. Das sind die Spalten zwischen Zahn und Zahnfleisch, in denen sich – unerreichbar für die Zahnbürste – Speisereste und Bakterien sammeln, die zu Entzündungen des Zahnfleisches und letztlich zur Gewebezerstörung führen. Anschließend werden die Verfärbungen der Zähne, z.B. durch Kaffee, Rotwein usw., entfernt und die Zähne gründlich poliert. Denn auf völlig glatten Zahnoberflächen können sich Plaque und Verfärbungen nicht so leicht erneut festsetzen. Die Zähne sind noch besser vor Karies geschützt und strahlen wieder in ihrem natürlichen Weiß. Und, was mindestens genauso wichtig ist: Durch die konsequente Bakterienreduktion festigt sich allmählich auch das Zahnfleisch wieder und gewinnt seine gesunde zartrosa Farbe zurück.

Versiegelte Kauflächen können ein Leben lang kariesfrei bleiben.

(Bild: Ivoclar Vivadent)

Fissurenversiegelung

Bei erhöhtem Kariesrisiko kann die Prophylaxeassistentin die Grübchen der Kauflächen der Backenzähne versiegeln. Diese sogenannten Fissuren werden dazu mit einem speziellen Kunststoff aufgefüllt, damit eine glatte, leicht zu reinigende Oberfläche entsteht. Wird die Versiegelung regelmäßig gewartet, also auf ihre Unversehrtheit geprüft und gegebenenfalls ausgebessert, können die Kauflächen der Zähne ein Leben lang kariesfrei bleiben.

Ohne Nachsorge geht gar nichts!

Nachsorge (Recall): der lebenslange Check-up für die Zähne

Prophylaxe ist die Voraussetzung für jedes langfristig erfolgreiche Behandlungskonzept. Prophylaxe ist wiederum nur durch regelmäßige Check-ups erfolgreich. Bei diesen so genannten Recall-Sitzungen geht es nicht nur darum, die Zähne regelmäßig professionell zu reinigen, sondern vor allem auch um die ständige Optimierung und Anpassung des heimischen Pflegekonzeptes zum Beispiel an veränderte Essgewohnheiten.

Wie oft ein Recall-Termin nötig ist, hängt immer von den individuellen Risikofaktoren ab. Unter „normalen" Voraussetzungen sind halbjährliche Recall-Termine ausreichend und üblich. Schnelle Zahnsteinbildung etwa oder die Neigung zu Zahnfleischentzündungen können aber auch kürzere Abstände zwischen den Terminen nötig machen. Der Zahnarzt oder die Prophylaxehelferin wird die Termine in jedem Fall so planen, dass beginnende Veränderung an Zähnen und Zahnfleisch früh genug erkannt werden, um sie mit professionellen Prophylaxemaßnahmen korrigieren zu können.

Die wichtigsten Regeln
für dauerhaft gesunde und
schöne Zähne im Überblick:

- Putzen Sie Ihre Zähne mindestens zweimal täglich – möglichst nach den Mahlzeiten – und reinigen Sie die Zahnzwischenräume mit Zahnseide!

- Achten Sie auf die Qualität der Pflegeutensilien. Die Zahnbürste sollte nicht zu harte, abgerundete Kunststoffborsten aufweisen, die in vielen kleinen Büscheln (multi-tufted) angeordnet sind. Die Zahnpasta sollte zum regelmäßigen Gebrauch keine groben Putzkörper enthalten.

- Vermeiden Sie häufigen Zuckerkonsum. Essen Sie lieber eine Tafel Schokolade auf einmal oder trinken Sie ein ganzes Glas Limonade, als über den Tag verteilt immer mal wieder ein Schlückchen Limo zu trinken und ein Eckchen Schokolade zu naschen. Vermeiden Sie auch Süßigkeiten, die lange in den Zähnen kleben. Oder: Greifen Sie alternativ zu zahnfreundlichen Süßigkeiten, die durch das „Zahnmännchen" (siehe Abb.) gekennzeichnet sind.

- Vorsicht auch bei säurehaltigen Nahrungsmitteln: Wer statt Kaffee den ganzen Tag über nur noch Orangensaft trinkt oder zum Beispiel regelmäßig und viel saure Äpfel isst, sollte darüber mit seinem Zahnarzt reden, um so genannten Erosionsschäden mit entsprechenden Maßnahmen entgegenwirken zu können.

- Nehmen Sie regelmäßig die Recall-Termine bei Ihrem Zahnarzt wahr.

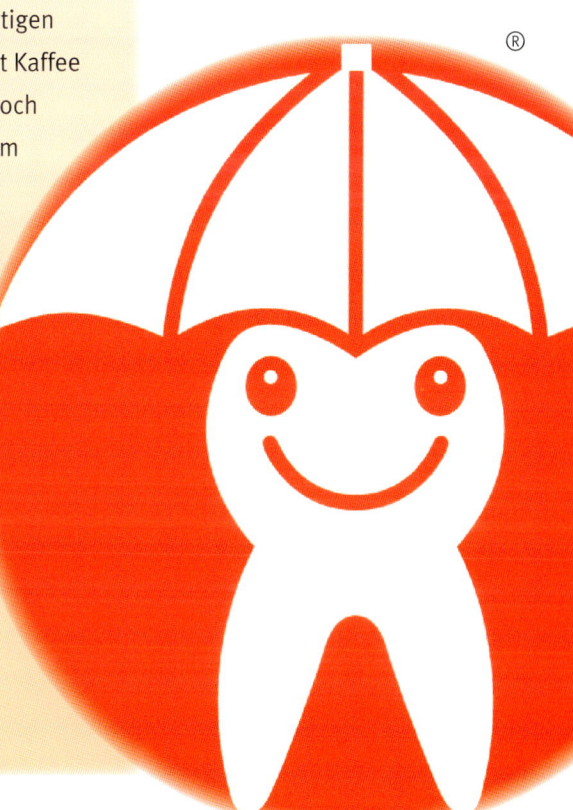

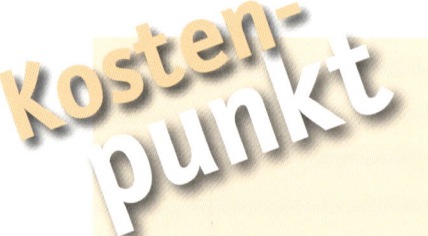

Eine moderne Prophylaxeeinheit
beim Zahnarzt
(Bild: KaVo Dental)

**Wer führt Prophylaxe-
maßnahmen qualifiziert
durch?**

Für das breite Spektrum der Prophylaxe steht in modernen Praxen oder Kliniken heute in der Regel eine speziell ausgebildete Fachkraft zur Verfügung, meist eine zahnmedizinische Fachhelferin (ZMF), eine Prophylaxeassistentin oder eine Dentalhygienikerin. Ihr Vorhandensein ist im Übrigen ein erster deutlicher Hinweis auf das generelle Qualitätsbewusstsein der Praxis oder Klinik Ihrer Wahl. Erkundigen Sie sich jedoch konkret, in welchem Umfang Prophylaxe durchgeführt wird. Ist eine umfassende Beratung möglich?

Ist Prophylaxe als „Einmal-Maßnahme" vorgesehen (ungenügend) oder gibt es ein Recall-System (perfekt)?

Kostenpunkt

- **Professionelle Zahnreinigung: ca. 110 Euro**

- **Versiegelung der Kauflächen: je Zahn ca. 35 Euro**

- **Labortests zur Bestimmung des individuellen Karies- und Parodontitisrisikos: ca. 60 Euro**

Schlusswort von Dr. Lutz Laurisch, Korschenbroich

Die genaue Kenntnis des Karies- und Parodontitisrisikos ist wichtiger Bestandteil der Prophylaxe

Der Prävention gehört die Zukunft: Karies und Parodontitis, die so genannten „Volksseuchen", sind vermeidbar. Die wissenschaftlichen Erkenntnisse ermöglichen es dem Patienten, wahrscheinlich zum ersten Mal in der modernen Geschichte der Menschheit, dass seine Zähne genauso lange leben wie er selbst.

Doch die Sache hat einen kleinen Haken: Ohne den Zahnarzt und sein auf Prävention ausgerichtetes Praxiskonzept geht es nicht.

Selbstverständlich haben wir uns alle auch immer die Zähne geputzt: Karies vollständig vermeiden konnten wir dadurch nicht. Das einzige, was wir erreichen konnten, war, dass wir nicht mehr so viel Karies und vielleicht auch etwas weniger Parodontitis bekommen haben.

Nur das perfekte Zusammenspiel zwischen Patient und Zahnarztpraxis ermöglicht uns daher diese Verbesserung in der Mundgesundheit.

Konsequent umgesetzte Prävention macht es möglich, dass wir schon im Vorfeld einer Erkrankung genau das Risiko für den Patienten bestimmen können, an Karies oder Parodontitis zu erkranken. Dies ist der entscheidende Unterschied zur „konventionellen zahnärztlichen Behandlung": In der Prävention behandeln wir nicht nur die eigentliche Erkrankung, sondern schon das Risiko, an ihr zu erkranken. Der präventiv orientierte Zahnarzt schreitet also ein, bevor die Erkrankung klinisch sichtbar ist. Früher beobachtete man in regelmäßigen Kontrolluntersuchungen („zwei-mal jährlich zum Zahnarzt") die klinische Situation. Dadurch war es möglich – wenn der Patient seine Termine richtig eingehalten hatte – Veränderungen in seinem klinischen Befund frühzeitig zu erkennen. Meist reagierte der Zahnarzt dann mit einer „restaurativen" Maßnahme („bohren"). In bestimmten Fällen wurde der Patient auch darauf hingewiesen „diese Stelle besonders intensiv zu putzen". Eigentlich wurde hier das Prinzip der Schadensbegrenzung („kleine Löcher rechtzeitig erkennen") konsequent umgesetzt.

Moderne Prävention, wie sie hier beschrieben wird, schreitet nicht erst ein, wenn es zu einem Defekt gekommen ist. Die genaue Kenntnis des Karies- und Parodontitisrisikos ermöglicht schon eine Behandlung, bevor es zu einem klinisch sichtbaren Schaden kommt.

Eine wichtige Detailinformation ist hierbei die Kenntnis so genannter „subklinischer" Parameter. Die Tatsache, dass Karies und Parodontitis bakteriell bedingte Erkrankungen darstellen, ermöglicht es uns, in Kenntnis der Bakterienzahlen und der Bakterienarten Risikodiagnosen sowie auch Therapievorschläge zu machen. Gleichzeitig können wir nach durchgeführten präventiven Maßnahmen den Erfolg unserer Bemühungen überprüfen.

Die Kenntnis der mikrobiologischen Parameter ist daher eine wichtige Detailinformation in der Beurteilung von Gesundheit und Krankheit des Patienten und sollte in jedes zahnärztliche Behandlungskonzept einbezogen werden.

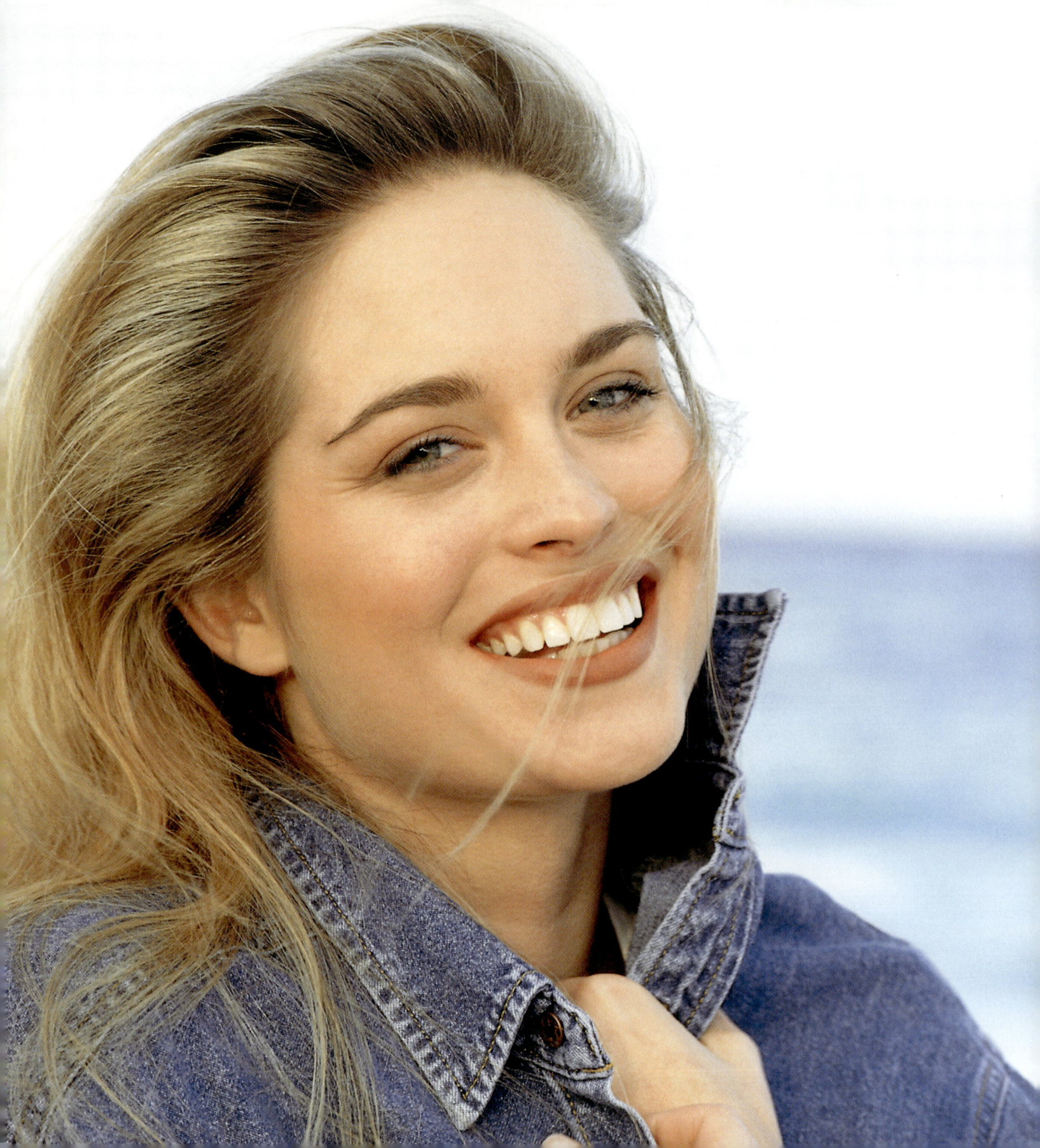

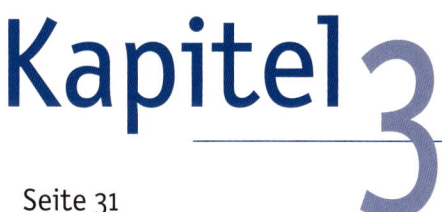

Gesundes
Zahnfleisch –
das Fundament
der Ästhetik

Autor
Dr. Siegfried Marquardt,
Tegernsee

Gesundes Zahnfleisch – das Fundament der Ästhetik

Zu einem harmonischen Lächeln gehören nicht nur perfekte Zähne, sondern auch schönes und gesundes Zahnfleisch

Gesundes und schönes Zahnfleisch hat eine zartrosa Farbe. Es umschließt mit einem harmonischen Verlauf fest die Zähne und bietet ihnen gemeinsam mit den übrigen Strukturen des Zahnhalteapparates ein tragfähiges Fundament. In der Zahnmedizin steht dafür der Begriff „rote Ästhetik". Sie ist die Grundlage der „weißen Ästhetik" und stellt die zwingende Voraussetzung für jede Verschönerung und Behandlung der Zahnreihen dar.

Parodontitis:
Wenn das Zahnbett entzündet ist

Gesundes Zahnfleisch ist allerdings keine Selbstverständlichkeit. Das größte Risiko: Zahnfleischentzündungen. Die Mehrzahl aller Erwachsenen ist davon betroffen – viele ohne es zu wissen. Die Symptome werden häufig gar nicht wahrgenommen oder ignoriert: Schwellung, Rötung des Zahnfleisches und vor allen Dingen Zahnfleischbluten. Sie sind jedoch ein deutlicher Hinweis auf eine beginnende schwerwiegende Erkrankung, die Parodontitis.

Wenn man im Frühstadium nichts unternimmt, dringt die Entzündung tiefer in das Zahnbett ein und zerstört im Laufe der Zeit den Knochen. Dieser wird durch schwammiges Bindegewebe ersetzt, das der Körper bildet, um den Defekt aufzufüllen. Doch dieses Ersatzgewebe ist nicht stabil genug, um den Zahn fest in seiner Position zu halten. Die Zähne beginnen zu wackeln und können schließlich verloren gehen.

Warnzeichen für eine beginnende Parodontitis:

- Zahnfleischbluten beim Zähneputzen, bei Berührung oder beim Essen
- Schwellungen und Empfindlichkeit des Zahnfleisches
- Ständige Probleme mit Mundgeruch und Geschmack
- Scheinbares „Längerwerden" der Zähne durch zurückgehendes Zahnfleisch

Gesundes Zahnfleisch

Die Hauptursache für entzündliche Zahnfleischerkrankungen – die so genannte Parodontitis – sind bakterielle Zahnbeläge und Zahnstein. Werden diese Ablagerungen nicht regelmäßig und ohne Rückstände entfernt, schieben sie sich wie ein Keil zwischen Zähne und Zahnfleisch. So kommt es zu Zahnfleischtaschen, die für das weitere Fortschreiten der Erkrankung verantwortlich sind. Denn darin herrschen für Bakterien ideale Lebensbedingungen. Für die Zahnbürste nicht erreichbar, können sie sich ungehindert vermehren und die Gewebe des Zahnhalteapparates im Laufe der Zeit zerstören. Regelmäßige Prophylaxe – heimische Zahnpflege und professionelle Zahnreinigung (siehe auch Kap. 2) durch die Dentalhygienikerin – ist deshalb nicht nur die beste Vorbeugung gegen Parodontitis, sondern bei beginnenden Erkrankungen gleichzeitig auch die erste Behandlungsmaßnahme.

Scaling: Standardtherapie

Fester Bestandteil der Therapie ist zudem die Entfernung aller harten und weichen Ablagerungen unter dem Zahnfleisch mit Spezialinstrumenten, Zahnärzte sprechen dabei von einem Scaling. Außerdem müssen die Zahnfleischtaschen gereinigt und desinfiziert werden. Je nach Empfindlichkeit der Zähne, Tiefe der Taschen und Ausmaß der Ablagerungen führt der Zahnarzt diese Behandlung unter örtlicher Betäubung durch, so dass weder Stress noch Schmerzen zu befürchten sind.

Schönes und gesundes Zahnfleisch, das, wie hier, in einem harmonischen wellenförmigen Verlauf die Zähne umschließt, ist nicht selbstverständlich. Die Mehrzahl aller Erwachsenen in Deutschland leidet unter entzündlichen Zahnfleischerkrankungen.

(Bild: Dr. S. Marquardt)

Gesteuerte Geweberegeneration: Therapie bei schwerer Parodontitis

Bei schweren Parodontitis-Erkrankungen, insbesondere wenn schon der Kieferknochen in Mitleidenschaft gezogen ist, reichen Hygiene-maßnahmen und das Scaling allein nicht mehr aus. Hier sind spezialisierte Zahnärzte gefragt, die mit tiefergehenden Methoden die Zahnhälse bis zur Wurzel säubern und sogar das fehlende Knochengewebe regenerieren. In der Medizin spricht man dabei von einer gesteuerten Geweberegeneration (Guided tissue regeneration). Für diesen Eingriff verwendet der Zahnarzt eine Membran, die er – wie eine Zeltplane – über den knöchernen Defekt unter die Mundschleimhaut legt. Unter der Membran können sich die Knochenzellen regenerieren und den geschaffenen Hohlraum besiedeln, ohne dass dieser Prozess durch schnell einsprießende Weichgewebsfasern gestört wird. Zusätzlich kann mit körpereigenen oder körperfremden Knochengewebstransplantaten eine Beschleunigung des Knochenwachstums herbeigeführt werden. Außerdem können die Parodontitis-Keime mit modernen Labortests heute genau identifiziert werden, so dass eine zielgerichtete Behandlung mit Antibiotika möglich ist. Durch Kombination dieser Maßnahmen können oft sogar Zähne gerettet werden, die infolge des Knochenabbaus bereits locker sind. Als ergänzende ästhetische Maßnahme ist mit Hilfe mikrochirurgischer Techniken

Tückische Parodontitiskeime gefährden den gesamten Organismus!

Parodontitiskeime gefährden nicht nur die Mundgesundheit, sondern stellen eine Bedrohung für den gesamten Organismus dar. Über das Zahnbett schleusen sich die Bakterien in die Blutbahn ein und siedeln sich auf diesem Weg auch in anderen Bereichen des Körpers an. Dort setzen die Keime Giftstoffe frei, die zu schweren Folgeerkrankungen führen können. So tragen Menschen mit Parodontitis ein deutlich erhöhtes Risiko für Herz-Kreislauferkrankungen wie Herzinfarkt oder Schlaganfall. Zudem können Diabetes mellitus, Osteoporose und Atemwegserkrankungen verstärkt werden. Bei Schwangeren mit Parodontitis besteht ein erhöhtes Risiko einer Frühgeburt.

sogar die Rekonstruktion von zurückge-
wichenem Zahnfleisch an den Außenflächen der Zähne möglich (siehe S.37
„Freiliegende Zahnhälse").

Wovon hängt der Erfolg der Behandlung ab?

Parodontitis wird durch Bakterien verursacht. Eine der wichtigsten Voraussetzungen für den Erfolg des Behandlungskonzeptes ist deshalb die konsequente
Mitarbeit des Patienten – das heißt
regelmäßige professionelle Zahnreinigung durch den Zahnarzt oder die

Dentalhygienikerin (siehe Kap. 2) und
gründliche Heimpflege, jeden Tag. Denn
eine erneute Ansammlung von bakteriellen Ablagerungen führt zum Rückfall
und mit hoher Wahrscheinlichkeit zum
Verlust des Zahnes.

Darüber hinaus gibt es aber verschiedene weitere Risikofaktoren, die
das Auftreten und Fortbestehen der
Parodontitis begünstigen können. Der
Zahnarzt muss deshalb im Einzelfall sehr
genau abwägen, ob eine aufwändige
Parodontitis-Behandlung sinnvoll ist.

Abb. a

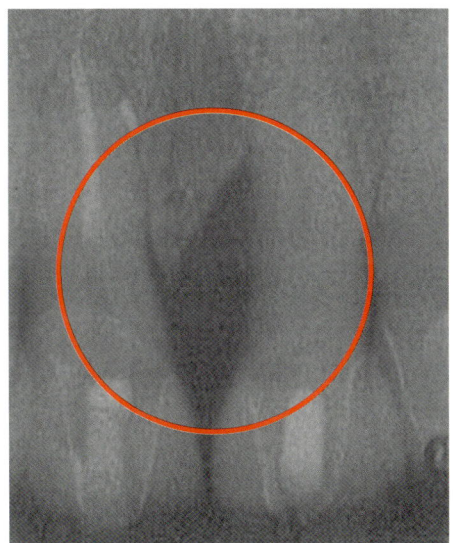

Abb. b

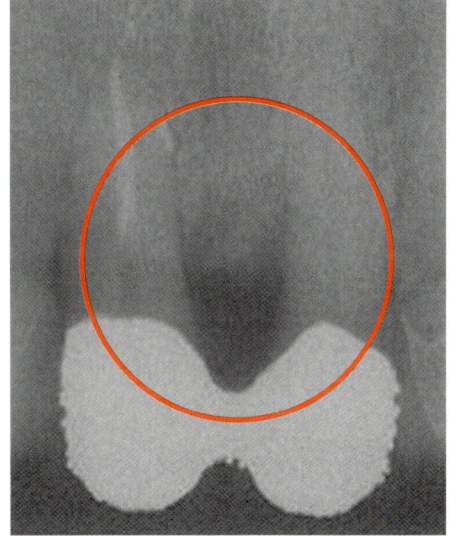

Mit den modernen Methoden der Parodontalchirurgie kann dem Zahnverlust oft selbst bei stark
geschädigtem Zahnbett erfolgreich entgegengewirkt werden. Selbst zurückgebildeten Knochen (Abb.
a) kann der Spezialist regenerieren (Abb. b). Grundvoraussetzung für die Therapie ist eine präzise
Diagnose mit Röntgenuntersuchung, Messung der Zahnfleischtaschentiefe sowie Speichel- und
Bakterientests.   (Bilder: Dr. S. Marquardt)

Konsequente Zahnpflege und regelmäßige Kontrolle ist die wichtigste Voraussetzung für den Erfolg der Therapie

Das gilt besonders, wenn mehrere Risikofaktoren zusammentreffen. So kann zum Beispiel Diabetes die Neigung zu entzündlichen Zahnfleischveränderungen verstärken. Sie kommen bei Zuckerkranken dreimal häufiger vor als bei Gesunden. Stark gefährdet sind zudem Raucher. Verminderte Durchblutung und giftige Substanzen im Tabakrauch wirken der Regeneration des Gewebes entgegen. Nicht zuletzt kann die Veranlagung für Parodontitis auch im Erbgut festgelegt sein. Verschiedene Testverfahren, welche die individuelle Anfälligkeit nachweisen sollen, sind derzeit in Entwicklung.

men verbunden sind, erfordern jedoch Kenntnisse und Erfahrung von Spezialisten – das heißt Zahnärzte, die auf diesem Gebiet Fortbildungen absolviert haben. Oft sind solche Spezialisten vor Ort in das Praxisteam integriert, andernfalls überweist der Zahnarzt in eine entsprechende Praxis.

Die Möglichkeiten der modernen Parodontitis-Therapie im Überblick:

- **Diagnostik:**
  Röntgenuntersuchung, Messung der Zahnfleischtaschentiefe sowie Bakterien- und Gentests
- **Konservative Therapie:**
  Professionelle Zahnreinigung, Entfernung tiefer Ablagerungen und Glättung der Wurzeloberfläche unter dem Zahnfleisch (Scaling und Rootplaning)
- **Operative Therapie:**
  Behandlung tieferer Taschen unter Sicht, Knochenaufbaumaßnahmen (Guided tissue regeneration), Korrekturen des Zahnfleischsaums

Wer führt Parodontalbehandlungen durch?

Die Behandlung einer beginnenden entzündlichen Erkrankung führt jeder qualitäts- und prophylaxeorientierte Zahnarzt durch. Fortgeschrittene Erkrankungen, die mit aufwändigen operativen Maßnahmen verbunden sind, [...]

Risikofaktoren für Parodontitis im Überblick:

- Schlechte Mundhygiene
- Diabetes
- Rauchen
- Veranlagung

Ästhetisch plastische Korrekturen bei unschönen Zahnfleischverläufen

Entzündliche Zahnfleischerkrankungen sind die häufigsten Ursachen für ästhetische und funktionelle Zahnfleischprobleme. Nicht selten kommt es aber auch durch mechanische Einwirkungen, wie z.B. Putzdefekte (siehe auch Kap. 2) und Verletzungen oder schlecht gestalteten Zahnersatz, zu störenden Zahnfleischdefekten. Bei einigen Menschen ist der Zahnfleischverlauf überdies von Natur aus unharmonisch angelegt und sichtbar. Auch hier kann die Parodontalchirurgie mit operativen Maßnahmen Hilfestellung leisten.

Freiliegende Zahnhälse

Einzelne freiliegende Zahnhälse entstehen meist infolge falscher Zahnpflege. Das Zahnfleisch weicht an den Außenflächen der Zähne zurück und lässt sie optisch länger wirken als andere. Zudem sind die betroffenen Zähne oft heiß-kalt-empfindlich. Je nach Schweregrad der so genannten Rezessionen können die Zahnhälse mit verschiedenen mikrochirurgischen Techniken wieder gedeckt werden, zum Beispiel durch Verschiebung des Zahn-

fleisches oder mit einem Zahnfleischtransplantat. Dabei wird meist aus dem Oberkiefer im Gaumenbereich ein Stück Gewebe entnommen und dort integriert, wo es fehlt.

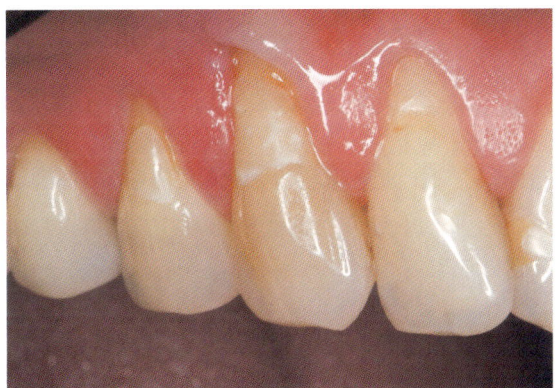

Freiliegende Zahnhälse stören die „rote Ästhetik" des Zahnfleisches.

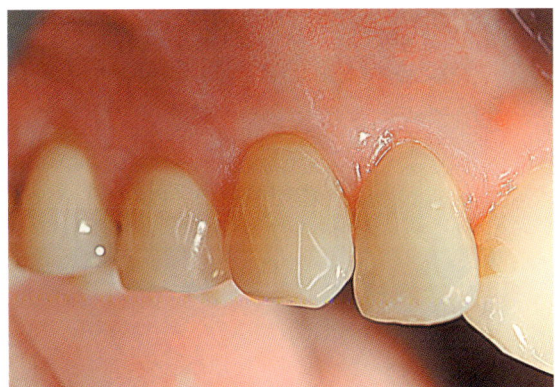

Mit mikrochirurgischen Techniken wurden die Zahnfleischdefekte gedeckt.
(Bilder: Dr. S. Marquardt)

Zahnfleischdefekte: „schwarze Dreiecke" zwischen den Zähnen

Nach umfangreicheren Zahnsanierungen oder Zahnfleischbehandlungen stellen Patienten manchmal fest, dass sich in den Zahnzwischenräumen das Zahnfleisch zurückbildet. Es entstehen auffällige „schwarze Dreiecke" zwischen den Zähnen. Auch hier kann der Zahnarzt den harmonischen Zahnfleischverlauf wieder herstellen, indem er Gewebe aus anderen Bereichen der Mundhöhle transplantiert und – wenn nötig – sogar das Knochengewebe wieder aufbaut. Oft ist zusätzlich die Erneuerung des Zahnersatzes sinnvoll.

Zuviel Zahnfleisch: „Gummy-Smile"

Perfekt wirkt es, wenn die Oberlippenkontur beim Lächeln knapp den Zahnfleischrand erreicht. Wird beim Lächeln hingegen zuviel Zahnfleisch sichtbar – Zahnärzte sprechen dabei von einem „Gummy-Smile" –, verliert es seinen positiven Eindruck. Die Zähne wirken zu kurz, das Zahnfleisch zu lang. Dies lässt sich mit einem kleinen operativen Eingriff korrigieren. Das Zahnfleisch wird dabei gezielt gekürzt, so dass der sichtbare Anteil der Zähne größer

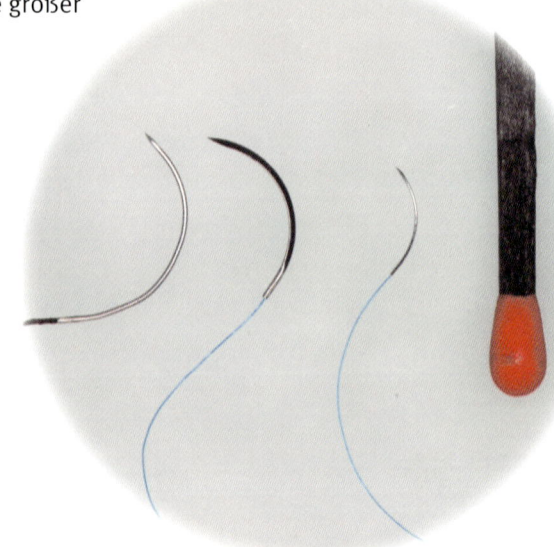

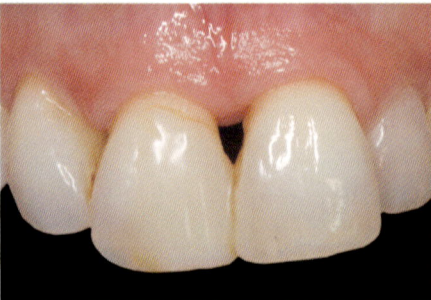

Häufiges Problem:
Störende „schwarze Dreiecke" durch
zurückgewichenes Zahnfleisch.

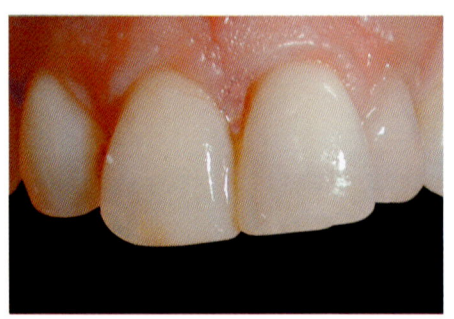

Mikrochirurgisch wurde der
Zahnzwischenraum wieder mit
Zahnfleisch ausgefüllt
(Bilder: Dr. S. Marquardt)

Damit nach rekonstruktiven Operationen am Zahnfleisch keine auffälligen Narben verbleiben und das Bindegewebe glatt am Kieferknochen anliegt, ist der Einsatz von Vergrößerungssystemen, modernem mikrochirurgischen Instrumentarium und feinstem Nahtmaterial (die Abb. zeigt es im Vergleich zu einem Streichholz) erforderlich.
(Bild: Dr. S. Marquardt)

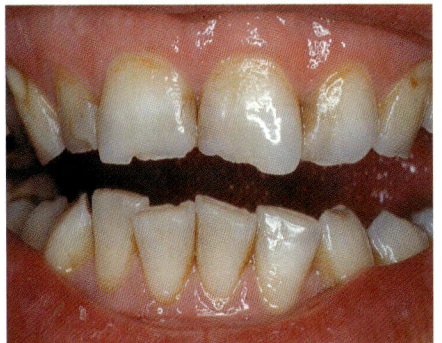

Abb. a: Typische Situation beim Gummy-Smile: Die Zähne wirken zu kurz, das Zahnfleisch zu lang. Die Zähne sind zudem kariös.

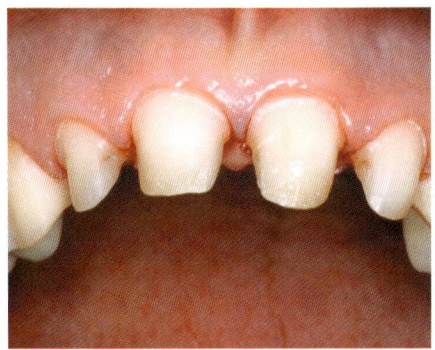

Abb. b: Die Zähne wurden zur Überkronung abgeschliffen und das Zahnfleisch operativ verkürzt.

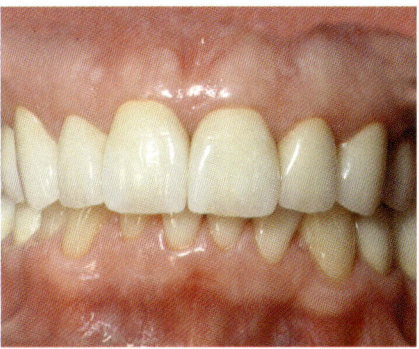

Abb. c: Das harmonische Endergebnis nach der Überkronung.
(Bilder: Dr. S. Marquardt)

wird. Die Belastung durch den Eingriff ist normalerweise gering, der Effekt hingegen riesengroß.

Umgekehrt ist es möglich, von Natur aus zu lang wirkende Zahnkronen durch operativen Aufbau des Zahnfleisches zu verkürzen.

Wer führt ästhetisch-plastische Zahnfleischkorrekturen durch?

Auch hier gilt: Je aufwändiger der Eingriff, desto mehr sind Spezialkenntnisse und Erfahrung erforderlich. Für größere ästhetisch-plastische Zahnfleischkorrekturen zieht der Zahnarzt deshalb den entsprechend fortgebildeten Zahnarzt hinzu, der mit hochentwickelten mikrochirurgischen Techniken und Geräten sehr viel feiner und weniger traumatisch operiert, als es mit herkömmlichen Methoden möglich ist.

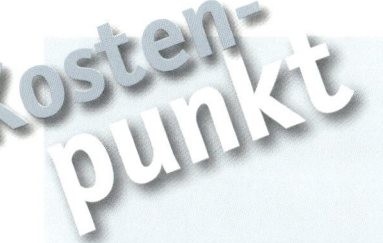

Kostenpunkt

- **Mikrochirurgischer Eingriff zur Papillen- und Knochenregeneration: ab ca. 700 Euro**
- **Bindegewebstransplantat: ab ca. 500 Euro (abhängig von der Anzahl der abzudeckenden Zähne)**
- **Chirurgische Parodontalbehandlung (Taschenentfernung): ab ca. 600 Euro pro Quadrant**

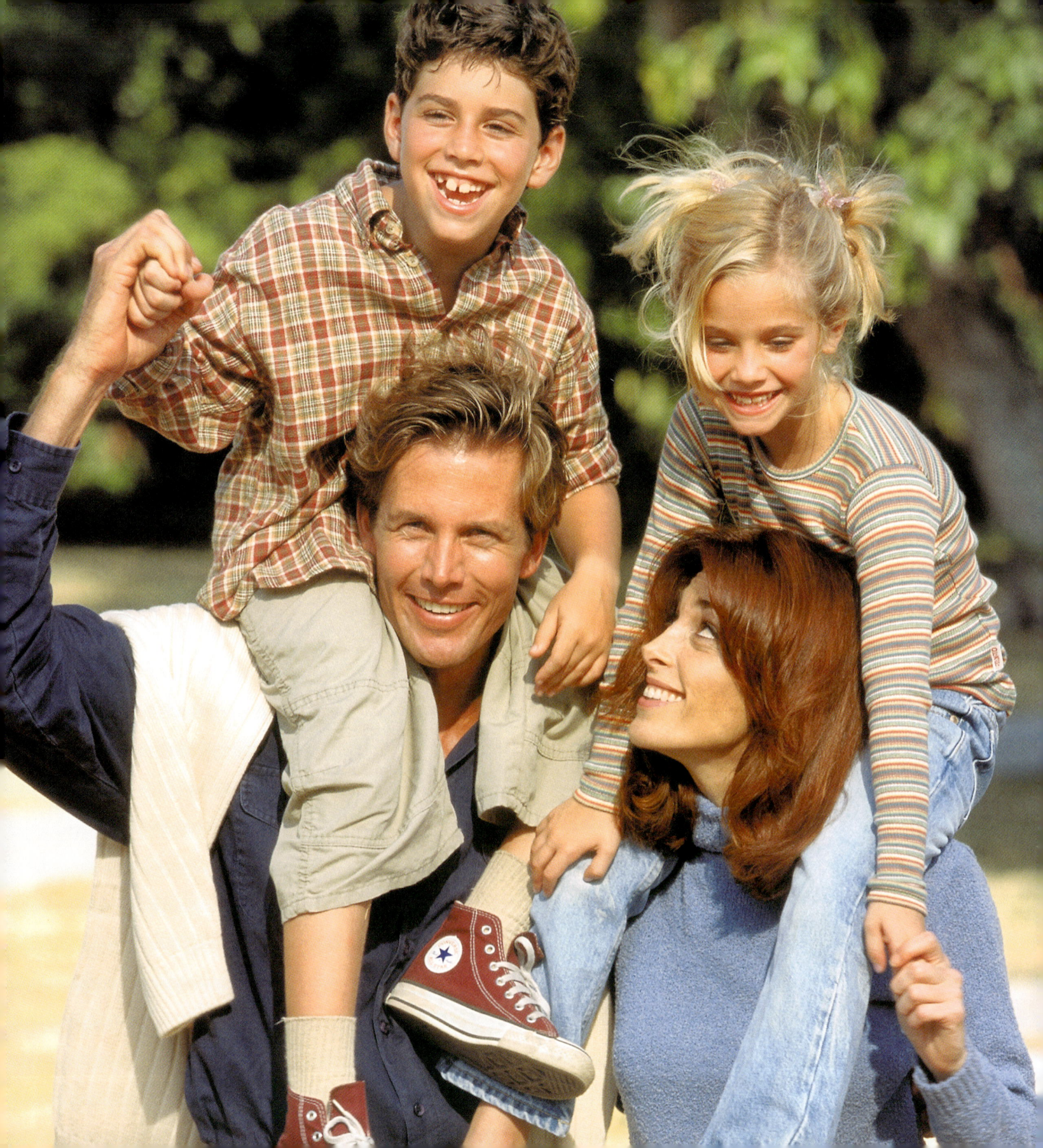

Unsichtbare Kieferorthopädie

– wenn Zähne aus der Reihe tanzen

Autor
Dr. Torsten Krey,
Herborn

Unsichtbare Kieferorthopädie – wenn Zähne aus der Reihe tanzen

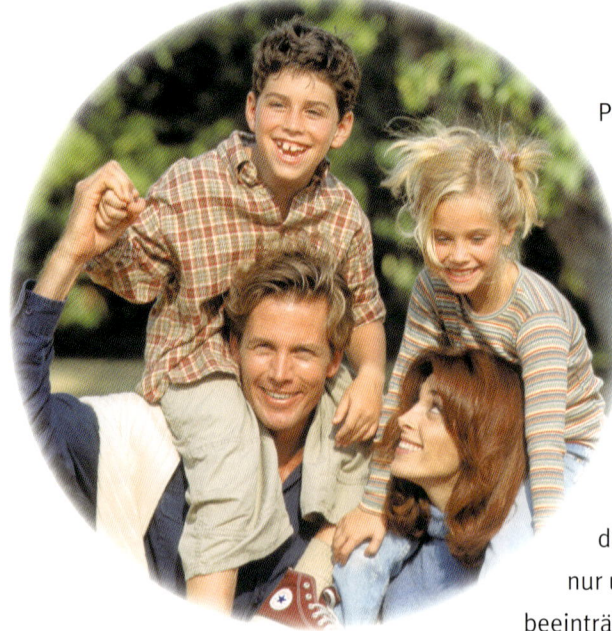

Schnurgerade Zähne haben in unseren Breitengraden die wenigsten Menschen. Doch Fehlstellungen der Zähne sind heute kein Schicksal mehr. Die Kieferorthopädie kann sie bis ins hohe Alter korrigieren.

Perfekt wirkt es, wenn die Zähne ohne Lücken ordentlich in Reih und Glied stehen. Fehlstellungen und Verschachtelungen der Zähne sehen dagegen nicht nur unschön aus, sie beeinträchtigen zudem die Gebissfunktion. Kauen, Sprechen, Zähneputzen und die Kiefergelenksfunktion können durch Fehlstellungen der Zähne behindert werden. Die Kieferorthopädie ist deshalb aus den anspruchsvollen Behandlungskonzepten der Ästhetischen Zahnheilkunde nicht wegzudenken. Mit ihren modernen Methoden und Apparaturen können selbst komplizierte Zahnfehlstellungen korrigiert werden – **und zwar auch bei Erwachsenen.** Zahnersatz oder Erkrankungen an Zähnen und Zahnbett können die Erwachsenenbehandlung zwar erschweren und erfordern eine enge Zusammenarbeit mit dem behandelnden Zahnarzt. Grundsätzlich können die Zähne jedoch bis ins hohe Alter bewegt werden. Oftmals ist das Geradestellen von Zähnen die Voraussetzung für einen ästhetischen sowie funktionellen Zahnersatz.

Wie werden Zahnbewegungen ausgelöst?

Bei der kieferorthopädischen Behandlung werden die Zähne durch das Einwirken von sanften Druck- und Zugkräften bewegt. Dies geschieht mit Hilfe spezieller Apparaturen, die entweder herausnehmbar oder festsitzend gestaltet werden.

Festsitzende Apparaturen üben Druck auf den Zahn aus. Der Kieferknochen weicht davor zurück, so dass der Zahn allmählich in die gewünschte Position rücken kann. Die Zugwirkung auf der Gegenseite regt den Knochen zur Neubildung an, so dass der Zahn seinen festen Halt nicht verliert. Auf diese Weise könne einzelne Zähne oder ganze Zahngruppen sehr gezielt in praktisch jede Richtung bewegt werden.

Welche Apparaturen kommen in der Erwachsenenkieferorthopädie zum Einsatz?

• Klassische festsitzende Apparatur: Brackets

Entscheidend für den Erfolg der Behandlung ist nicht die Stärke der Krafteinwirkung, sondern ihre Kontinuität. Festsitzende Apparaturen, so genannte Brackets, werden auf die Oberfläche der Zähne geklebt und mit speziellen Drahtbögen verbunden. Sie wirken 24 Stunden am Tag auf die Zähne ein und sind deshalb sehr effizient. Sobald sich die Zähne langsam in die gewünschte Position bewegen, werden die Druckkräfte mit Hilfe der Drähte immer wieder nachreguliert – bis schließlich kein Zahn mehr aus der Reihe tanzt. Herkömmliche Brackets bestehen aus glänzendem Metall und sind im Mund relativ auffällig. Seit Tom Cruise's einjähriger Episode als Spangenträger gelten sie jedoch als Kult und sind inzwischen längst auch bei Erwachsenen „salonfähig".

Alternativ gibt es heute aber auch zahnfarbene oder durchsichtige Brackets, die beim Reden, Lächeln oder Essen weniger auffallen. Zahnfarbene Brackets bestehen aus „weißer" Keramik, die sich

kaum von den Zähnen abhebt. Sie werden deshalb von den meisten Patienten sehr gut toleriert.

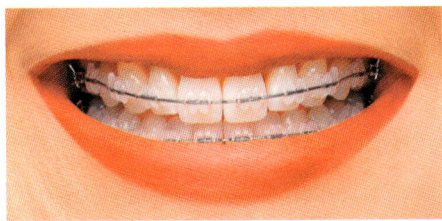

Weiße Keramikbrackets sind im Mund so gut wie unsichtbar.

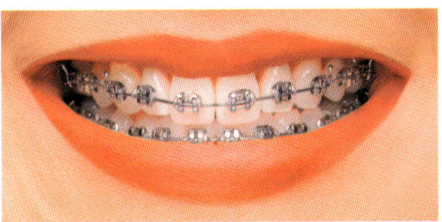

Herkömmliche Brackets bestehen aus glänzendem Metall
(Bilder: 3M Unitek)

• Unsichtbar: Lingualtechnik

Eine praktisch völlig unsichtbare Lösung bietet die so genannte Lingualtechnik. Hierbei werden die Brackets nicht auf die Außenfläche der Zähne, sondern auf der Rückseite befestigt. Allerdings ist das Aufbringen der Brackets hier natürlich sehr viel aufwändiger und kostet dementsprechend mehr Zeit. Doch die ist gut investiert, denn für den Betrachter sind die Brackets nicht einmal aus nächster Nähe sichtbar. Da die Innenseite der Zähne robuster und weniger kariesanfällig ist, als die Außenseite, ist die Lingualtechnik zudem risikoarm.

Als Nachteil wird jedoch manchmal empfunden, dass innen liegende Brackets größere Schwierigkeiten beim Sprechen bereiten und deshalb eine längere Eingewöhnungszeit erfordern. Auch Reizungen der Zungenspitze sind anfänglich möglich, zumal die innen liegenden Spangen recht dick ausfallen. Der Grund: An der Innenseite passen sich industriell gefertigte Standardbrackets schlechter an die Oberfläche an. Die Differenzen werden mit einem Füllkunststoff ausgeglichen, der das Bracket voluminöser macht.

Spezialisten des Faches arbeiten deshalb heute mit individuell angefertigten Brackets, die filigraner gestaltet und exakt an die Oberfläche der Zähne angepasst werden. Die gesamte Apparatur ist viel flacher und wird im Mund entsprechend komfortabler empfunden. Die Gewöhnungsphase ist deutlich kürzer als bei Standard-Lingualbrackets.

State-of-the-art: Lingualtechnik mit individuell gefertigten Brackets. Durch die filigrane Gestaltung und exakte Passung werden Schwierigkeiten beim Sprechen und Reizungen der Zunge vermieden.

(Bild: Dr. Dirk Wiechmann)

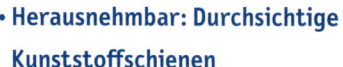

• Herausnehmbar: Durchsichtige Kunststoffschienen

Je nach Art und Ausprägung der Zahnfehlstellungen kann die Korrektur auch mit dünnen, durchsichtigen Kunststoffschienen erfolgen, die im Mund so gut wie unsichtbar sind. Anders als die Drahtverbindungen der Brackets ist die Kunststoffschiene nicht regulierbar, so dass computergesteuert für jeden Patienten eine ganze Schienenserie – so genannte Aligner – individuell angefertigt werden. Jeder Aligner lässt das Behandlungsziel ein kleines Stück näher rücken. Er wird in der Regel 14 Tage getragen und dann durch den nächsten ersetzt. Die Aligner sind so dünn und grazil, dass sich die meisten Patienten auch beim Sprechen innerhalb kürzester Zeit daran gewöhnen. Sie brauchen deshalb nur zum Essen und Zähneputzen kurz herausgenommen werden.

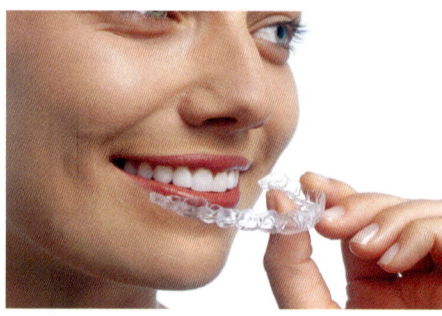

Durchsichtige Kunststoffschienen sind im Mund so gut wie unsichtbar.

(Bild: Align Technology GmbH, Düsseldorf)

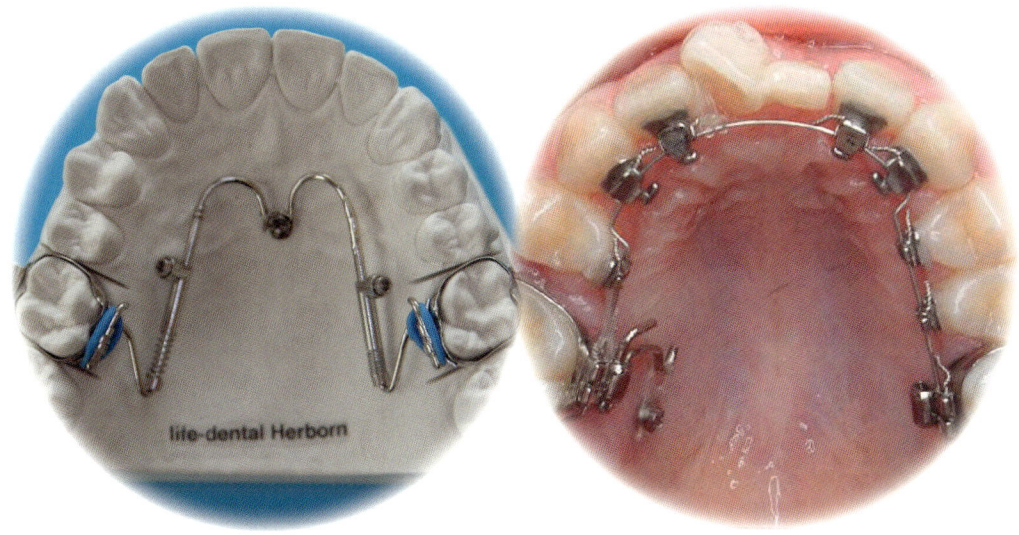

Um im Oberkiefer die Backenzähne nach hinten zu bewegen, gibt es heute moderne „unsichtbare" Apparaturen, die am Kiefer oder Gaumen abgestützt werden. Der auffällige und hinderliche Head-Gear (Gesichtsbogen) muss nicht mehr sein.

(Bilder: Dr. T. Krey)

- **Bei Platzmangel:**

  Unsichtbare Spezialapparaturen

Um bei Platzmangel im Oberkiefer die Backenzähne nach hinten zu bewegen, war man früher auf den so genannten Head-Gear (Gesichtsbogen) angewiesen. Die auffällige und hinderliche Apparatur wird an den betreffenden Zähnen befestigt und mit einem Bügel außen am Schädel oder im Nacken abgestützt. Heute verwenden einige Spezialisten jedoch insbesondere bei der Erwachsenenbehandlung Spezialapparaturen, die mit Hilfe von kleinen Verankerungsstiften am Kiefer abgestützt werden. Weitere Apparaturen, wie z.B. der Distal-Jet, halten sich am Gaumen und Zahn fest. Vorteil: Die Geräte sind unsichtbar und – durch die ständige Krafteinwirkung – geht die Zahnbewegung erheblich schneller voran.

Wie lange dauert eine kieferorthopädische Erwachsenenbehandlung?

Das Geheimnis der effizienten und schnellstmöglichen Zahnbewegung ist die optimale Behandlungsplanung durch den Kieferorthopäden. In der Hand des Spezialisten dauert die Behandlung bei Erwachsenen meist nicht länger als bei Kindern. Selten beträgt die aktive Behandlungsdauer, d.h. die Tragezeit der eigentlichen Spange, länger als zwei Jahre. Kleinere Fehlstellungen können durchaus auch schneller korrigiert werden. Damit sich die Zähne am Ende der Behandlung nicht wieder in ihre alte Position bewegen, ist es allerdings erforderlich, das Ergebnis zu stabilisieren. Dazu muss der Patient für einen bestimmten Zeitraum nachts ein so genanntes Retentionsgerät tragen. Auch diese Geräte können herausnehmbar oder festsitzend gestaltet werden. Der festsitzende Retainer ist ein graziler Draht, der auf die Innenseite der Zähne geklebt wird. Er ist also völlig unauffällig und bedarf meist nur einer geringen Eingewöhnungszeit. Der herausnehmbare Retainer ist mit einer klassischen Zahnspange vergleichbar. Er braucht normalerweise nur nachts getragen zu werden.

Mit den modernen Methoden der Kieferorthopädie können Fehlstellungen der Zähne in jedem Alter korrigiert werden

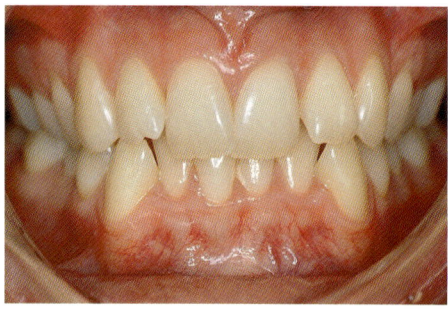

Abb. a: Ausgangssituation: Starke Zahnverschachtelungen stören Ästhetik und Funktion der Zahnreihen.

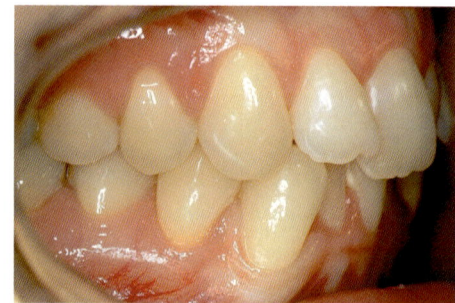

Abb. b: Die Seitenansicht des verschachtelten Zahnbogens.

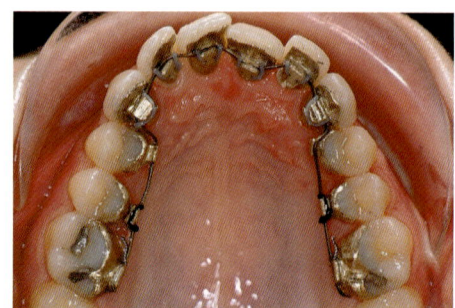

Abb. c: Die Korrektur erfolgt mit innen liegenden, individuell angefertigten Brackets (Lingualtechnik).

Seite 47

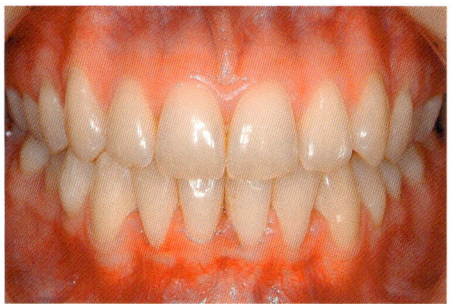

Abb. d: Ca. 18 Monate nach Beginn der Behandlung stehen die Zähne gerade.

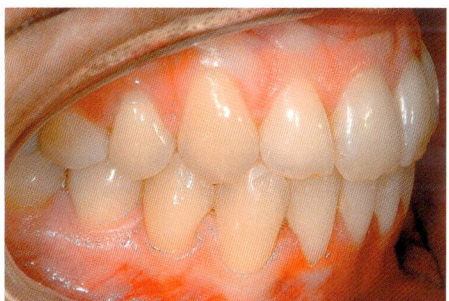

Abb. e: Die Seitenansicht (vgl. Abb. b) zeigt den Erfolg der Behandlung noch deutlicher.
(alle Bilder: Dr. D. Wiechmann)

Worauf ist während der aktiven Behandlungszeit besonders zu achten?

Regelmäßige gründliche Zahnpflege ist grundsätzlich für jeden, der seine Zähne schön und gesund erhalten will, unverzichtbar. Bei einer kieferorthopädischen Behandlung mit festsitzenden Apparaturen ist sie jedoch geradezu ein „Muss". Die Randzonen der Brackets und Drähte sind ideale Nischen und Schlupfwinkel für Karies verursachende Zahnbeläge,

die über kurz oder lang den Zahnschmelz angreifen. Erste Anzeichen sind weißliche Entkalkungen auf der Zahnoberfläche. Wird nicht spätestens an dieser Stelle professionell eingegriffen, entsteht aus den Entkalkungen eine Karies, die systematisch den Zahn zerstört. Dies lässt sich jedoch leicht vermeiden. Das Hygieneteam Ihres Zahnarztes zeigt Ihnen, wie Sie die Brackets mit einer Spezialzahnbürste am besten sauber halten und kümmert sich in regelmäßigen Prophylaxe-Sitzungen um die schwer zugänglichen Stellen.

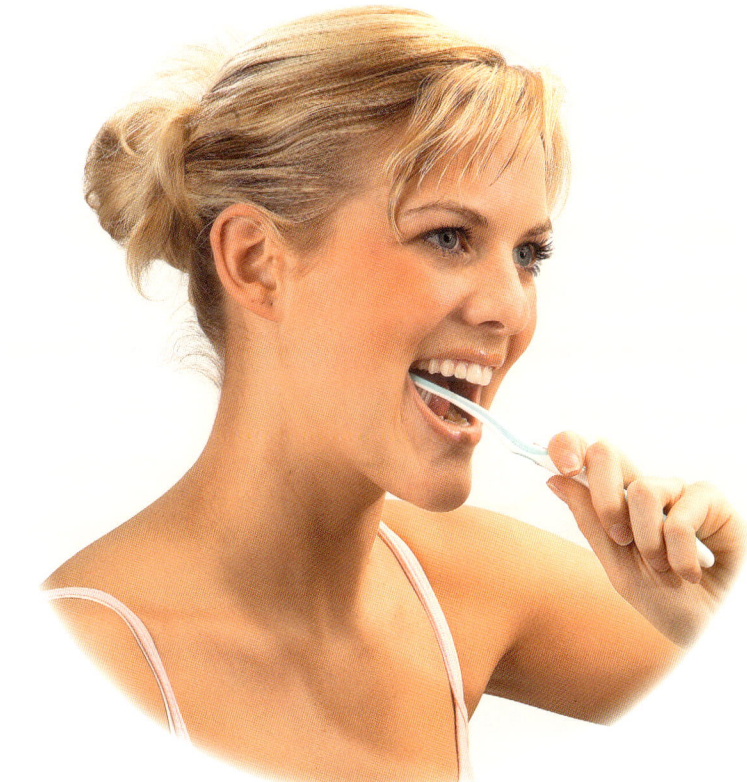

4

Kann man mit einer festsitzenden Zahnspange ganz normal essen?

Naturgemäß sollte man den Genuss von allzuviel Süßigkeiten einschränken. Prinzipiell müssen Spangenträger jedoch auf nichts verzichten. Harte Nahrungsmittel, wie Nüsse oder Rohkost, können die Brackets jedoch beschädigen oder absprengen. Man sollte sie deshalb entsprechend vorsichtig genießen und auf keinen Fall abbeißen, sondern vor dem Verzehr mundgerecht zerkleinern. Das Wichtigste jedoch ist, nach jeder Mahlzeit die Zähne gründlich zu putzen!

Vorsicht mit harten Nahrungsmitteln! Sie können die Brackets absprengen.

Tipp

Das Einfädeln normaler Zahnseide ist unter den Drähten von Brackets ziemlich schwierig. Leichter geht's mit Zahnseide, die ein verstärktes Ende hat. Alternativ eignen sich auch feine Interdentalbürstchen. Diese oder eine kieferorthopädische Spezialzahnbürste ist zudem das Mittel der Wahl, um zusätzlich zum normalen Zähneputzen die Ränder der Brackets zu reinigen.

Wie läuft die kieferorthopädische Behandlung ab?

Nach den Erstgesprächen und einer gründlichen Untersuchung werden die Grundlagen für die Behandlungsplanung erstellt. Dazu gehören eine gründliche Kiefergelenkuntersuchung (siehe auch Kap. 12) Röntgenaufnahmen, Fotodokumentationen und – besonders wichtig – Gipsmodelle der Zahnreihen. Anhand dieser Unterlagen kann der Kieferorthopäde Art und Umfang der Zahnbewegung exakt planen und die Position der Brackets festlegen.

Vor dem Einsetzen der Brackets in den Mund werden die Zähne zunächst noch einmal gründlich gereinigt und die Oberflächen anschließend mit einem Gel leicht angeraut, damit die Brackets besseren Halt finden. Nun klebt der Kieferorthopäde die Brackets mit einem speziellen Kleber auf die Zähne auf. Er prüft noch einmal den perfekten Sitz und setzt die Kraft ausübenden Drahtbögen ein. Schließlich werden diese mit kleinen Gummiringen fixiert und die gesamte Konstruktion noch einmal überprüft. Nun heißt es warten und die Drahtbögen vom Kieferorthopäden regelmäßig regulieren lassen. Der erste Behandlungserfolg ist meist nach wenigen Wochen sichtbar.

ne Brackets an. Zudem ist nicht jeder Kieferorthopäde auf den Beratungsanspruch des erwachsenen Patienten eingestellt. Man sollte sich daher an entsprechend spezialisierte Ärzte wenden, die z.B. über Fachgesellschaften zu ermitteln sind (siehe auch Kap. 15).

Wer führt die Erwachsenenkieferorthopädie qualifiziert durch?

Grundsätzlich kann jeder Kieferorthopäde Kinder wie Erwachsene behandeln. Doch nicht jeder Kieferorthopäde bietet die Lingualtechnik oder z.B. zahnfarbe-

Kostenpunkt

- **Klassische Metall-Brackets:**
  je Kiefer ab ca. 2500 Euro

- **Lingualtechnik:**
  je Kiefer ab ca. 4000 Euro

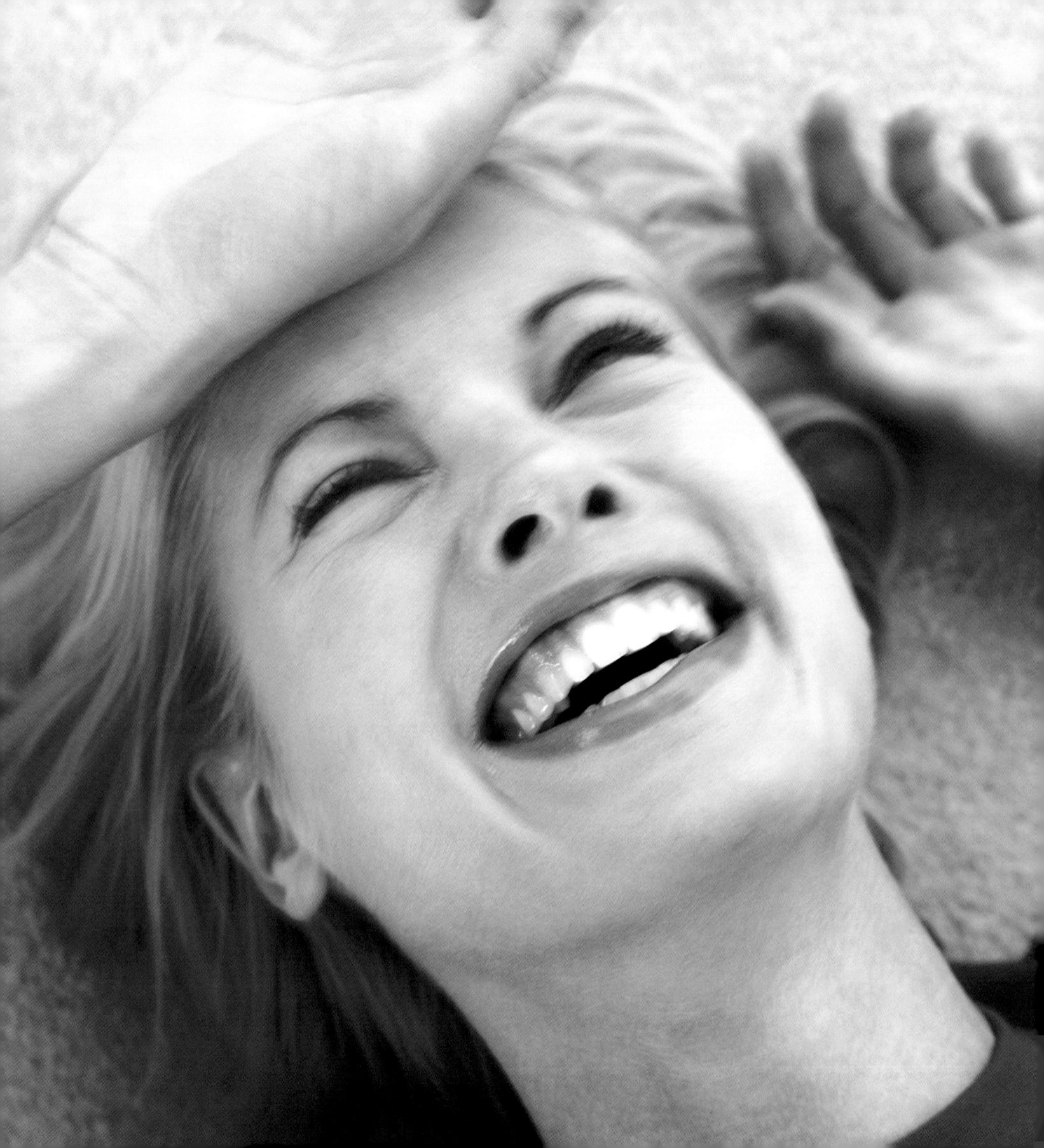

Bleaching
Zähne schonend aufhellen

Autor
Prof. Dr. Thomas Attin,
Göttingen

Bleaching – Zähne schonend aufhellen

Die positive Wirkung der Zahnreihen und der Mundpartie hängt im hohen Maße von der Farbe der Zähne ab. Strahlende, helle Zähne lassen das Gesicht jünger und vitaler erscheinen als verfärbte oder gelbliche Zähne. Abfinden muss sich mit dauerhaften Verfärbungen heute niemand mehr. Dank ausgereifter Methoden und Wirkstoffe kann der Zahnarzt einzelne Zähne oder ganze Zahnreihen schonend bleichen. In der Zahnheilkunde steht dafür der Begriff *Bleaching*.

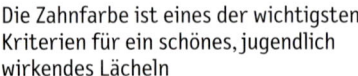

Die Zahnfarbe ist eines der wichtigsten Kriterien für ein schönes, jugendlich wirkendes Lächeln

Wie kommt es überhaupt zu Zahnverfärbungen?

Die natürliche Zahnfarbe wird vor allem von Farbpigmenten im Zahnbein (Dentin) bestimmt. Je nach Veranlagung kann das Zahnbein mehr oder weniger stark pigmentiert sein, so dass manche Menschen von Natur aus dunklere Zähne haben als andere. Weisen die Zähne hingegen fleckige Verfärbungen auf oder dunkelt die natürliche Zahnfarbe im Laufe des Lebens nach, sind dafür meist verschiedene äußere Einflüsse verantwortlich:

- Durch Nahrungs- und Genussmittel, insbesondere Kaffee, Tee, Rotwein oder Tabak, setzen sich Farbpartikel an den Oberflächen der Zähne ab. Ein Teil dieser Partikel dringt im Laufe der Zeit in den Zahnschmelz ein. Es entstehen die typischen gelblich-braunen „Altersverfärbungen", die auch durch eine professionelle Zahnreinigung nicht entfernt werden können.

- Ebenso können manche Medikamente zur dauerhaften Einlagerung von Farbpartikeln im Zahnschmelz führen. Es sind dies eisen- und nitrathaltige Präparate und – bei längerem Gebrauch – Chlorhexidin, ein antibakterieller Wirkstoff, der in manchen Mundspüllösungen enthalten ist. Seltener sind interne Verfärbungen durch die Einnahme von Tetracyclin (Antibiotika).

- Infolge einer Wurzelkanalbehandlung oder eines Zahntraumas kann es zu inneren Verfärbungen des betroffenen Zahnes kommen. Dabei können Blutkörperchen aus dem durchbluteten Nerv in den Dentinkern eindringen. Die roten Blutkörperchen enthalten Hämoglobin und dies wiederum ist eisenhaltig. So kann es zur Einlagerung von Eisensulfid kommen, das dem Zahn einen unschönen Grauschleier verleiht.

Bleaching

Seite 53

Die Vorgehensweise beim Bleaching

Das Prinzip des Bleachings beruht darauf, dass die unerwünschten Farbpigmente mit speziellen carbamid- oder wasserstoffperoxidhaltigen Substanzen aufgehellt werden – das funktioniert ähnlich wie das Haarbleichen bzw. Blondieren beim Friseur. In der Regel werden die Zähne dadurch um mindestens zwei Farbstufen heller. Wie der Zahnarzt dabei vorgeht, hängt immer von der Ursache der Verfärbung bzw. von der Art der Farbpigmente ab und ob diese von innen oder von außen in den Zahn eingedrungen sind. Grundsätzlich unterscheidet man drei verschiedene Methoden:

Bis die gewünschte Aufhellung erreicht ist, vergehen einige Tage. Solange wird der Zahn provisorisch verschlossen.

Office-Bleaching

Das Office-Bleaching hilft bei Verfärbungen, die von außen in den Zahn eingedrungen sind. Der Bleichvorgang wird, wie der Name bereits vermuten lässt, vollständig in der Zahnarztpraxis durchgeführt. Zu Beginn der Behandlung wird das Zahnfleisch mit einem Spanngummituch abgedeckt. Anschließend trägt der Zahnarzt das Bleichmittel äußerlich auf die Zähne auf und lässt es für einige Zeit einwirken. Mit einer speziellen Lampe

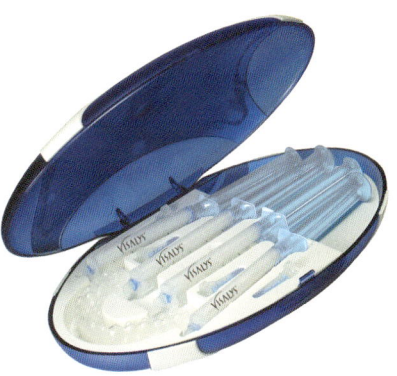

Das Home-Bleaching führt man selbstständig zu Hause durch. Die dazu erforderliche Kunststoffschiene fertigt der Zahnarzt individuell an.
(Bild: Kettenbach, VISALYS® Whitening)

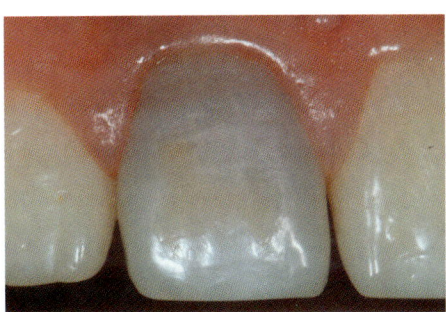

Abb. a

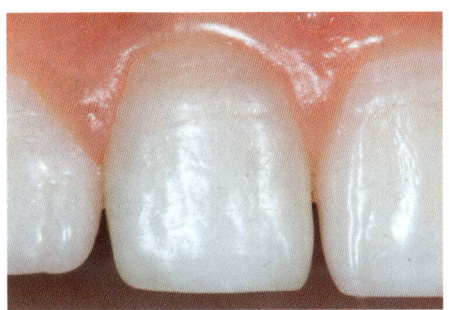

Abb. b

Zustand vor (a) und nach (b) internem Bleichen im Sinne der „Walking-Bleach-Technik" am Schneidezahn. (Bilder: Prof. T. Attin)

Walking-Bleach-Technik

Die Walking-Bleach-Technik ist eine interne Aufhellungstherapie, die bei Verfärbungen wurzelgefüllter Zähne zum Einsatz kommt. Der Zahnarzt gibt das Bleichmittel in den eröffneten Zahn ein.

oder Laserlicht kann die Wirkung gezielt intensiviert werden.
Je nach Ausgangssituation und gewünschtem Ergebnis sind eventuell mehrere Behandlungssitzungen erforderlich.

Home-Bleaching

Für das Home-Bleaching, ebenfalls eine äußerlich angewandte Behandlung, fertigt der Zahnarzt in der Praxis zunächst eine passgenaue Zahnschiene aus Kunststoff an. Den eigentlichen Bleichvorgang führt der Patient nach genauer Anweisung des Arztes selbstständig durch: Die Zahnschiene wird mit dem Bleichmittel befüllt und je nach Präparat für eine oder mehrere Stunden getragen. Die Anwendungsdauer beträgt je nach angestrebtem Helligkeitsgrad 2 bis 6 Wochen.

Alternativ zur Zahnschiene stehen heute auch so genannte Strips zur Verfügung, die mit Bleichmittel getränkt sind. Diese Strips setzt der Patient über einen Zeitraum von 14 Tagen zweimal täglich (für je eine halbe Stunde) auf die Zahnoberflächen.

Schritt für Schritt zu schönen Zähnen – so funktioniert das Home-Bleaching:

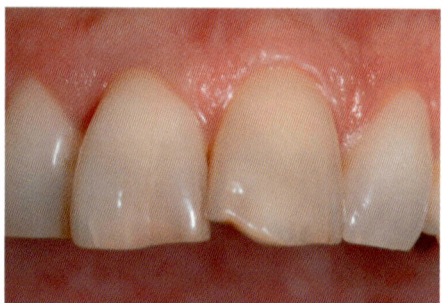

Abb. a

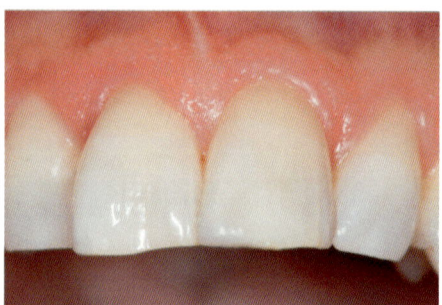

Abb. b

Zustand vor (a) und nach (b) externem Schienenbleichen mit 10 % Carbamidperoxid-Gel. Am Frontzahn 21 wurde nach Abschluss der Bleichtherapie eine Kompositfüllung appliziert. (Bilder: Prof. T. Attin)

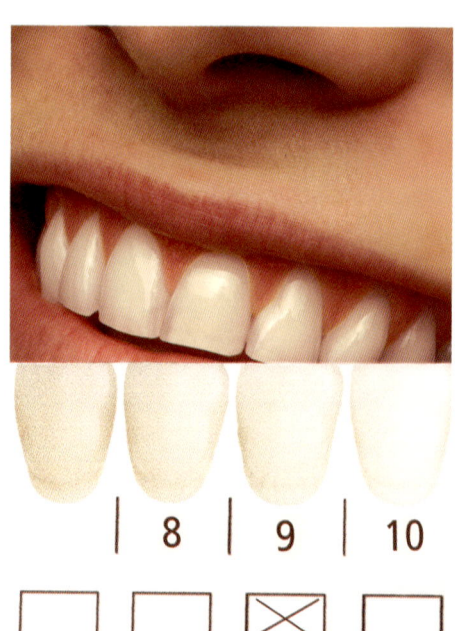

Der Zahnarzt stimmt mit dem Patienten den gewünschten Helligkeitsgrad ab.

Seite 55

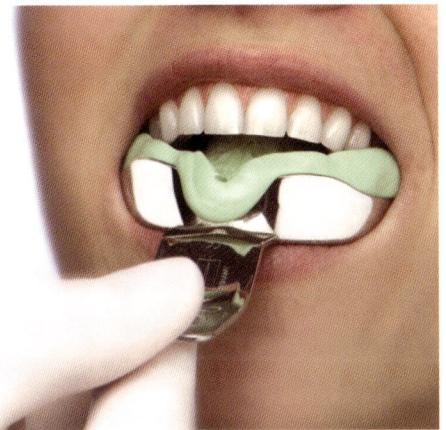

Der Zahnarzt nimmt Abformungen von den Zahnreihen.

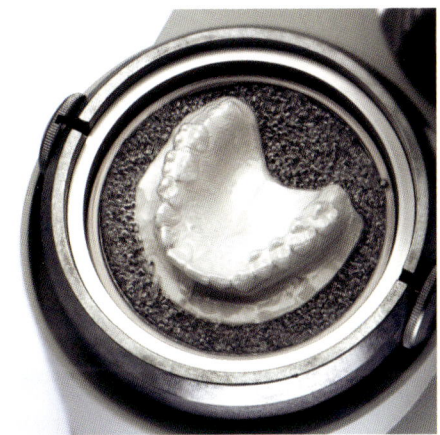

Anhand der Abdrücke werden individuelle Kunststoffschienen für die Zahnreihen angefertigt.

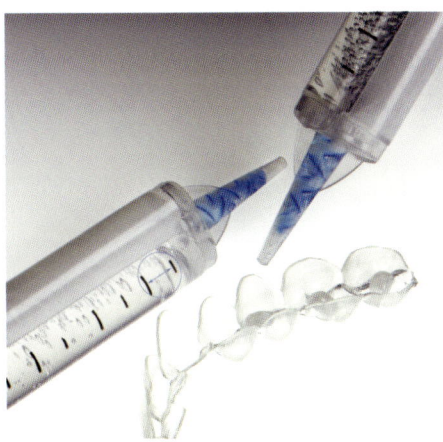

Die Schiene wird mit dem Bleaching-Gel befüllt. Ein Tropfen reicht bei diesem Präparat aus.

(alle Bilder: Kettenbach, VISALYS® Whitening)

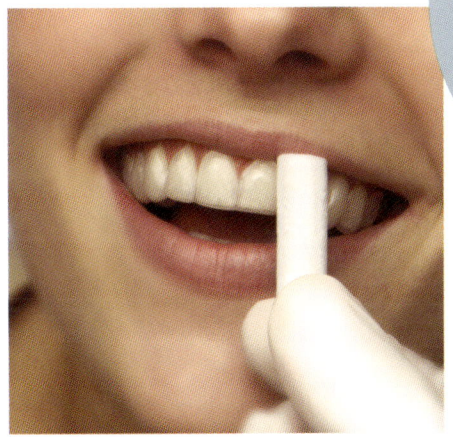

Die Schiene wird vom Patienten täglich, für einen bestimmten Zeitraum auf die Zähne gesetzt. Überschüssiges Gel, z.B. mit einer Watterolle, sorgfältig entfernen.

Je kürzere Tragezeiten der Hersteller vorsieht – hier täglich zweimal 30 Minuten – desto schonender der Bleachingprozess. Für erste sichtbare Erfolge bietet es sich an, die erste Sitzung direkt in der Praxis durchzuführen.

Voraussetzungen für ein Bleaching

Wie vor jeder anderen Behandlung erfolgt auch vor einem Bleaching zunächst eine professionelle Zahnreinigung. Denn erst wenn alle Ablagerungen von den Zahnoberflächen entfernt sind, kann der Zahnarzt die Art und den Umfang der Verfärbungen bestimmen und gemeinsam mit dem Patienten festlegen, welche Nuance durch das Bleaching erreicht werden soll. Zudem müssen die Zähne und das Zahnfleisch natürlich völlig gesund sein. Bereits ein kleiner unbehandelter Kariesschaden oder eine defekte Füllung kann zur Folge haben, dass die Bleichsubstanz unkontrolliert in den Zahn eindringt und weitere Schäden entstehen.

Für die gesunde Mundhöhle stellt das Bleaching hingegen kein Risiko dar. Dies belegen inzwischen verschiedene Studien. Vorausgesetzt, die Behandlung wird fachgerecht durchgeführt. Das Zahnfleisch muss sorgfältig vor Kontakt mit dem Bleichmittel geschützt und die Vorgehensweise individuell auf die Problematik abgestimmt werden. Vor „do-it-yourself" Bleachings, die freiverkäuflich angeboten werden, ist aus diesem Grund abzuraten. Ungenaue Dosierung und schlecht sitzende Universalschienen, aus denen das Bleichmittel beim Einsetzen meist herausquillt, können das Weichgewebe reizen und Entzündungen verursachen. Die Resultate sind dagegen oft nicht optimal.

Zahnersatz kann durch keine der verschiedenen Bleaching-Techniken aufgehellt werden. Bei vorhandenen Kronen oder Füllungen im sichtbaren Bereich kann ein Bleaching daher zu farblichen Disharmonien führen. Wer sich trotzdem zu einem Bleaching entschließt, sollte daher ggf. bereit sein, den Zahnersatz – farblich entsprechend angepasst – erneuern zu lassen.

Wann ist ein Bleaching nicht indiziert?

- Bei Zahnfleischerkrankungen
- Bei kariösen Zähnen, undichten Füllungen oder schadhaftem Zahnersatz
- Bei sensiblen Zahnhälsen
- In der Schwangerschaft
- Bei Füllungen oder Zahnersatz im sichtbaren Bereich (Farbunterschiede)

Seite 57

Mögliche vorübergehende Nebenwirkung

Durch die Behandlung kann es vorübergehend zu einer erhöhten Empfindlichkeit der Zahnhälse kommen. Fluorid-Gele aus der Apotheke (siehe Kap. 2) schaffen hier meist schnell Abhilfe. Beim Home-Bleaching muss eventuell die Tragedauer der Zahnschiene verkürzt werden. In jedem Fall sollte der Zahnarzt zu Rate gezogen werden.

Bleaching-Diät!

Um den Behandlungserfolg nicht zu beeinträchtigen, sollte man in den ersten 24 Stunden nach einem Office-Bleaching die typischen, zu Verfärbungen führenden Nahrungs- und Genussmitttel, wie Kaffee, Tee oder Rotwein, meiden. Gleiches gilt für säurehaltige Nahrungsmittel, wie Orangensaft, die den Zahn zusätzlich belasten, indem sie Mineralien aus der Hartsubstanz lösen (siehe Kap. 2). Bei einem Home-Bleaching ist über die gesamte Behandlungsdauer Vorsicht angebracht. Während der gesamten Behandlungsdauer sollte der Konsum der o. g. Produkte weitestgehend reduziert werden.

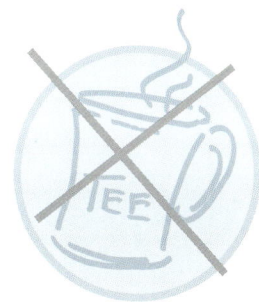

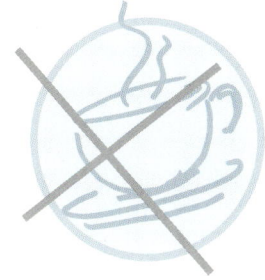

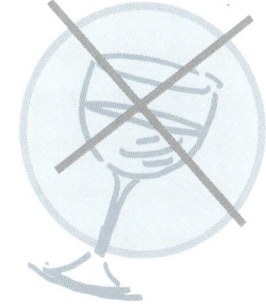

Wie lange hält das Resultat?

Die Haltbarkeit des Bleaching-Effektes ist je nach angewandtem Verfahren und individuellem Konsumverhalten unterschiedlich. Bei regelmäßiger professioneller Zahnreinigung kann die Zahnfarbe im Idealfall bis zu mehreren Jahren halten. Unter ungünstigen Voraussetzungen – z.B. durch starkes Rauchen – können die Zähne aber auch schon nach einigen Monaten wieder nachdunkeln. Aus medizinischer Sicht spricht allerdings nichts dagegen, die Behandlung auch mehrfach zu wiederholen.

Wer führt das Bleaching qualifiziert durch?

Eine Bleaching-Therapie kann von jedem Zahnarzt vorgenommen werden, der sich mit den Therapieformen des Bleachings vertraut gemacht hat. Der Zahnarzt prüft zunächst, ob Ihre Zähne für eine Bleaching-Therapie geeignet sind. Er leitet dann die Therapie ein und kontrolliert den Fortgang der Behandlung.

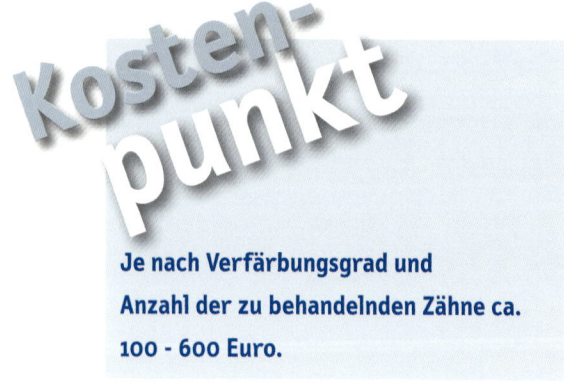

Kosten-punkt

Je nach Verfärbungsgrad und Anzahl der zu behandelnden Zähne ca. 100 - 600 Euro.

Schlusswort von Dr. Diether Reusch, Westerburg

**Zahnaufhellung ohne Risiko:
Lieber kurz und sanft**

Jeder kennt die Kraft eines strahlenden Lächelns. Daher möchten immer mehr Menschen ihre Ausstrahlung durch gesunde weiße Zähne verbessern. Häufig lässt sich dies nach einer professionellen Zahnreinigung durch eine Zahnaufhellung erreichen.

Doch welche Methode ist die Beste? Welches System hellt die Zähne wirksam und zugleich schonend auf?

Aktuelle Studien zeigen, dass Nebenwirkungen wie Überempfindlichkeiten der Zähne und Irritationen des Zahnfleischs u. a. von der Intensität, Art und Dauer der Anwendung abhängen. Die Zahnaufhellung mit einer gut sitzenden Schiene und einem niedriger konzentrierten Aufhellungsgel ist unter diesen Aspekten schonend. Ebenso zeigen die Studien, dass die Konzentration der Aufhellungsgels und damit die Wirksamkeit schon nach kurzer Zeit stark abfällt. Mit Zahnaufhellungssystemen wie VISALYS® Whitening , die trotz niedriger Konzentrationen während der Aufhellung eine weitestgehend gleich bleibend hohe

Aktivität zeigen, lässt sich die Tragezeit auf zweimal 30 Minuten am Tag verkürzen. Seltene Nebenwirkungen werden auf ein Minimum reduziert. Innere und äußere Verfärbungen der Zähne werden mit solchen Formulierungen wirksam und dauerhaft entfernt. Schon nach kurzer Zeit sind die Zähne deutlich weißer und wirken dabei völlig natürlich.

Um unnötige Risiken zu vermeiden, wenden Sie sich am besten an Ihren Zahnarzt. Er kennt Ihre Zähne und weiß, welches Zahnaufhellungssystem für Sie individuell am besten geeignet ist. Denn auch wenn der Zahnschmelz das härteste Gewebe ist, das im menschlichen Körper vorkommt, ist er im Gegensatz zu Bindegewebe oder den knöchernen Strukturen nur sehr begrenzt regenerationsfähig. Damit die Zähne dauerhaft schön und gesund bleiben, bedürfen Sie deshalb einer schonenden und fachkundigen Behandlung.

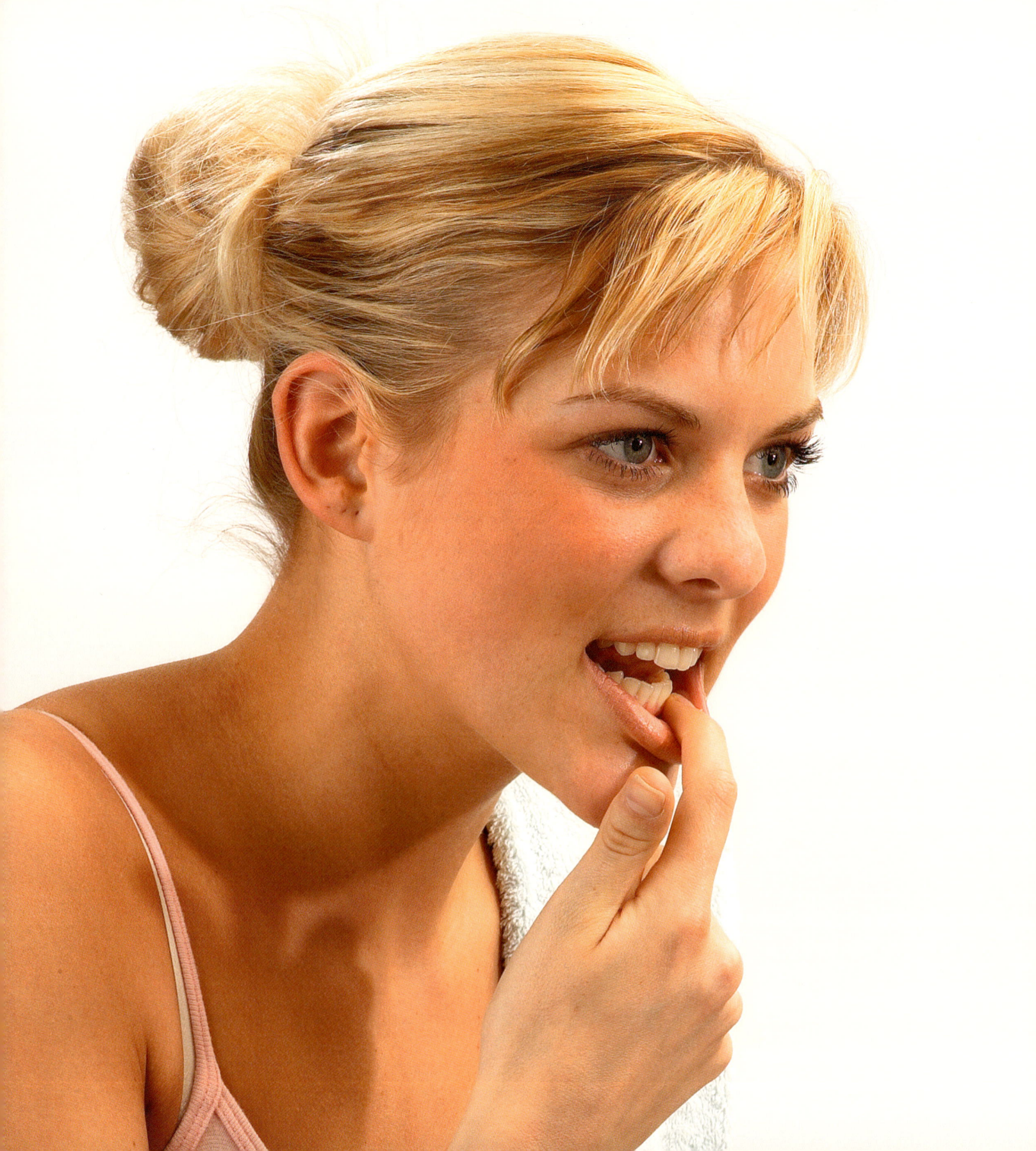

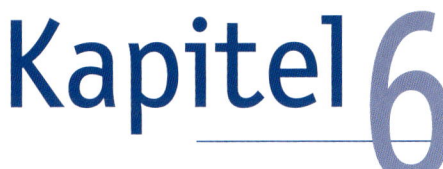

Ästhetische
Komposit-Füllungen
für die **Front-**
und **Seitenzähne**
(direkte Technik)

Autor
Wolfgang Boer,
Euskirchen

Ästhetische Komposit-Füllungen für die Front- und Seitenzähne (direkte Technik)

Durch regelmäßige Prophylaxe kann heute jeder die Kariesanfälligkeit seiner Zähne lebenslang vermindern. Trotzdem lautet die Diagnose beim Zahnarzt ab und zu doch noch „Karies". Ein Loch ist im Zahn! Was nun? Früher bedurfte es da keiner großen Überlegung: Nach Entfernung der Karies hat der Zahnarzt das Loch mit der bekannten grauen Amalgammasse gefüllt. Heute muss sich niemand mehr mit der auffälligen und hinsichtlich möglicher Gesundheitsrisiken diskutierten Legierung abfinden. Inzwischen gibt es ebenso belastbare Füllungsmaterialien aus zahnfarbenem Kunststoff. Zahnärzte nennen sie richtiger Komposite (composite, engl. = zusammengesetzt), denn es handelt sich nicht mehr um Kunststoffe

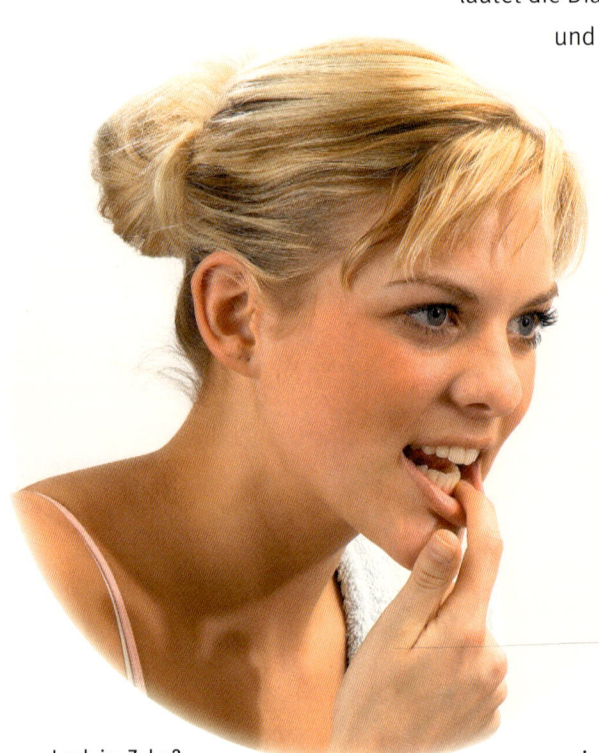

Loch im Zahn? Komposit-Füllungen sind eine ästhetische Alternative zu Amalgam.

im herkömmlichen Sinn, sondern vielmehr um „High-Tech"-Verbundwerkstoffe: Der Hauptanteil – ungefähr 80 % des Materials – besteht aus kleinsten Keramik-, Glas- und Quarzpartikeln, während der eigentliche Kunststoffanteil nur noch etwa 20 % ausmacht (siehe Kap. 13). Dadurch ist die Restauration viel stabiler als die von früher bekannte Kunststoff-Füllung.

Wann ist eine Komposit-Füllung sinnvoll?

Hochwertige Komposite stehen in verschiedenen naturidentischen Farbabstufungen und Transparenzen zur Verfügung. So kann der Zahnarzt die verschiedenen Schichten des Zahnes (Zahnbein im Inneren und Schmelz außen) mit den entsprechenden Kompositmassen naturgetreu in verschiedenen Schichten wieder aufbauen. Außerdem bestehen die modernen Komposite aus ganz besonders feinen Partikeln, so dass die Füllung nach der Politur einen besonders natürlich wirkenden Glanz bekommt und selbst bei näherer Betrachtung kaum von der eigenen Zahnsubstanz zu unterscheiden ist. Komposit-Füllungen sind deshalb insbesondere für den sichtbaren Bereich,

Komposit-Füllungen

Seite 63

die Frontzähne, eine sehr gute und beliebte Lösung.

Die Wiederherstellung der Kauflächen im Seitenzahnbereich war früher mit den herkömmlichen Kunststofffüllungen noch problematisch: Die Materialien konnten dem dort auftretenden großen Kaudruck kaum standhalten. Das ist heute anders! Moderne Komposite sind von hoher Festigkeit und eignen sich auch für größere Füllungen der Backenzähne. Die Größe der Versorgung richtet sich dabei nach dem vorhandenen Defekt des Zahnes. Anders als bei einer Amalgamfüllung muss der Zahnarzt keine gesunde Zahnsubstanz wegschleifen, um eine spezielle Form für die Verankerung der Restauration zu schaffen. Die Komposit-Füllung ist deshalb eine sehr schonende Art der Kariestherapie. Durch die außer-

ordentlich gute Haftung an der Zahnsubstanz ist sogar eine Stabilisierung des Zahnes erreichbar, z.B. bei stark unterhöhlten Zahnhöckern oder bruchgefährdeten Schneidekanten. Wenn die Schmelzwand zerstört ist oder der Defekt zu tief im Wurzelbereich liegt, rät der Zahnarzt jedoch ggf. von einer Komposit-Füllung ab.

Komposite bestehen aus kleinsten Quarz-, Glas- und Keramikpartikeln, die sich in einem Kunststoff verbinden. Je kleiner die Partikel - hier im Nanometer Größenbereich - desto glänzender und haltbarer ist die Oberfläche der Füllung.
(Bilder: 3M ESPE)

Frontzahnfüllung:

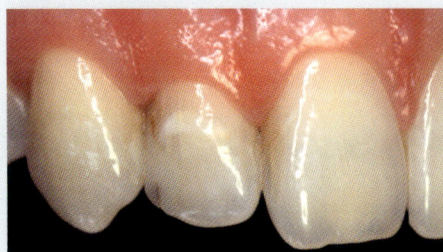
Der kleine Schneidezahn (Bildmitte) ist durch Karies geschädigt.

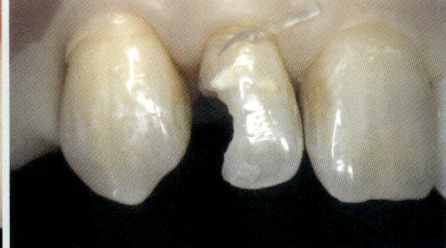
Der Zahn nach Entfernung der Karies.

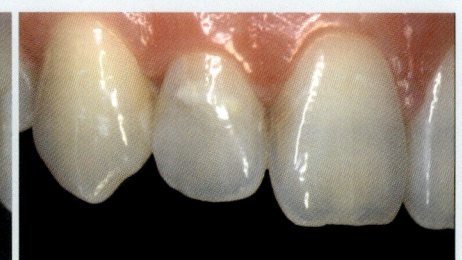
Der Zahn nach perfekter Wiederherstellung mit Komposit.

(Bilder: W. Boer, Euskirchen)

Seitenzahnfüllung:

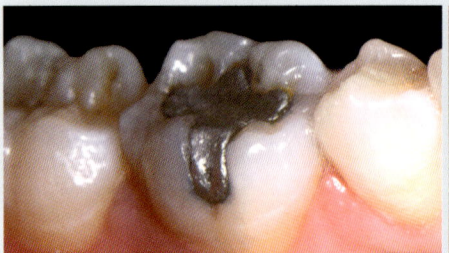
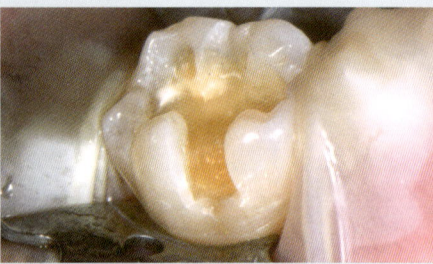
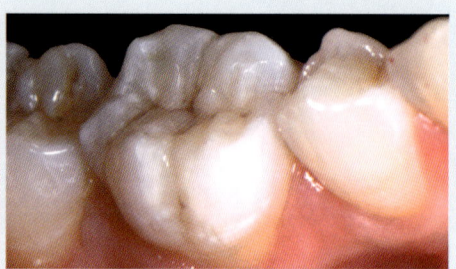

(Bilder: W. Boer, Euskirchen)

Eine schadhafte und unschöne Amalgamfüllung soll ersetzt werden.

Die alte Füllung wird entfernt und der Zahn mit Komposit in naturidentischen Farbabstufungen wieder aufgebaut.

Der Zahn nach Ausarbeitung der Kaufläche und Politur.

Wie läuft die Behandlung ab?

Der Zahnarzt kann die Füllung – ohne Hilfe des Dentallabors – in einer Sitzung direkt am Behandlungsstuhl legen. Nach Entfernung der Karies raut der Zahnarzt die Wände rund um das Loch mit einer leichten Säure gezielt an. Das schadet der gesunden Zahnsubstanz nicht, sondern ermöglicht durch die Rauigkeit der Zahnsubstanz einen optimalen Klebeverbund mit dem Komposit. Dann trägt er einen speziellen Haftvermittler auf, der für eine äußerst feste Verbindung zwischen Zahn und Füllung sorgt (Abb. a). In der Zahnheilkunde spricht man dabei von der so genannten Adhäsiv-Klebetechnik. Bei diesem Vorgang muss jeder Kontakt mit Speichel vermieden werden. Aus diesem Grund deckt der Zahnarzt ggf. die Umgebung mit einem Spanngummituch sorgfältig ab. Erst dann kann er in mehreren dünnen Schichten das Komposit auftragen. Der Natur entsprechend wird der Zahn dabei Stück für Stück mit verschiedenen Farbtönen und in unterschiedlichen Transparenzen wiederhergestellt (Abb. b). Das etappenweise Füllen des Loches in mehreren Schichten gleicht auch die auftretenden Spannungen aus: Da das Material bei der Aushärtung zur Schrumpfung neigt, wird jede Schicht mit einem Speziallicht einzeln gehärtet. Zum Schluss konturiert der Zahnarzt exakt die Kaufläche und poliert die Füllung auf Hochglanz (Abb. c).

Moderne Komposite ermöglichen unsichtbare Füllungen

Komposit-Füllungen

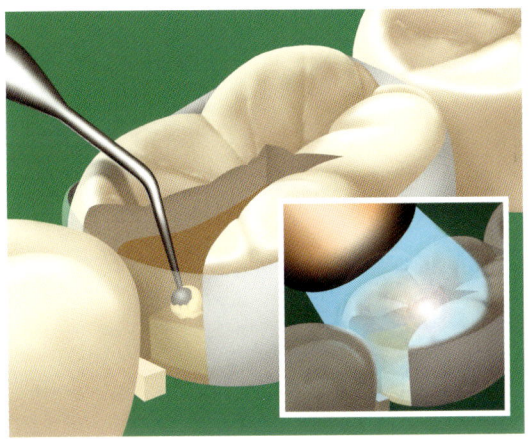

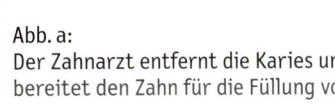

Abb. a:
Der Zahnarzt entfernt die Karies und bereitet den Zahn für die Füllung vor.

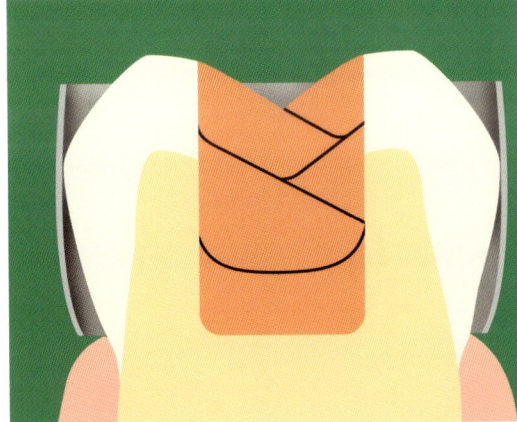

Abb. b:
In mehreren Schichten, die einzeln mit einem Speziallicht gehärtet werden, baut der Zahnarzt den Zahn der Natur entsprechend wieder auf.

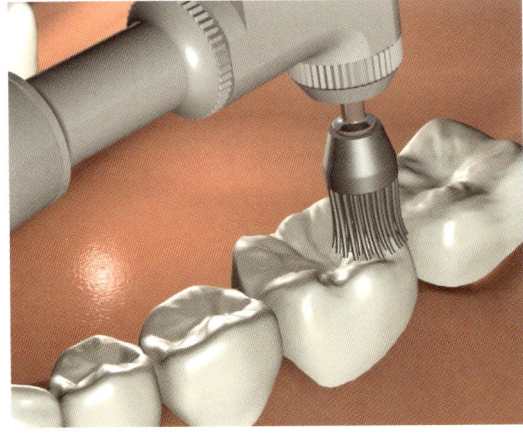

Abb. c:
Nach Ausarbeitung der Kaufläche und Hochglanzpolitur ist der Unterschied zur eigenen Zahnsubstanz nicht mehr erkennbar.

(Bilder: 3M ESPE)

Auffällige Amalgamfüllungen kann der Zahnarzt durch „unsichtbare" Komposit-Füllungen ersetzen.

(Bilder: Prof. Magne, Genf)

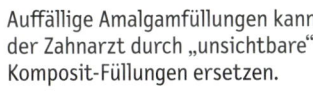

Die Vorteile der Komposit-Füllung im Überblick:

- Zahnfarben und daher unauffällig
- Gute Haltbarkeit
- Verhältnismäßig kostengünstige Versorgung
- Für Front- und Seitenzähne geeignet
- Auch für Kinderzähne eine optimale Lösung

Wie lange hält eine Komposit-Füllung?

Hochwertige Komposite halten durch ihre Zusammensetzung und die Beschaffenheit der Partikel einer hohen mechanischen Belastung stand. Das heißt, sie sind äußerst abriebfest und halten den einwirkenden Druck- und Zugkräften sehr zuverlässig stand. Je nach Größe kann eine Komposit-Füllung daher bei sorgfältiger Verarbeitung durch den Zahnarzt eine ähnlich hohe Haltbarkeit erreichen wie eine Amalgamfüllung. Hier geht man im Schnitt von 7 bis 10 Jahren aus.

Die Voraussetzung für die Langlebigkeit der Füllung ist jedoch die regelmäßige und korrekte Reinigung der Zähne zuhause und auch professionell durch das zahnärztliche Team.

Welcher Zahnarzt führt die Behandlung qualifiziert durch?

Einfache Komposit-Füllungen zählen heute zur Standardtherapie jeder Zahnarztpraxis. Hochästhetische, wirklich unsichtbare Füllungen erfordern jedoch ein hohes Maß an Können vom Zahnarzt, einen hohen Zeitaufwand, sorgfältiges Arbeiten und den Einsatz hochwertiger Materialien.

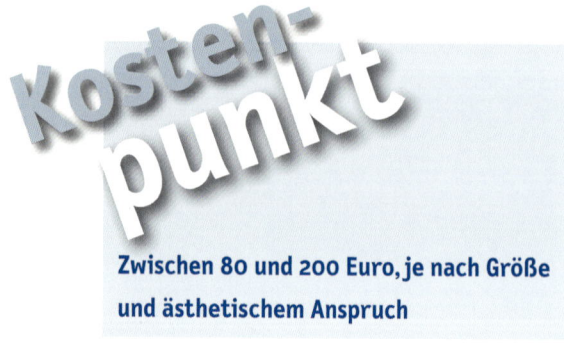

Kosten-punkt

Zwischen 80 und 200 Euro, je nach Größe und ästhetischem Anspruch

Seite 67

Poliklinik für Zahnerhaltung und
Parodontologie, München

Nanotechnologie ermöglicht hochästhetische Komposit-Füllungen

Komposit-Füllungen haftete in der Vergangenheit lange Zeit der Ruf eines unzureichenden Amalgamersatzes an. Inzwischen hat sich das grundlegend geändert. Durch die werkstofftechnischen Verbesserungen des Materials haben Komposite heute in der Zahnarztpraxis ihren festen Platz und sind insbesondere auch als Füllmaterial für die Seitenzähne nicht mehr wegzudenken. Doch Komposit ist nicht gleich Komposit. Je hochwertiger und genauer deren Bestandteile aufeinander abgestimmt sind, desto besser sind die Ergebnisse bei Zahnfüllungen. In modernen Kompositen bewegen sich die Hauptbestandteile des Materials (Quarz-, Glas- und Keramikpartikel) im Nanometer Größenbereich. Man nennt sie deshalb auch Nanomere. Diese winzigen Nanomere ermöglichen bei Zahnfüllungen eine besonders glatte und glänzende Oberfläche. Es lassen sich mit diesen Kompositen hochästhetische, unsichtbare Füllungen anfertigen. Im Vergleich zu herkömmlichen Kompositen weist die Nanotechnologiefüllung zudem auch langfristig einen deutlich geringeren „Schlaglocheffekt" auf. Dadurch behält die Füllung besonders lange ihren schönen Oberflächenglanz.

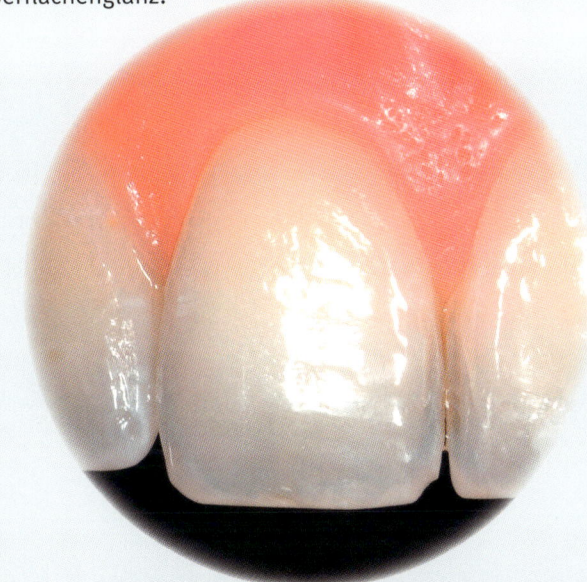

Mit modernen Kompositen auf Basis der Nanotechnologie kann der Zahnarzt die Oberfläche besonders glatt und glänzend gestalten – genau wie beim natürlichen Zahn.

(Bild: Dr. Jürgen Manhart)

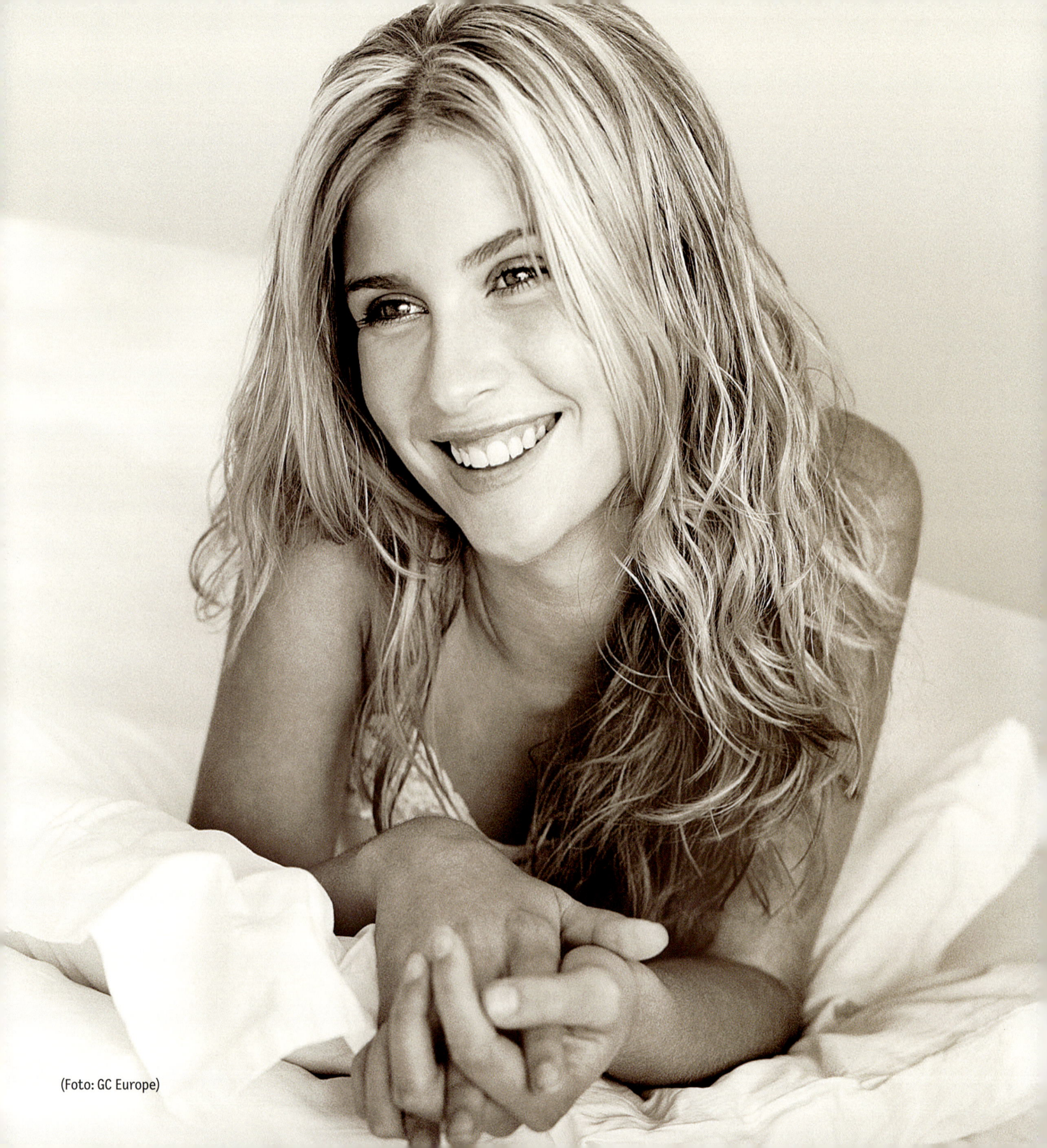

(Foto: GC Europe)

Veneer-Technik
mit **Kompositen**

Ästhetische Korrekturen
der Zahnfronten
(direkte Technik)

Autor
Wolfgang Boer,
Euskirchen

Veneer-Technik mit Kompositen: Ästhetische Korrekturen der Zahnfronten (direkte Technik)

Durch Karies zerstörte Zahnsubstanz kann der Zahnarzt meist mit einer Füllung wiederherstellen, das weiß man. Doch wie kann der Zahnarzt helfen, wenn am Schneidezahn eine Ecke abgesplittert ist oder Schmelzrisse vorhanden sind? Was kann er tun, wenn Fehlstellungen oder zu große Zahnzwischenräume (Diastema) das Lächeln beeinträchtigen? Früher wurden die Zähne wegen solcher Makel oft radikal abgeschliffen und überkront. Die heutigen Veneertechniken machen es möglich, die Zähne sehr viel schonender zu korrigieren.

Mit Hilfe von modernen Kompositen und Keramiken in Verbindung mit äußerst beständigen Klebetechniken kann der Zahnarzt Form, Stellung und Oberfläche der Zähne korrigieren. Anders als bei einer Überkronung brauchen die Zähne dazu nur geringfügig angeschliffen zu werden. Beim direkten Veneering mit Kompositen kann der Zahnarzt oft sogar ganz darauf verzichten. Der Zahnschmelz wird mit einer speziellen Lösung nur leicht angeraut, damit das Komposit auf der glatten Zahnoberfläche besser haftet. Es geht jedoch keine Zahnsubstanz verloren. Die Korrekturmaßnahme stellt für den behandelten Zahn somit kein Risiko dar. Und: Veränderungen an gesunden Zähnen können auch nach Jahren wieder rückgängig gemacht werden. Das Komposit wird entfernt, ohne dass Schäden am Zahn entstehen.

Kleine Schäden oder ästhetische Mängel an den Frontzähnen? Mit der direkten Veneertechnik kann der Zahnarzt das Problem besonders schonend lösen.
(Bild: GC Europe)

Abb. a

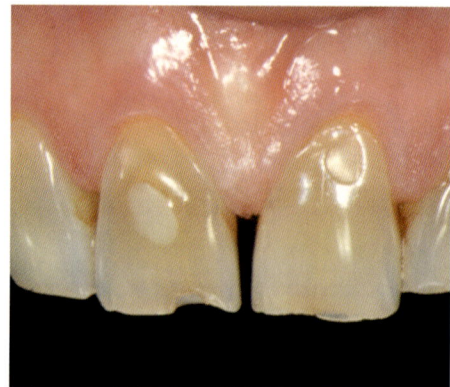

Verfärbungen und zu weit auseinander stehende Schneidezähne sind ästhetisch störend.

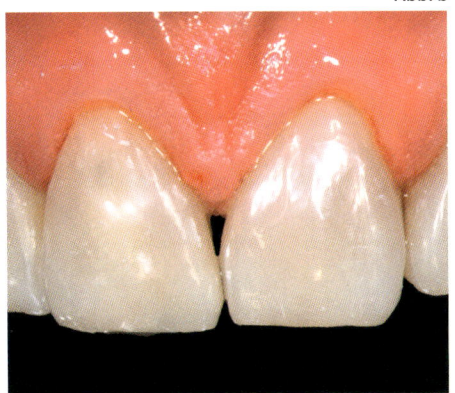

Durch Auftragen und Ansetzen von Komposit wurden die Zahnoberflächen der Zähne umgestaltet und die Schneidezähne optisch zusammengerückt.

(Bilder: Wolfgang Boer)

Wie wird die Behandlung durchgeführt?

Das Veneering mit Komposit führt der Zahnarzt direkt am Behandlungsstuhl durch. Anders als bei keramischen Veneers wird der Zahntechniker dazu nicht benötigt. Man spricht deshalb bei Komposit-Restaurationen von direkter Technik und bei Keramikversorgungen von indirekter Technik.

Um mit direkter Technik ästhetisch anspruchsvolle Ergebnisse zu erzielen, benötigt der Zahnarzt viel Erfahrung, künstlerisches Geschick und vor allen Dingen hochwertige Komposite in verschiedenen Farbabstufungen und Transluzenzen. Das ist besonders wichtig, wenn zum Beispiel ein Schneidezahn verbreitert oder ein Teil des Zahnes ersetzt werden soll. Denn der natürliche Zahn besteht aus unterschiedlich transparenten Strukturen, die gemeinsam und wechselseitig die Lichtreflexion und somit die Farbe und Helligkeit bestimmen. Durch gekonntes Schichten des anfangs noch weichen Materials kann der Zahnarzt die natürliche Optik der Zahnsubstanz mit ihren individuellen Farb- und Struktureffekten perfekt nachahmen. Da Kunststoffe bei der Aushärtung schrumpfen, muss jede aufgetragene Schicht mit einer speziellen Lampe gehärtet werden. Durch die abschließende Politur bekommt der Zahn seinen natürlichen Glanz.

Komposite können an die Zahnkanten angesetzt oder großflächig auf die Oberfläche aufgebracht werden, zum Beispiel um einen zurückstehenden Zahn optisch etwas nach vorne zu rücken. Gleichzeitig können die benachbarten Zähne im Schmelzbereich manchmal minimal zurück geschliffen werden, so dass ein harmonischer Zahnbogen entsteht.

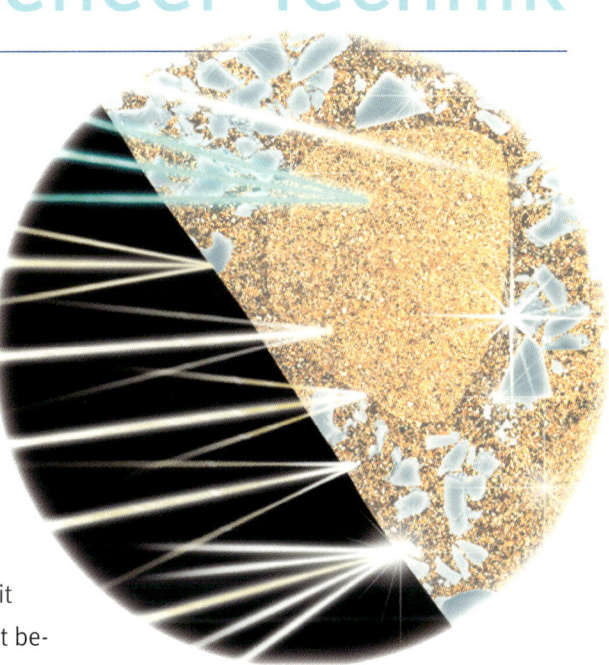

Moderne Hightech-Komposite bestehen aus winzigen organischen und anorganischen Silizium- und Quarzpartikeln, die sich in einer Kunstharzmatrix vereinen. Durch die Größe, Menge und Anordnung dieser Partikel entstehen unterschiedliche Zonen, die das Licht ähnlich reflektieren, wie die natürliche Zahnsubstanz, und dadurch hoch ästhetische Reproduktionen ermöglichen.

(Bild: GC Europe, Gradia Direkt)

Abb. a

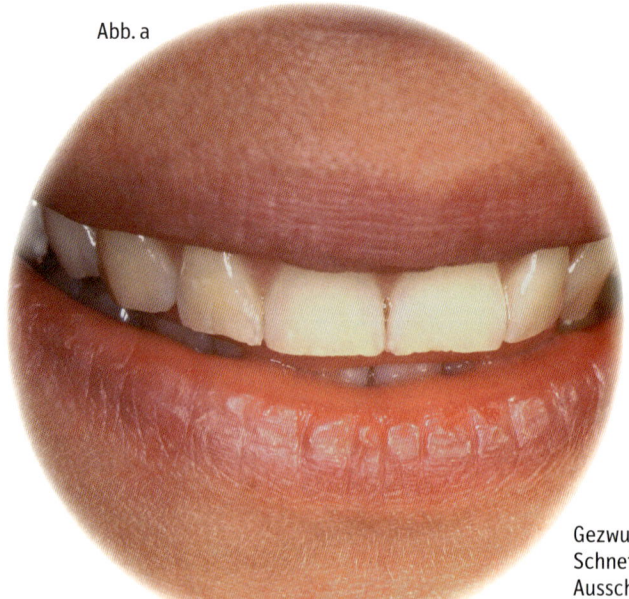

Abb. b

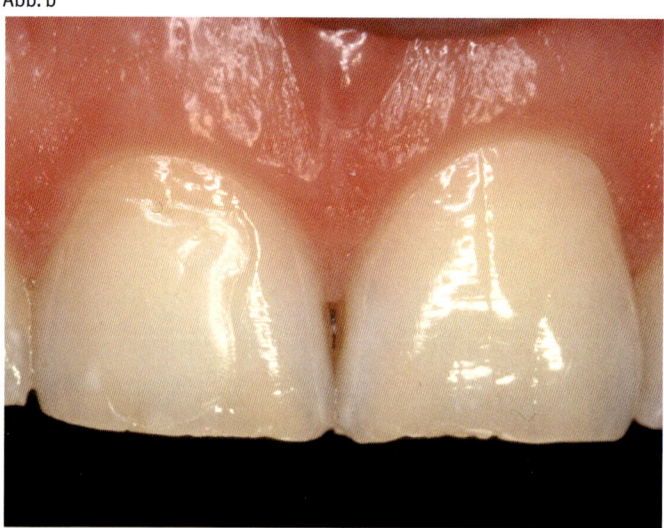

Gezwungenes Lächeln (Abb. a) mit unvorteilhaft wirkenden, zu kurzen Schneidezähnen. Zudem stören die unregelmäßigen Schneidekanten. Im Ausschnitt (Abb. b) wird beides noch deutlicher.

Abb. c

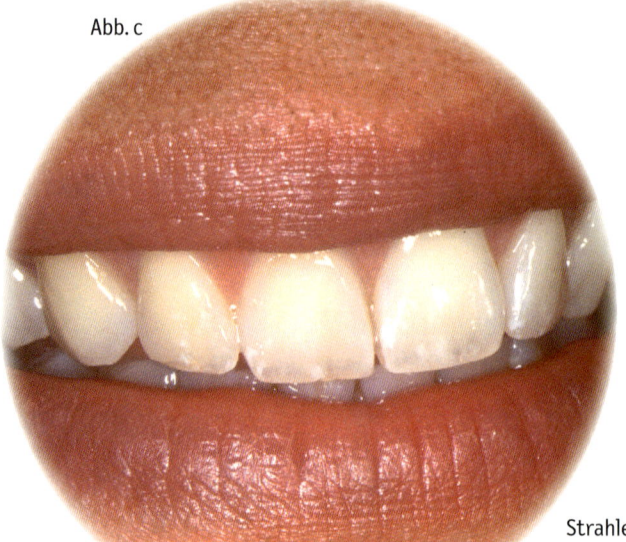

Abb. d

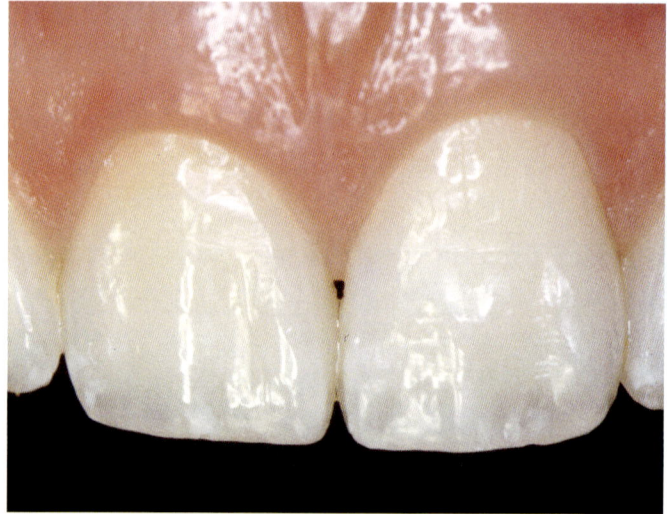

Strahlendes Lächeln (Abb. c) nach der Formkorrektur durch direkte Komposit-Veneers. Im Ausschnitt (Abb. d) wird das optimierte Längenverhältnis zwischen den großen und kleinen Schneidezähnen noch deutlicher.

(alle Bilder: Wolfgang Boer)

Seite 73

Wie lange halten Komposit-Veneers?

Moderne Komposite sind durch ihre Zusammensetzung äußerst haltbar. Im Vergleich zur Keramik kommt es auf der Oberfläche im Laufe der Zeit zwar zu leichten Abnutzungserscheinungen, dafür ist eine Komposite-Restauration aber auch deutlich kostengünstiger als ein Keramik-Veneer. Arzt und Patient müssen die Vor- und Nachteile der beiden Versorgungsmöglichkeiten im Vorfeld genau abwägen und gemeinsam die individuell richtige Wahl treffen. Fällt die Entscheidung auf die Komposit-Versorgung, sollte man wissen, dass sich die Oberfläche durch Polieren jederzeit auffrischen oder mit einem Überzug erneuern lässt.

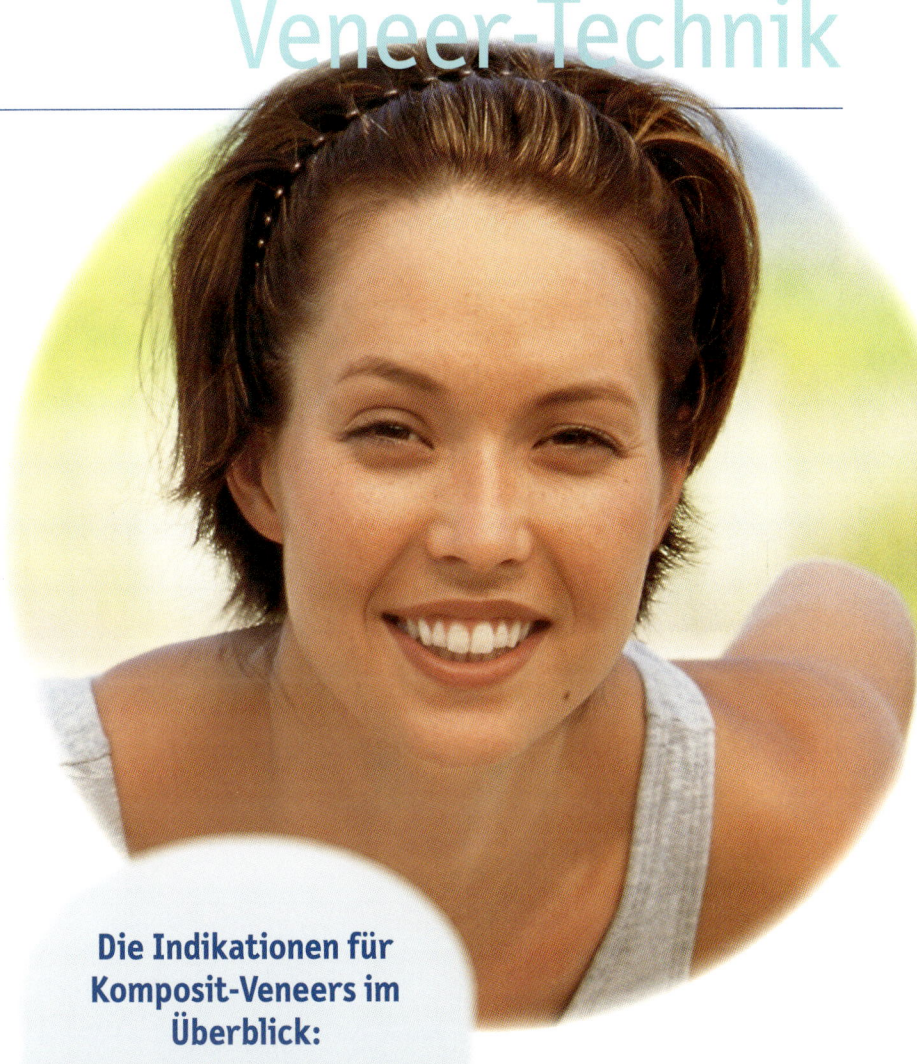

Direktes Veneering mit Kompositen: Der schonende Weg zu schönen Zähnen

Die Indikationen für Komposit-Veneers im Überblick:

- Schmelzdefekte, z.B. kleinere Karies-schäden speziell im Frontzahnbereich
- Verfärbungen
- Schmelzflecken
- Auffällige Füllungen
- Leichte Fehlstellungen (verdrehte Zähne)
- Zu große Zwischenräume bei den Frontzähnen (Diastema)
- Risse im Zahnschmelz
- Abgesplitterte Zahnkanten.

**Welcher Zahnarzt führt Komposit-
Restaurationen qualifiziert durch?**
Die Behandlung kann von jedem Zahn-
arzt durchgeführt werden , der mit den
Techniken vertraut ist. Perfekte Ergeb-
nisse erfordern jedoch viel Erfahrung!
Das gilt besonders, wenn es um Ver-
änderungen der Zahnform geht.

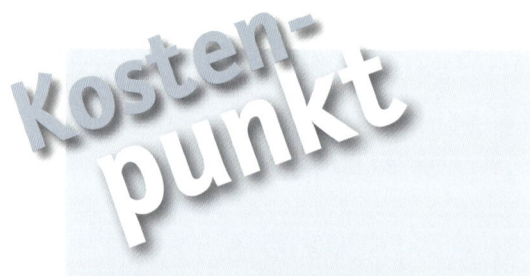

Kosten-
punkt

Je Zahn ca. 150 bis 250 Euro

Die Komposite der neuen Generation
gleichen sich wie ein Chamäleon der
natürlichen Zahnfarbe an.
(Bild: GC Europe, Gradia Direkt)

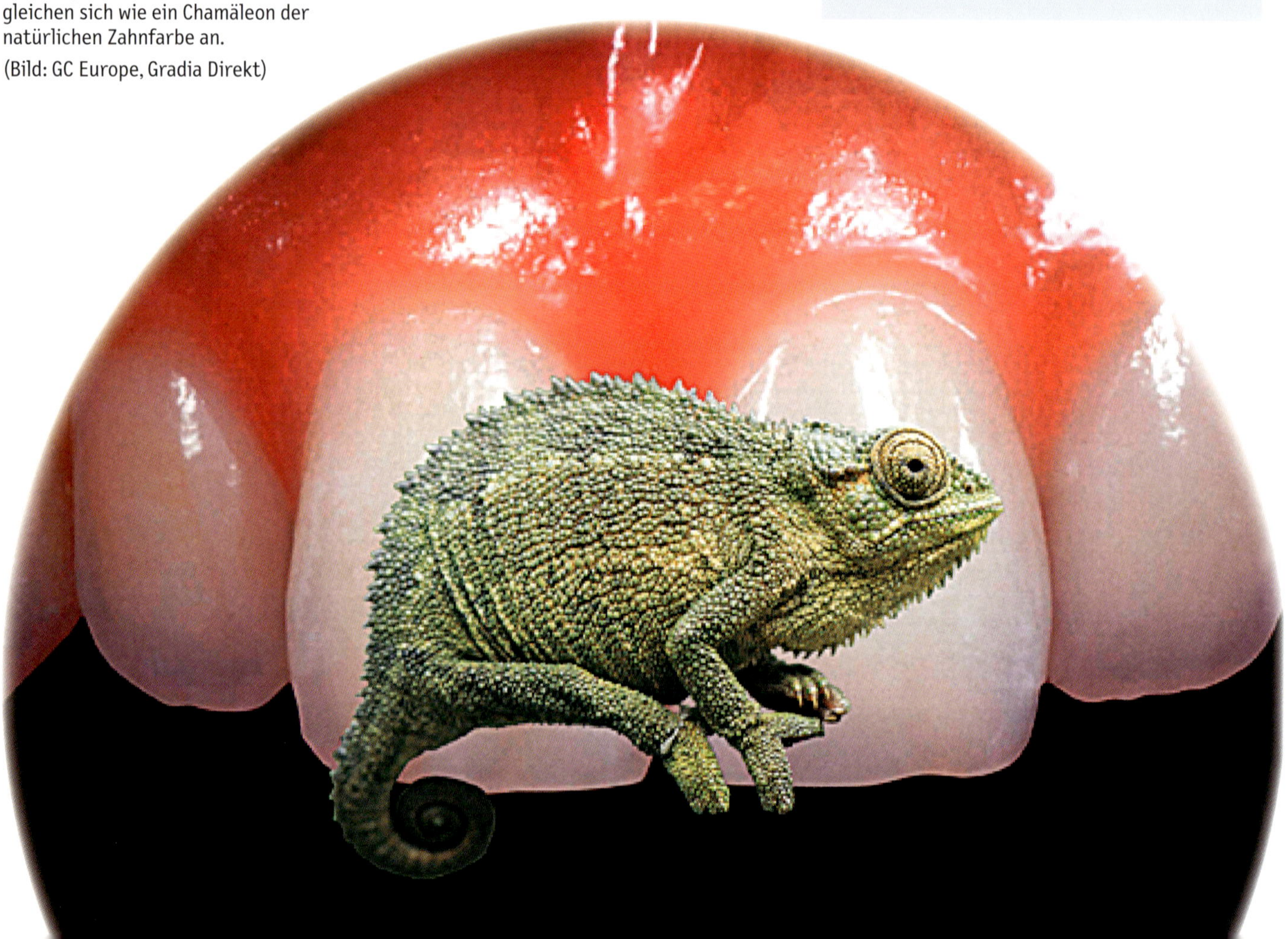

Schlusswort von Dr. Kai von Lauchert, München

Direktes und indirektes Veneering mit Kompositen der neuesten Generation

Direktes und indirektes Veneering mit modernen Kompositen ist heute eine relativ preiswerte Variante im Vergleich zum indirekten Veneering mit Keramik. Am Beispiel des neuen Komposits GC Gradia Direct lässt sich zeigen, dass man als erfahrener Anwender von Kompositen inzwischen in der Lage ist, absolut naturanaloge kosmetische Restaurationen herzustellen. Dies gilt nicht nur für den Seitenzahnbereich, sondern auch für Frontzahnrekonstruktionen. Das neue Material von GC zeichnet sich durch ein ausgeklügeltes System von opaken und transluzenten Massen aus. Die Grundmassen haben bereits einen hervorragenden Farbangleichungseffekt, der beim direkten Veneering außerordentlich wichtig ist. Das Angebot an transluzenten Massen ist so reichhaltig, dass der Behandler in der Lage ist, ein ästhetisches Ergebnis herzustellen, dass bisher nur mit Keramik möglich war. Das Material lässt sich leicht modellieren. Es klebt nicht an den Instrumenten und fließt nach der Modellation leicht nach, was zu sehr glatten Oberflächen führt und die Politur extrem erleichtert. Die Adaption des Materials an die Zahnhartsubstanz ist hervorragend und ermöglicht absolut dichte und unsichtbare Füllungsränder. Die bei älteren Kompositen häufig beobachtete Farbveränderungen nach der Aushärtung (Polymerisation) findet nicht statt, was eine sichere Farbauswahl erleichtert und zeitaufwendige Korrekturen vermeidet. Nach einer korrekten Politur und dem adhäsiven Kleben solcher direkt am Behandlungsstuhl hergestellten Veneers erhält man ein Ergebnis, das höchsten ästhetischen Ansprüchen genügt und vom Preis her für fast Jedermann erschwinglich sein dürfte.

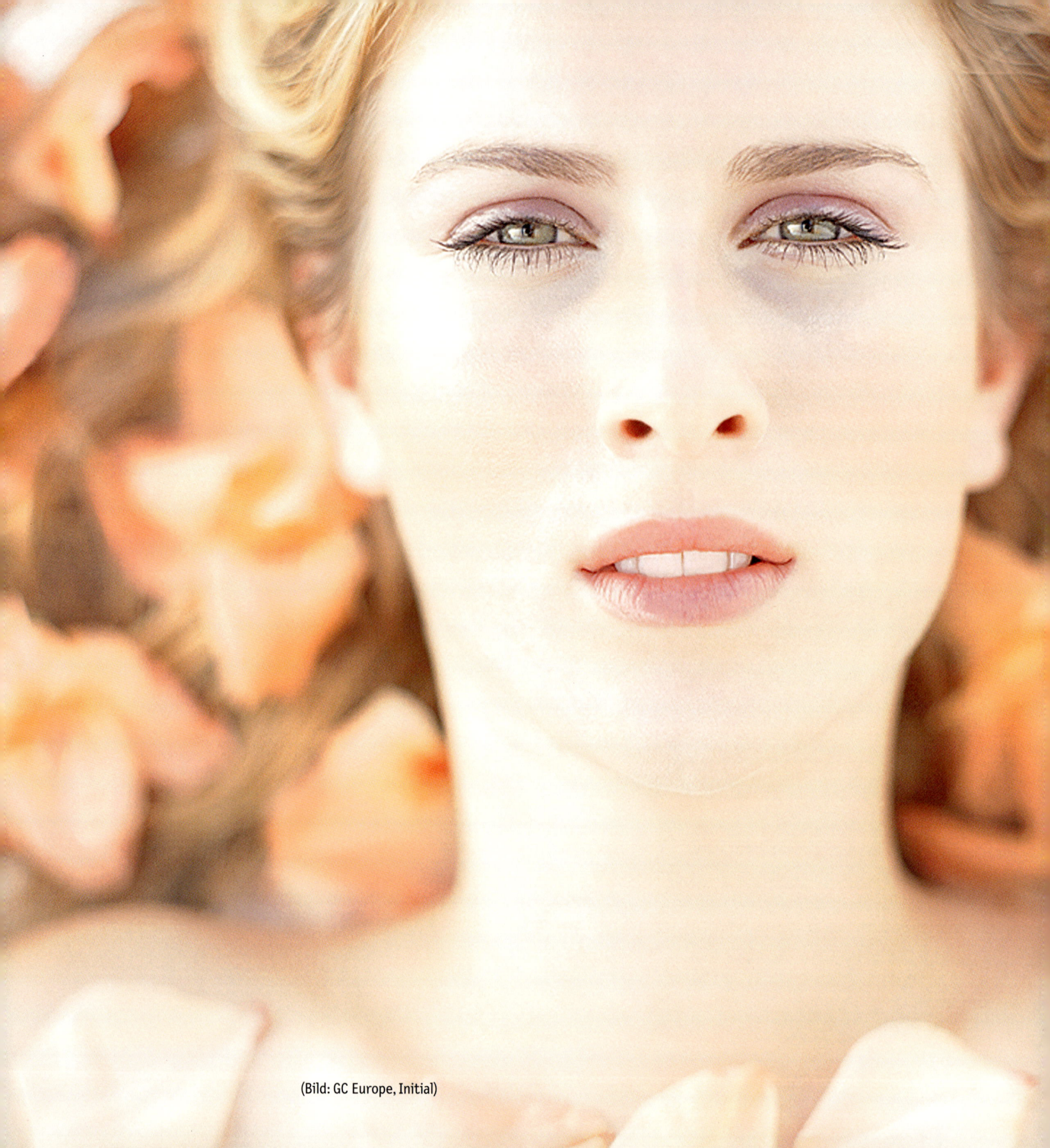

(Bild: GC Europe, Initial)

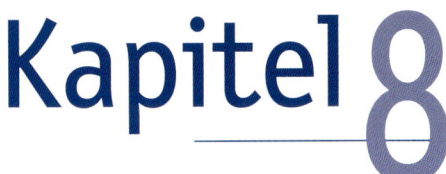
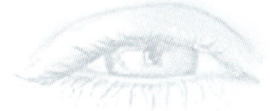

Minimal-invasive
Restaurationen
mit keramischen
Veneers und Inlays
(indirekte Technik)

Autor
Dr. Gernot Mörig,
Düsseldorf

Minimal-invasive Restaurationen mit keramischen Veneers und Inlays (indirekte Technik)

Mit vollkeramischen Veneers oder Inlays kann der Zahnarzt die Funktion und Ästhetik beschädigter Zähne perfekt wieder herstellen. Niemand merkt den Unterschied.

(Bild: Dr. G. Mörig)

Ästhetische Probleme und Defekte der Zähne gehen oft nahtlos ineinander über. Eine abgesplitterte Kante z.B. sieht nicht nur unschön aus, sondern macht den Zahn auch besonders kariesanfällig. Je mehr dabei der Defekt im Vordergrund steht und je stärker dieser ausgeprägt ist, desto mehr wird der Zahnarzt bei der Behandlung zu laborgefertigten Lösungen tendieren, hier insbesondere zu Versorgungen aus Vollkeramik, wie zum Beispiel Veeners oder Inlays. Sie ermöglichen – bei einer schonenden Präparation der Zähne – praktisch einen vollwertigen Ersatz der natürlichen Zahnsubstanz.

Moderne Hightechkeramiken entsprechen den lichtoptischen Eigenschaften der Zähne, sind in höchstem Maße farbbeständig und entsprechen dem Abrasionsverhalten des normalen Zahnschmelzes. Im Gegensatz zu Komposit zeigen sie deshalb auch nach Jahren und Jahrzehnten im Mund keine größeren Verschleißerscheinungen als die natürliche Zahnsubstanz. Auch die Temperaturleitfähigkeit von Keramik ist ähnlich wie die des Zahnschmelzes. Die Zähne werden also durch die Behandlung im Regelfall nicht temperaturempfindlicher und vermitteln ein völlig natürliches Gefühl, das mit keinem anderen Dentalwerkstoff zu erreichen ist. Zudem kann Keramik keine Allergien auslösen, so dass der Werkstoff auch aus bioverträglicher Sicht erste Wahl ist.

Bei alledem fällt der Integration von Inlays oder Veneers kaum gesunde Zahnsubstanz zum Opfer. Zahnärzte sprechen deshalb – wie auch bei Komposit-Versorgungen – von einer minimal-invasiven, d.h. gering eingreifenden Therapie. Zwar muss der Zahnarzt bei der Präparation des Zahnes bestimmte Grundregeln beachten, damit die Versorgung den Kaukräften standhält und nicht bricht. Unabhängig davon braucht er jedoch nur gerade so viel Zahnsubstanz wegzunehmen, wie es z.B. zum sicheren Entfernen der Karies oder zur Umgestaltung des Zahnumrisses unerlässlich ist. Die stabile Klebetechnik zur Befestigung der keramischen Restaurationen macht umfangreiche Präparationen des Zahnes überflüssig (vgl. S. 80 Abb. c). Anders als z.B. bei einem Goldinlay oder einer Metallkeramikkrone kann der Zahnarzt den Umfang und den Umriss der Restauration somit rein defektbezogen gestalten. Daraus resultieren alle möglichen Formen von Inlays und Veneers, die oft nahtlos in ein Onlay oder Teilkrone übergehen.

Die Einsatzbereiche von Keramikveneers

Bei Veneers sind dies typischerweise die sechs Frontzähne und die beiden angrenzenden Prämolaren. Hier sind sie in erster Linie angezeigt, um beschädigte und durch Karies oder auch Unfall verlorene Zahnsubstanz zu ersetzen. Gleichzeitig können auch leichte Fehlstellungen der Zähne korrigiert oder unschöne Oberflächen neu gestaltet werden. Besonders vorteilhaft ist die Veneertechnik bei Fehlbildungen der Zähne. Wenn zum Beispiel die Eckzähne oder die kleinen Schneidezähne nicht angelegt sind (siehe Abb. a-e) oder die Zähne im Verhältnis deutlich unterdimensioniert sind, können mit Veneers besonders substanzschonende Formkorrekturen durchgeführt werden.

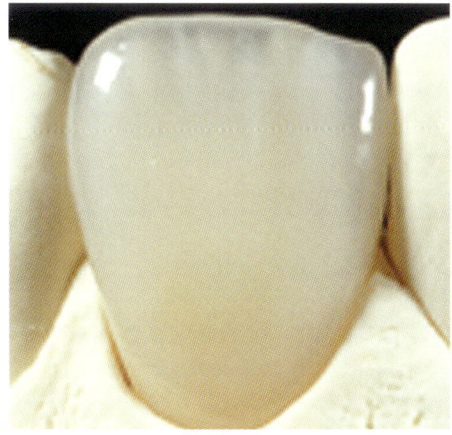
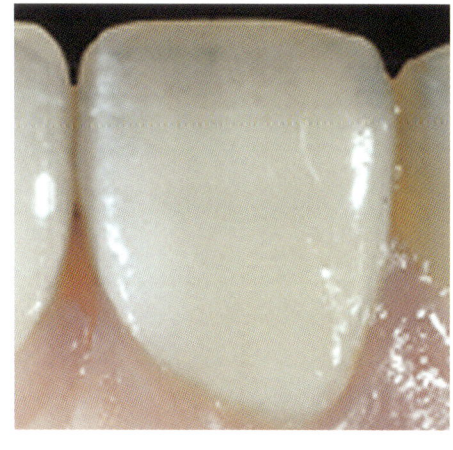

Farbe, Brillanz und die natürliche Transparenz der Zähne können mit modernen Keramiksystemen perfekt nachgeahmt werden.
(Bilder: M. Brüsch)

Abb. b

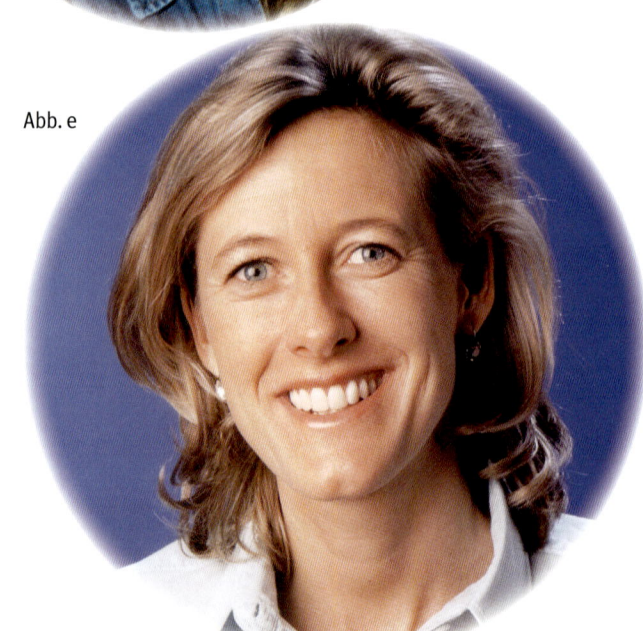

Abb. a

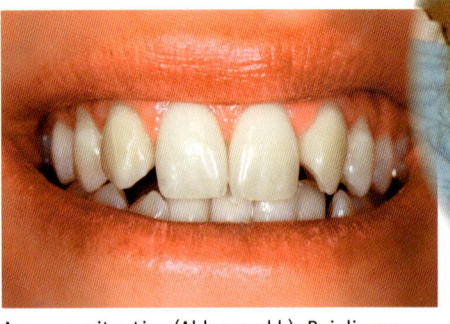

Ausgangssituation (Abb. a und b): Bei dieser Patientin sind die kleinen Schneidezähne nicht angelegt. Die Patientin wünscht sich eine „normale" Zahnfront.

Abb. c

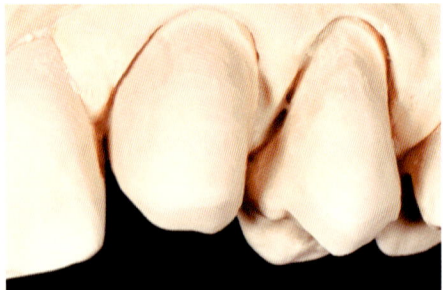

Für die Korrektur mit keramischen Veneers mussten die Zähne nur minimal abgeschliffen werden. Das Foto zeigt die Präparationsplanung auf dem Gipsmodell.

Abb. e

Abb. d

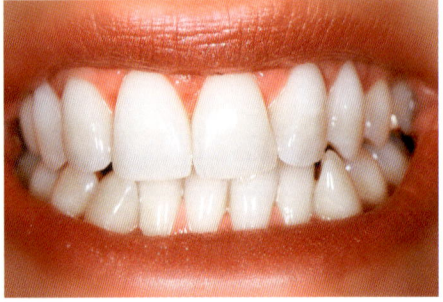

Endsituation: Die Eckzähne wurden mit Veneers zu den kleinen Schneidezähnen umgeformt. Die danebenstehenden Prämolaren wurden zu Eckzähnen umgeformt.

(alle Bilder: Dr. G. Mörig)

Das perfekte Lächeln.

Die Einsatzbereiche von Keramikinlays

Das Inlay kommt zum Einsatz, wenn es um substanzschonende Restaurationen der Seitenzähne und hier speziell der Kauflächen geht. Auch hier steht die Wiederherstellung von verschleiß- und kariesgeschädigten Zähnen im Vordergrund. Die feinen Fissuren und die

Veneers und Inlays

Seite 81

Höcker der Kauflächen werden dabei funktionsgerecht auf den Bruchteil eines Millimeters genau wieder hergestellt. Wenn nötig kann der Zahnarzt die Höcker auch versetzen, damit das Inlay exakt mit dem Zahn im Gegenkiefer zusammenpasst, Zahnärzte sprechen dabei von so genannten occlusal tables. Solche Behandlungskonzepte erfordern jedoch viel zahnärztliche bzw. zahntechnische Erfahrung und sind nur nach einer exakten funktionsbezogenen Analyse möglich (siehe auch Kap. 12).

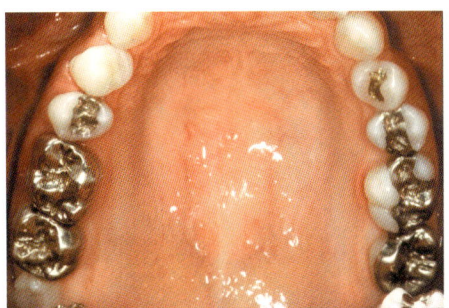

Früher wurden Inlays meist aus Gold angefertigt.

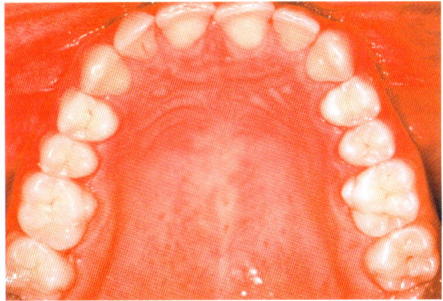

Heute werden meist ästhetische Keramikinlays eingesetzt.

Einsatzbereiche vollkeramischer Inlays und Veneers im Überblick:

- Kariesschäden
- Abgesplitterte oder abgebrochene Zähne
- Fehlstellungen und zu große Zwischenräume an den Schneidezähnen (Diastema)
- Verfärbungen und Schmelzflecken
- Formumgestaltungen, wenn Zähne an einer falschen Stelle stehen
- Farbkorrekturen, z.B. bei devitalen (wurzelgefüllten) Zähnen

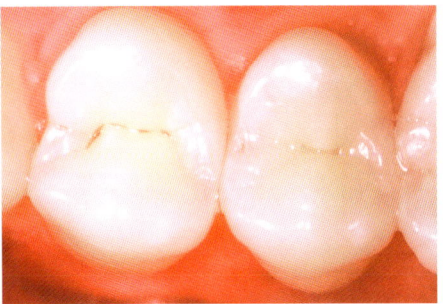

Detailansicht aus dem Zahnbogen: Hier kann auch ein Zahnarzt nicht mehr erkennen, welcher der beiden Zähen durch ein Inlay ergänzt wurde.

(Bilder: Dr. G. Mörig)

Wie läuft die Behandlung ab?

Für laborgefertigte Inlays und Veneers sind mehrere Behandlungsschritte und mindestens zwei, meist jedoch mehrere Zahnarztsitzungen erforderlich. Man spricht deshalb hier von indirekter Technik. Im ersten Schritt werden nach exakter Planung die Zähne präpariert (vgl. Kap. 12). Anschließend fertigt der Zahnarzt Abformungen von beiden Zahnreihen an und setzt Provisorien auf die präparierten Zähne.

Nun ist der Zahntechniker an der Reihe. Anhand der Abformungen fertigt er in mehreren Schritten den Zahnersatz an. Mit großer Präzision werden dabei auch kleinste Farb-, Form- und Strukturdetails individuell ausgearbeitet.

Nach Entfernung der Provisorien und einer Anprobe klebt der Zahnarzt die filigranen keramischen Werkstücke schließlich mit der so genannten Adhäsivtechnik (Klebetechnik) auf die Zähne auf. Damit die optimale Klebeverbindung nicht durch Speichel oder Verunreinigungen gefährdet wird, geht der Zahnarzt hierbei besonders sorgfältig vor und sorgt im Mund für absolut trockene Verhältnisse. Abschließend ist das Inlay oder Veneer selbst von einem Fachmann nicht als „Fälschung" zu erkennen.

Wie lange halten vollkeramische Restaurationen?

Die indirekte Technik erfordert zwar einen hohen Aufwand, doch der zahlt sich aus: Durch die hervorragenden Materialeigenschaften der modernen Keramiken in Verbindung mit der außerordentlich beständigen Klebeverbindung sind die Restaurationen auch bei hauchdünner Verarbeitung besonders langlebig und stabilisieren geschwächte Zähne sogar. Viele Keramikinlays und Veneers befinden sich jetzt schon über 15 Jahre im Mund der Patienten und sind noch völlig intakt. Bei guter Zahnpflege kann ein perfekt gestaltetes Inlay oder Veneer aber durchaus auch noch länger halten.

Keramische Inlays und Veneers ermöglichen einen nahezu perfekten Ersatz der natürlichen Zahnsubstanz.

Die Vorteile von Inlays und Veneers im Überblick:

- Stabilisierung des defekten Zahnes
- Minimaler Verlust gesunder Zahnsubstanz
- Optimale labortechnische Gestaltungsmöglichkeiten und somit hervorragende ästhetische Resultate
- Absolute Verträglichkeit der Keramik
- Hohe Haltbarkeit

Welcher Zahnarzt führt die Behandlung qualifiziert durch?

Perfekt gestaltete und haltbare Veneers oder Inlays fordern vom Zahnarzt ein sehr spezielles Wissen und eine dementsprechende Fortbildung auf hohem Niveau. So ist zum Beispiel eine genaue Kenntnis der Präparationstechniken erforderlich, die sich grundlegend von denen der klassischen Versorgungen, wie z.B. Goldinlays, unterscheiden. Auch die Klebetechnik – unter absolut trockenen Bedingungen – und hier speziell die Wahl des jeweils für die unterschiedlichen Indikationen geeigneten Klebers muss gelernt sein. Außerdem benötigt der Zahnarzt ein überdurchschnittlich gutes Labor bzw. einen überdurchschnittlich guten Zahntechniker, der in jedem Falle in die Behandlungsplanung vor Ort mit einbezogen werden muss und mit dem Patienten selbst über seine individuellen Wünsche, z.B. die Zahnfarbe und Zahnform, spricht. Dies erfordert mehr Ruhe, mehr Zeit und mehr Geduld als bei herkömmlichen Versorgungen und somit eine dementsprechende Spezialisierung des Zahnarztes und des Zahntechnikers.

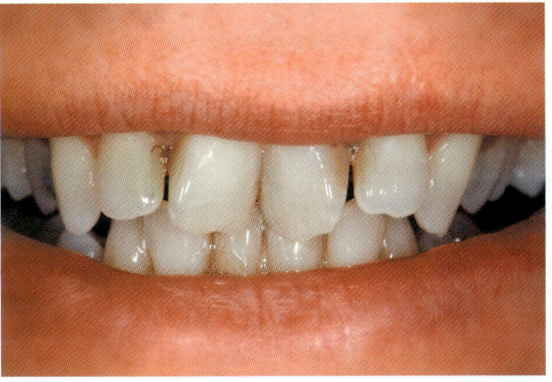

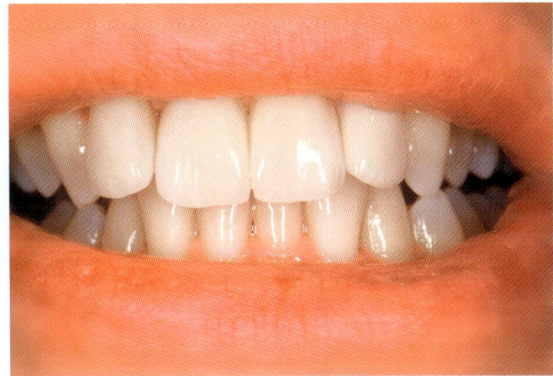

Perfekt gestaltete Veneers fordern sehr viel Erfahrung – sowohl vom Zahnarzt als auch von Zahntechniker. Hier wurden mittels Veneertechnik starke Zahnverschachtelungen und dunkle schadhafte Füllungen korrigiert.

(Bilder: Dr. G. Mörig)

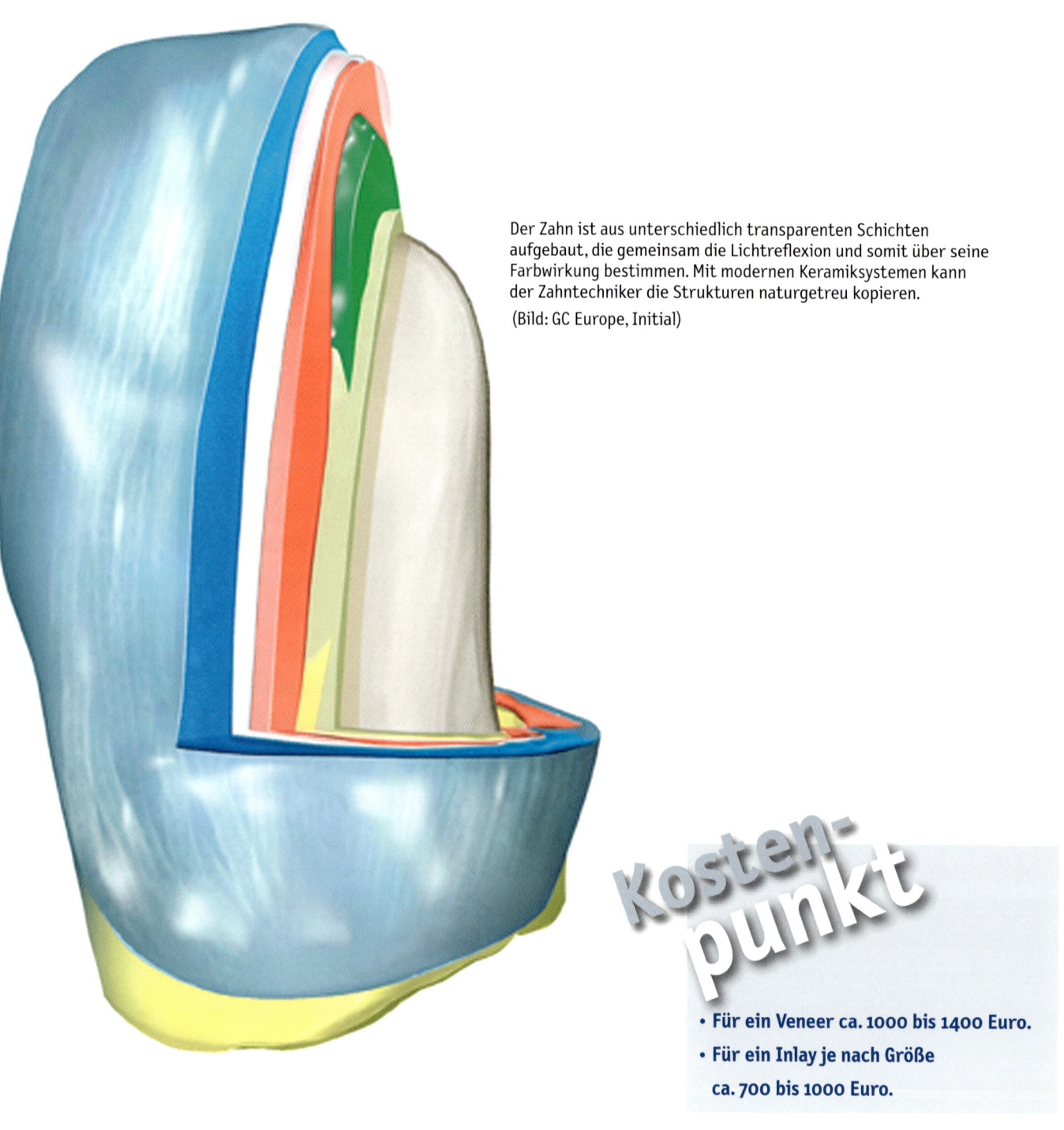

Der Zahn ist aus unterschiedlich transparenten Schichten aufgebaut, die gemeinsam die Lichtreflexion und somit über seine Farbwirkung bestimmen. Mit modernen Keramiksystemen kann der Zahntechniker die Strukturen naturgetreu kopieren.

(Bild: GC Europe, Initial)

Kosten-punkt

• Für ein Veneer ca. 1000 bis 1400 Euro.

• Für ein Inlay je nach Größe
  ca. 700 bis 1000 Euro.

Schlusswort von ZTM Michael Brüsch, Düsseldorf

Keramischer Zahnersatz:
Schicht für Schicht zu einer natürlichen Farbwirkung

Der Zahn ist ein Wunderwerk der Natur. Er ist aus unterschiedlich transparenten Schichten aufgebaut, die gemeinsam die Lichtreflexion und somit sein Erscheinungsbild und speziell die Farbwirkung bestimmen. Die äußere Schicht besteht aus sehr hartem und gleichzeitig transluzentem Zahnschmelz. Die zweite Schicht ist das opakere und eher gelbliche Dentin, das den Zahnnerv aus rotem Weichgewebe umgibt.

Im Bewusstsein dieses Aufbaus der Zähne ist es verständlich, dass Farbe bei der Herstellung von Zahnersatz nicht einfach äußerlich aufgetragen werden darf, um natürlich wirkende, „unsichtbare" Ergebnisse zu erzielen. Stattdessen muss die Farbwirkung durch perfekte Nachbildung der Zahnstrukturen Schicht für Schicht von innen heraus erzeugt werden. Mit den modernen Keramik-Systemen, wie zum Beispiel Initial (GC Europe), kann der künstlerisch begabte Zahntechniker dabei höchsten Ansprüchen gerecht werden. Unterschiedlich transluzente Massen stehen hier in vielen verschiedenen Farbabstufungen zur Verfügung, so dass die Farbwirkung exakt an die natürlichen Zähne oder an die Wunschvorstellung des Patienten angeglichen werden kann.

Mit modularen Keramiklinien, wie GC Initial, ist sogar die Farbanpassung verschiedener Restaurationsarten kein Problem mehr. Sie ermöglichen es, die Farbwirkung eines voll- oder metallkeramischen Zahnersatzes (Krone oder Brücke) genauso zu gestalten wie die eines keramischen Inlays oder Veneers. Insbesondere bei umfangreichen Zahnrestaurationen sollte man sich deshalb von seinem Zahnarzt oder Zahntechniker umfassend über die keramischen Gestaltungsmöglichkeiten und Farbanpassungen auch an vorhandenen oder eventuell später erforderlichen Zahnersatz informieren lassen. Kompromisse müssen heute nicht mehr sein.

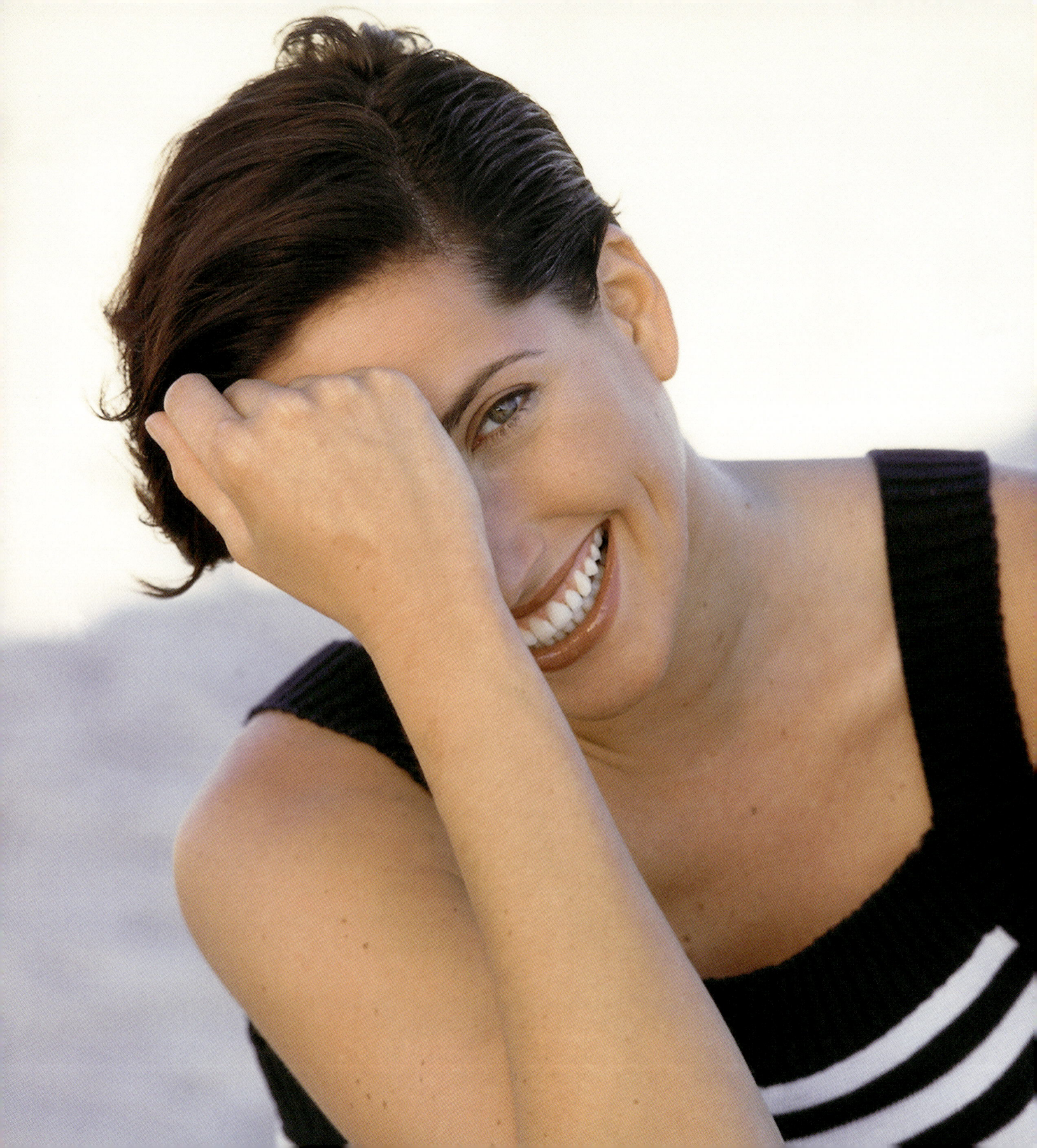

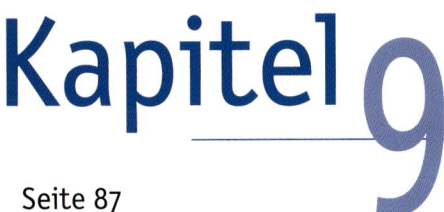

Kronen und Brücken
– ästhetischer Ersatz der Zahnsubstanz

Autor
Dr. Diether Reusch,
Westerburg

Kronen und Brücken
– ästhetischer Ersatz der Zahnsubstanz

Je mehr Zahnsubstanz verloren ist, desto wichtiger ist ein ästhetischer Ersatz, dem man die Arbeit des Zahnarztes nicht ansieht. Mit Kronen und Brücken, so genanntem festsitzendem Zahnersatz, können zerstörte und völlig fehlende Zähne praktisch unsichtbar ersetzt werden. Passgenau in einem Zahnlabor hergestellt, ermöglicht der Zahnersatz eine perfekte Funktion, „unsichtbare" Ästhetik, Langlebigkeit und ein völlig natürliches Zahngefühl.

Kronen – Rettung für stark geschädigte Zähne

Zähne, die in ihrer Substanz noch erhaltungswürdig sind, können durch eine Krone wieder hergestellt werden. Sie wird wie eine schützende Hülse über den behandelten und präparierten Zahn gestülpt, so dass der Zahn seine Sta-

bilität und Form zurückbekommt. Doch Krone ist nicht gleich Krone. Wie bei nahezu jeder Therapie der Zahnmedizin stehen dem Patienten auch bei Kronen mehrere Möglichkeiten zur Wahl.

Standard:
Die Metallkeramikkrone (Verblendkrone)

Die Verblendkrone ist die bis heute meist verwendete Kronenart. Sie besteht aus einem Metallkäppchen, das mit zahnfarbener Keramik verblendet wird. Das Metall gibt der Krone ihren Halt. Die vom Zahntechniker Schicht für Schicht gestaltete Keramikverblendung sorgt dafür, dass die Krone nicht wie Zahnersatz, sondern wie ein Zahn aussieht. Natürlich wirkende Ergebnisse, die farblich exakt den benachbarten eigenen Zähnen entsprechen, stellen dabei allerdings höhere Ansprüche an den Zahntechniker als jede andere Art der Kronenversorgung.

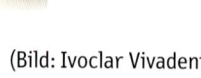

Metall

Keramik

(Bild: Ivoclar Vivadent)

Seite 89

Als Nachteil bei Metallkeramikkronen wird oft der metallische Rand empfunden: Wenn mit der Zeit das Zahnfleisch etwas zurückgeht, kann dieser insbesondere an den Frontzähnen leicht auffallen. Das lässt sich jedoch vermeiden, indem der Zahntechniker auch den Rand der Krone keramisch gestaltet – man spricht dabei von einer so genannten Keramikschulter (siehe S. 105).

Der große Vorteil der Metallkeramikkrone ist ihre überaus hohe Stabilität und die daraus resultierende Haltbarkeit, die auch bei ungünstigen Voraussetzungen bei über 10 Jahren liegt. Viele heute noch intakte Metallkeramikkronen sind bereits weit über 20 Jahre alt.

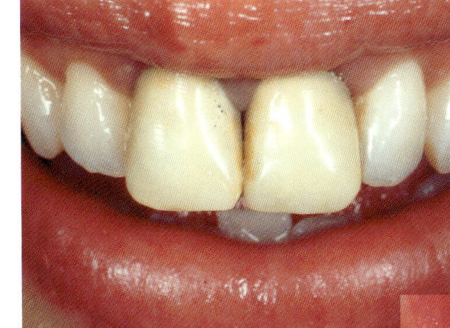

Abb. a: Schadhafte und ästhetisch unbefriedigende Metallkeramikkronen sollen ersetzt werden.

Abb. b: Am Übergang zum Zahnfleisch stört zudem der metallische Kronenrand.

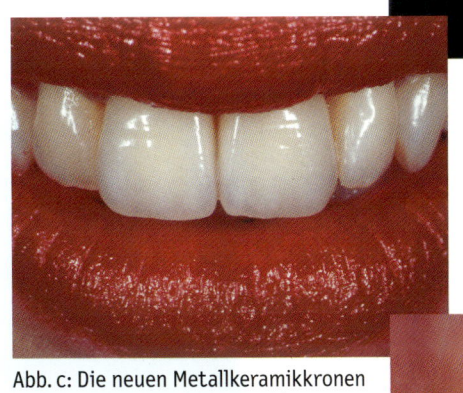

Abb. c: Die neuen Metallkeramikkronen sind perfekt gestaltetet und lassen keinen Unterschied zu den eigenen Zähnen erkennen.

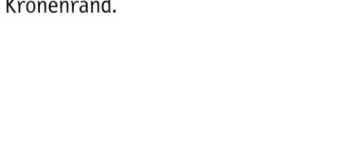

(alle Bilder: Oliver Brix, Kelkheim)

Abb. d: Durch eine so genannte Keramikschulter ist der Metallrand unsichtbar.

Kompromisslose Ästhetik:
Die Vollkeramikkrone

Für Patienten, die hinsichtlich der Ästhetik keine Kompromisse eingehen wollen, stellt die Vollkeramikkrone heute die beste und komfortabelste Lösung dar. Sie kommt völlig ohne Metall aus. Sowohl das Gerüst als auch die Verblendung bestehen aus einer hochwertigen und stabilen Keramik, die genau die gleichen Licht leitenden Eigenschaften hat, wie die natürliche Zahnsubstanz. Auch Farbe, Oberflächenstruktur und andere charakteristische Eigenschaften kann der Zahntechniker so gestalten, dass sie genau der eigenen Zahnsubstanz entsprechen. Moderne Glaskeramiken passen sich außerdem durch eingelagerte reflektierende Farbpartikel wie ein Chamäleon an die Umgebung an. So ist selbst bei der Überkronung eines einzelnen Schneidezahns kein Unterschied zu den benachbarten eigenen Zähnen erkennbar.

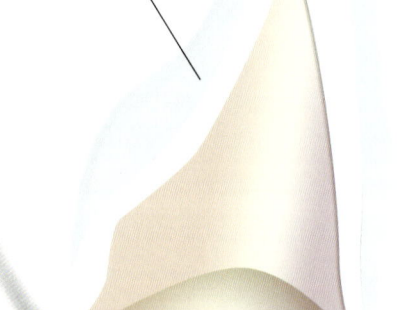

Vollkeramik

Vollkeramikkronen werden oft im Pressverfahren hergestellt (siehe Kap. 13). Dabei wird die heiße verflüssigte Keramik unter hohem Druck in eine individuell angefertigte Hohlform gepresst. Das so entstandene Werkstück ist von sehr hoher Festigkeit. Anders als die ersten metallfreien Kronen – die so genannten Jacketkronen - in den 80er Jahren eignen sich einige Vollkeramiksysteme deshalb heute nicht nur für die Front-, sondern auch für die Backenzähne.

Falsche Bissverhältnisse, die zum Beispiel zum Zähneknirschen oder anderen so genannten Parafunktionen führen und die Lebenserwartung einer Vollkeramikkrone einschränken, kann der Zahnarzt nach einer exakten Funktionsanalyse (siehe Kap. 12) der Zahnreihen und des Kiefers oft ausschalten. Dies ist sehr aufwändig, ermöglicht jedoch auch Menschen, die sensibel auf Metalle reagieren, eine vollkeramische Lösung. Keramik kann weder Allergien auslösen noch kann sie zu elektrochemischen Reaktionen mit anderen Metallen im Mund führen.

Seite 91

Zudem ist Keramik ein sehr guter Wärmeisolator. Die überkronten Zähne sind also nicht empfindlich gegen Temperaturreize, z.B. durch Eis oder heißen Kaffee.

Erste Langzeitstudien bestätigen der Vollkeramikkrone eine sehr gute Haltbarkeit, die bei perfekter Gestaltung mit der einer Metallkeramikkrone vergleichbar ist. Im Durchschnitt geht man von mehr als 10 Jahren aus.

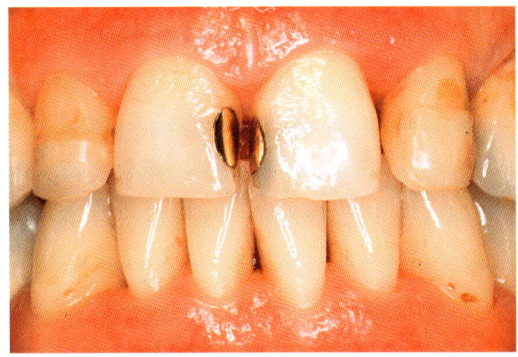

Abb. a:
Ausgangssituation

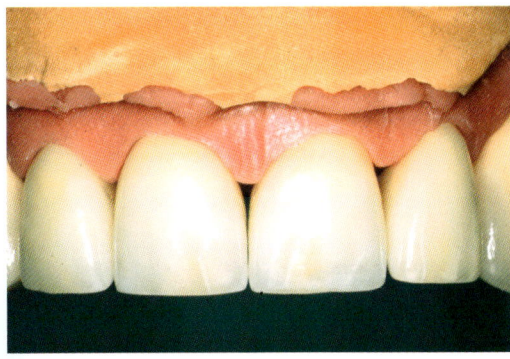

Abb. b:
Vollkeramikkronen auf dem Modell

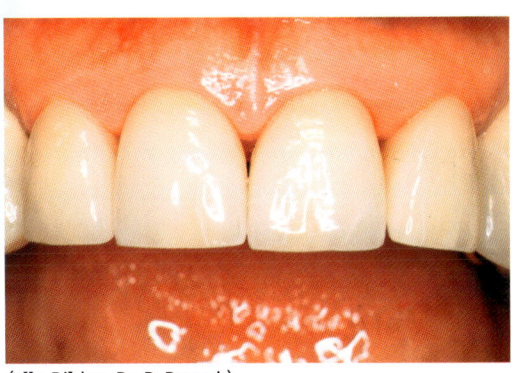

Abb. c:
Vollkeramikkronen im Mund

(alle Bilder: Dr. D. Reusch)

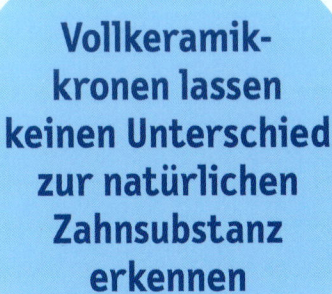

Vollkeramikkronen lassen keinen Unterschied zur natürlichen Zahnsubstanz erkennen

Teilkronen im Frontzahnbereich:

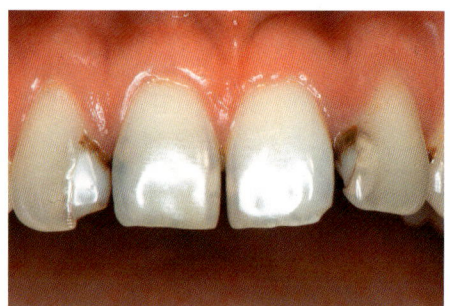

Abb. a:
Ausgangssituation

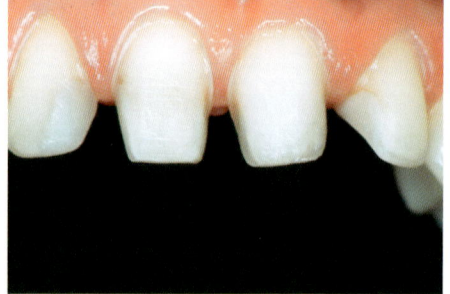

Abb. b:
Die minimale Präparation
der Zähne

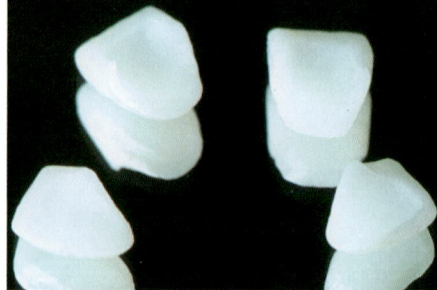

Abb. c:
Die filigranen Teilkronen

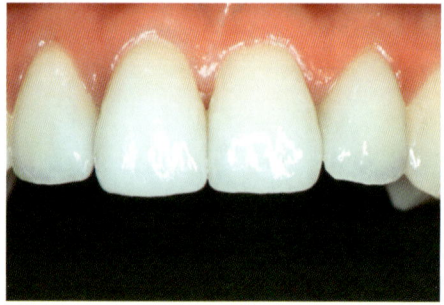

Abb. d:
Optimale Ästhetik.
Die Teilkronen im Mund

(alle Bilder Dr. D. Reusch)

Das Maß aller Dinge: Die adhäsiv befestigte Keramikteilkrone

Vollkeramischer Kronenzahnersatz hat viele Vorteile. Der wahrscheinlich größte ist, dass er sehr oft auch als ganz besonders dünne Teilkrone gestaltet werden kann. Die beständige Klebetechnik, die so genannte Adhäsivtechnik (siehe auch Kap. 8), mit der Keramik auf der natürlichen Zahnsubstanz befestigt wird, macht es möglich. Durch diese Klebung schmiegt sich die Teilkrone so fest an die Zahnoberfläche an, dass sie den geschädigten Zahn stabilisiert, ohne ihn vollständig zu ummanteln. Umfangreiche Präparationen, wie sie zum Aufbringen einer Vollkrone erforderlich sind, und der damit verbundene große Verlust an gesunder Zahnsubstanz werden vermieden. Nach Entfernung der erkrankten Zahnsubstanz muss der Zahnarzt oft nicht mehr als 0,3 bis 0,5 mm der gesunden Substanz abschleifen. Je nach Gestaltung gehen somit nur 7 bis 30 % der Zahnsubstanz verloren. Im Gegensatz dazu verliert der Zahn bei der Präparation für eine Vollkrone bis zu 70 %.

Keramische Teilkronen vermeiden zudem unerwünschte Reaktionen des Zahnfleisches und berücksichtigen die von der Natur vorgesehene Ausgewogenheit zwischen weichem Dentin

Seite 93

und harter Schmelzschicht. Dies verleiht dem Zahn zugleich Elastizität und Festigkeit, so dass ein maximaler Schutz vor einwirkenden Kräften, z.B. bei einem Stoß, besteht. In Verbindung mit den herausragenden ästhetischen Eigenschaften von Keramik ist die adhäsiv befestigte Teilkrone heute innerhalb des breiten Spektrums an Restaurationsmöglichkeiten von Zähnen das Maß aller Dinge. Spezialisten der ästhetischen Zahnheilkunde setzen sie sogar bei größeren Zahnschäden ein. Der defekte Zahn wird zuvor mit Komposit (siehe Kap. 6) wieder aufgebaut. Obwohl der Rand der Teilkrone dabei oft in der Komposit-Füllung liegt, hält die Versorgung auch langfristig den Belastungen durch Kaudruck etc. stand.

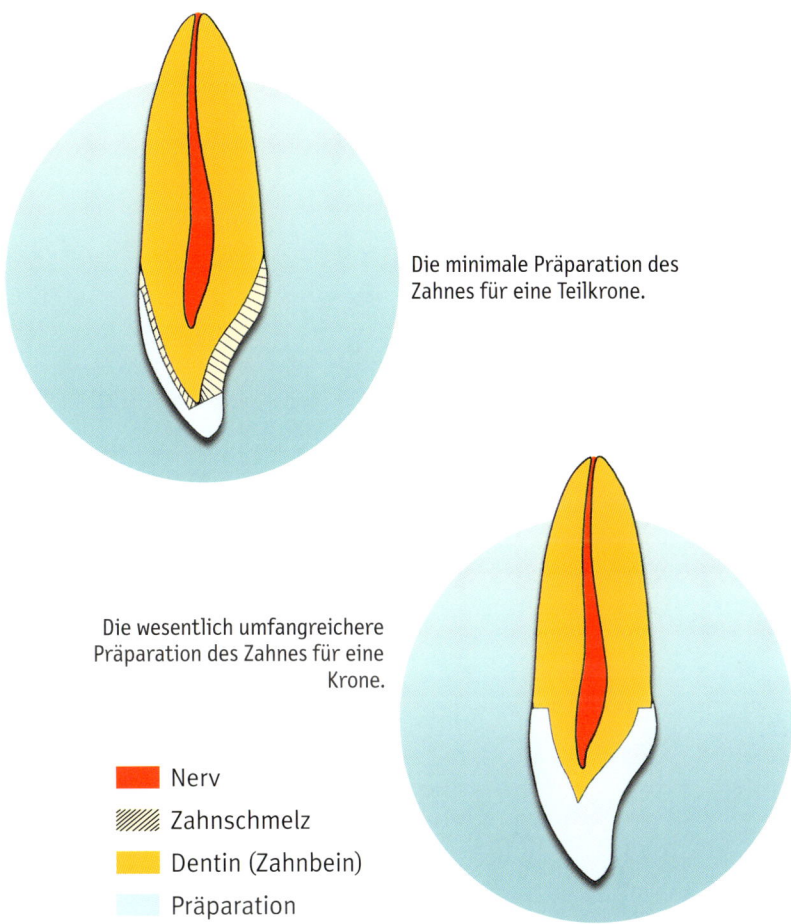

Die minimale Präparation des Zahnes für eine Teilkrone.

Die wesentlich umfangreichere Präparation des Zahnes für eine Krone.

- ▮ Nerv
- ▨ Zahnschmelz
- ▮ Dentin (Zahnbein)
- ▯ Präparation

Teilkronen im Seitenzahnbereich:

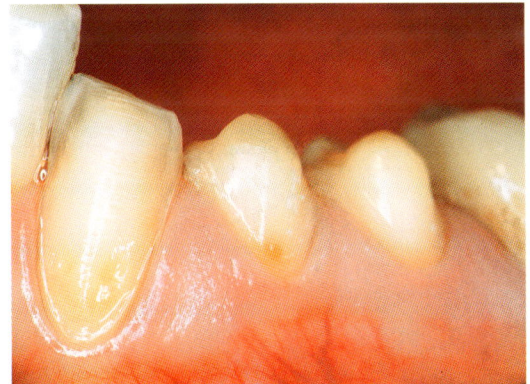

Abb. a: Die minimale Präparation der Zähne.

(alle Bilder: Dr. D. Reusch)

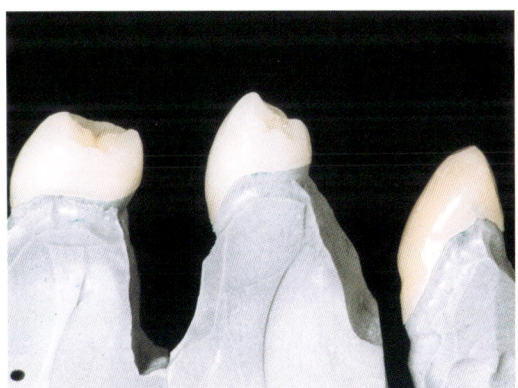

Abb. b: Die Teilkronen auf dem Gipsmodell

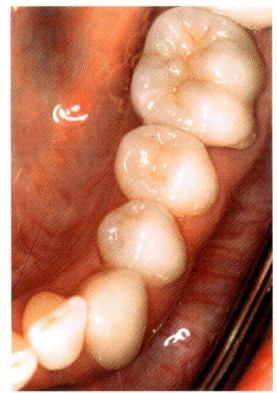

Abb. c: Die Kauflächen der Zähne sind perfekt wieder hergestellt

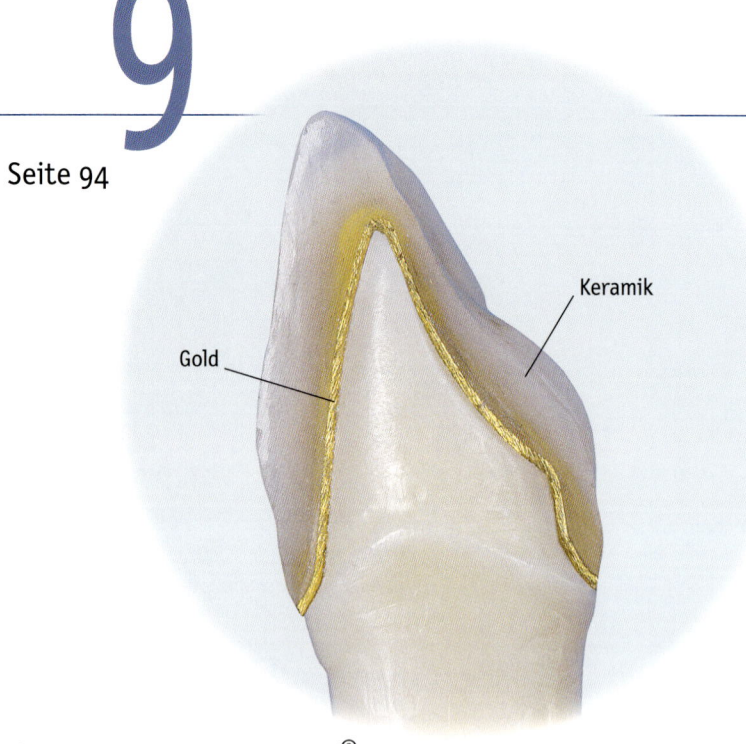

Gold

Keramik

(Bild: Wieland Dental + Technik, AGC©Krone)

Perfekte Passung:
Die Galvanokrone
(Keramik-Krone mit Goldkäppchen)

Die Galvanokrone ist eine sehr spezielle und hochwertige Art der Verblendkrone. Das Besondere daran: Der Metallanteil der Kronen besteht lediglich aus einer hauchdünnen Schicht (ca. 0,2 - 0,4 mm) reinem Gold. Diese Goldschicht wird in einem hoch präzisen galvanischen Verfahren hergestellt, d.h. sie wird direkt auf den Modellstumpf aufgalvanisiert. Die Galvanokrone bietet deshalb eine sehr hohe Passgenauigkeit. Zwischen Krone und der natürlichen Zahnsubstanz bleibt nicht der kleinste Spalt, worin sich Beläge und Karies verursachende Keime

sammeln können. Ein weiterer Pluspunkt des dünnen Goldkäppchens: Der Zahn muss weniger stark abgeschliffen werden als bei einer Verblendkrone mit herkömmlichem Metallkern. Das schont die Zahnsubstanz.

Die keramische Verblendung wird auch hier ganz an die Eigenschaften der natürlichen Zahnsubstanz angepasst. Dunkle oder stark verfärbte Zahnsubstanz deckt der goldfarbene Kern perfekt ab. Die Keramik bekommt gleichzeitig einen „sonnigen" Farbton, der besonders natürlich wirkt.

Beide Materialien, Gold und Keramik, haben keinerlei allergenes Potential, so dass die Galvanokrone auch aus bioverträglicher Sicht erste Wahl ist. Sie eignet sich für den Frontzahnbereich ebenso wie für die Seitenzähne. Die Haltbarkeit einer Galvanokrone ist mit der einer Vollkeramikkrone vergleichbar.

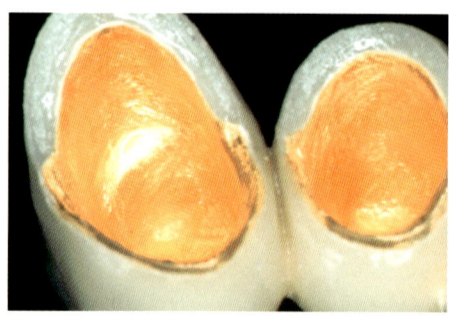

Das Goldkäppchen gibt der Galvanokrone einen sonnigen Farbton.

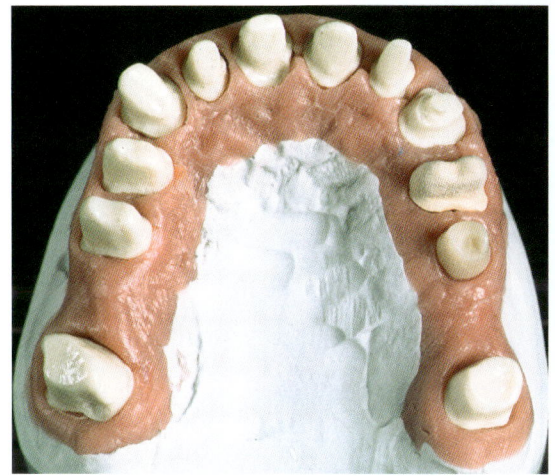

Abb. a:
Die präparierten Zähne als Modell.

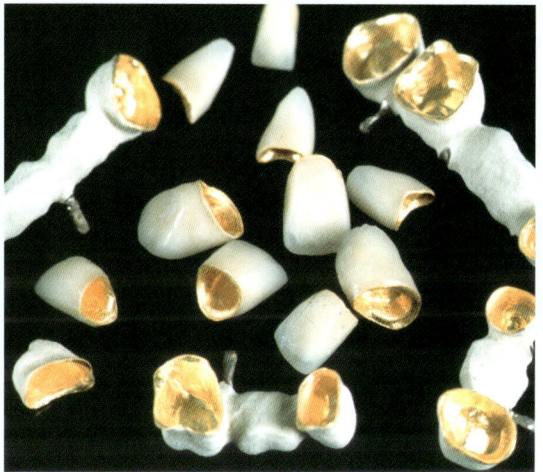

Abb. b:
Die Galvanokronen wirken wie kleine Schmuckstücke.

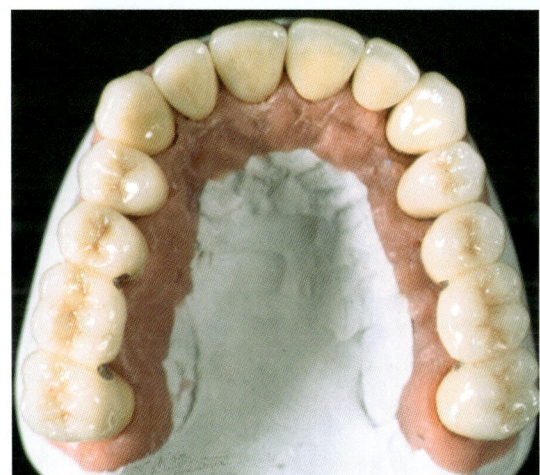

Abb. c:
Die Galvanokronen auf dem Modell.

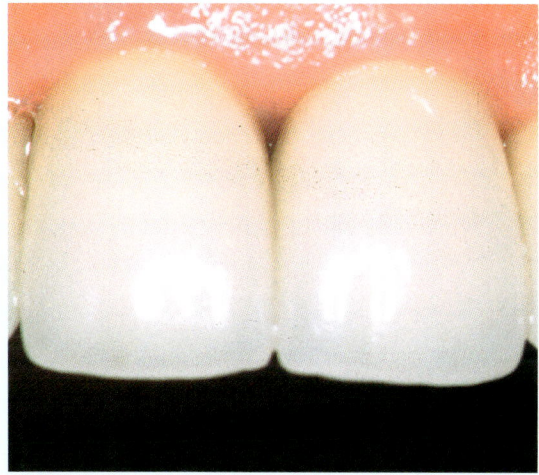

Abb. d :
Die Galvanokronen im Mund.

(alle Bilder: Dr. D. Reusch)

Die verschiedenen Kronenarten im Überblick:

Vollkeramikkrone	Keramikteilkrone	Metallkeramikkrone	Galvanokrone

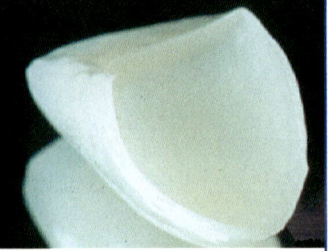

(Bild: WielandDental + Technik)

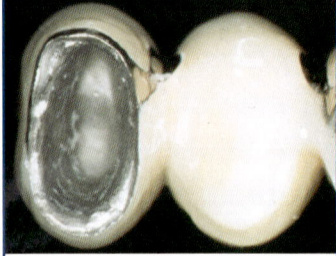

Bild: (Dr. D. Reusch)

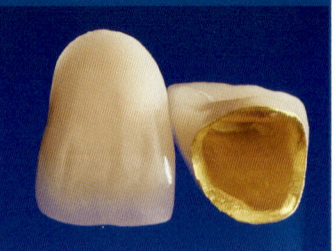

Bild: (Dr. D. Reusch)

(Bild: Wieland Dental + Technik)

Vollkeramikkrone

Vorteile:
- Perfekte Ästhetik
- Bioverträglich
  (löst keine Allergien aus)
- Ähnliches Temperaturleit-
  verhalten wie die natürliche Zahnsubstanz

Nachteile:
- Keine minimal invasive
  Präparation möglich

Keramikteilkrone

Vorteile:
- Perfekte Ästhetik
- Minimaler Verlust an ge-
  sunder Zahnsubstanz
- Bioverträglich (löst keine
  Allergien aus)
- Ähnliches Temperaturleit-
  verhalten wie die natür-
  liche Zahnsubstanz
- Stellt die natürliche Festig-
  keit und die Elastizität des
  Zahnes wieder her

Nachteile:
- Stellt hohe Anforderungen
  an den Zahnarzt
- Relativ kostenintensiv

Metallkeramikkrone

Vorteile:
- Hohe Stabilität
- Längste Erfahrungswerte
- Preiswerteste Kronenart

Nachteile:
- Gute Ästhetik stellt hohen
  Anspruch an den Zahn-
  techniker
- Metallgerüst kann evtl.
  zu Unverträglichkeits-
  reaktionen führen

Galvanokrone

Vorteile:
- Perfekte Passung und
  somit optimaler Lang-
  zeitschutz für den überkronten Zahn
- Optimale Ästhetik bei
  dunklen oder verfärbten
  Zähnen
- Bioverträglich
  (löst keine Unverträglich-
  keitsreaktionen aus)

Nachteile:
- Stellt sehr hohe Anforderungen an den Zahnarzt,
  da sie perfekt passen
  muss. Wird daher ent-
  sprechend selten ange-
  boten.

Seite 97

Extra

Kann jeder Zahn überkront werden?

Mit einer Krone kann nahezu jeder Zahn gerettet werden, der noch fest im Parodont eingebettet ist - auch wenn der größte Teil seines sichtbaren Anteils zerstört ist. Bei fortgeschrittener Karies, die bereits tief in die Zahnwurzel vorgedrungen ist, führt der Zahnarzt vorher eine Wurzelbehandlung durch. Dabei entfernt er den entzündeten Zahnnerv und reinigt das bakterienbefallene Wurzelsystem.

Diese Behandlung ist sehr aufwändig, denn die Wurzelkanäle bilden ein verzweigtes System mit vielen haarfeinen Verästelungen. Bleibt nur eine einzige dieser kleinen Verästelung unbehandelt, können die bakteriellen Prozesse fortschreiten und früher oder später doch noch zum Verlust des Zahnes führen. Lupenoptiken und Röntgenkontrollen sind bei der Wurzelbehandlung deshalb unverzichtbar. Zudem verwendet der Zahnarzt besonders feine und flexible Spezialinstrumente, mit deren Hilfe er auch in winzige Verzweigungen vordringen kann.

Wenn das Wurzel-System keimfrei ist, wird es mit einem besonders fließfähigen speziellen Füllungsmaterial wieder gefüllt und abgedichtet.

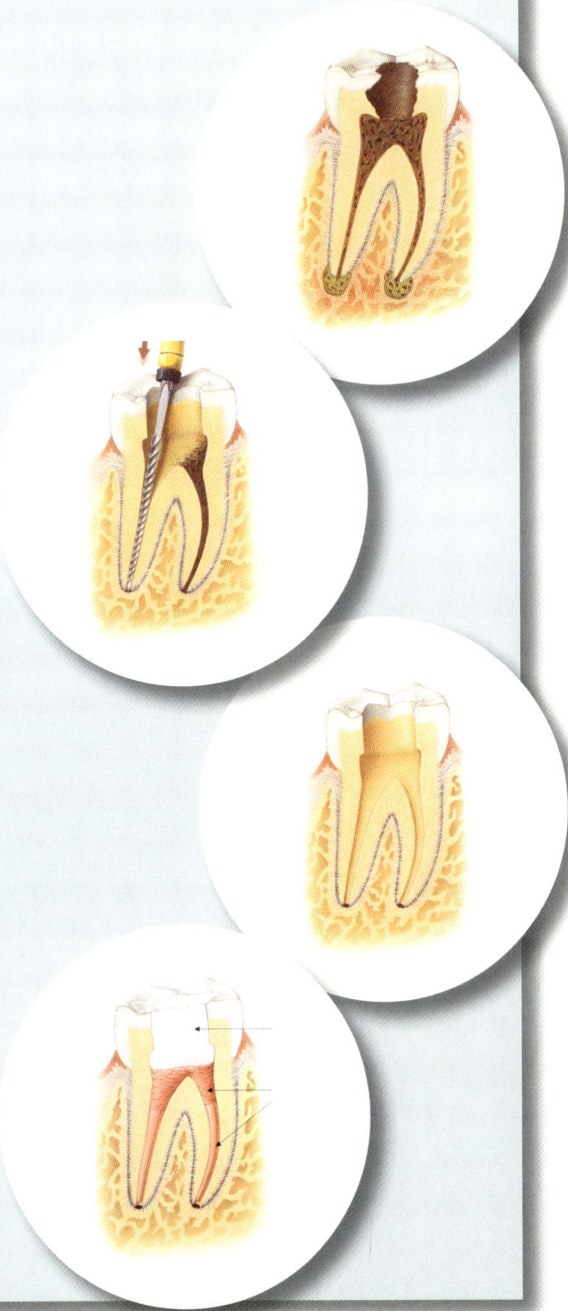

Abb. a:
Stark geschädigter Zahn: Bakterientoxine haben bereits zu einer Entzündung im Knochen geführt.

Abb. b:
Mit einer Wurzelbehandlung kann der Zahn gerettet werden. Die Kanäle werden gesäubert und aufbereitet

Abb. c:
Die Wurzelkanäle sind für die Aufnahme der Füllung vorbereitet.

Abb. d:
Die Wurzelkanäle werden mit speziellen Füllungsmaterialien wieder abgedichtet.

(Bilder: Quintessenz, Berlin)

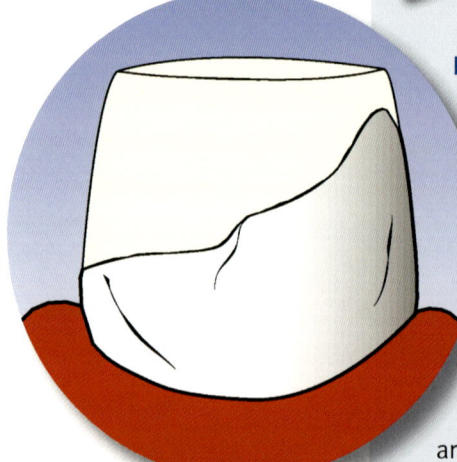

Der auf den Wurzelstift
aufmodellierte Kompositaufbau
trägt am Ende der Behandlung die
Krone.

(Bild: Coltene Whaledent)

Extra

Ein Wurzelstift stabilisiert den Zahn

Nun kann der sichtbare Anteil des Zahnes mit einer Krone wieder hergestellt werden. Da wurzelgefüllte Zähne jedoch mit der Zeit spröde werden und leichter brechen als vitale Zähne, setzt der Zahnarzt eventuell vor der Überkronung zur Stabilisierung einen Wurzelstift in die Füllung. Auf das Ende, das oben aus der Zahnwurzel ragt, modelliert der Arzt einen der natürlichen Zahnform vergleichbaren Aufbau. Darauf kommt schließlich die eigentliche Krone aus dem gewünschten Material.

Sind bei Wurzelstiftaufbauten auch Vollkeramikkronen möglich?

Früher gab es ausschließlich metallische Wurzelstifte, welche die optischen Eigenschaften transluzenter vollkeramischer Kronen stark beeinträchtigen: Das Metall hebt sich grau von seiner lichtdurchlässigen Umgebung ab und verursacht nicht selten bläuliche Verfärbungen am angrenzenden Zahnfleisch.

Inzwischen gibt es jedoch auch weiße Wurzelstifte, die mit hochästhetischen Vollkeramikversorgungen perfekt harmonisieren und weder an der Krone selbst noch am Zahnfleischrand unschöne Grauschleier oder Verfärbungen hervorrufen. „State-of-the-art" sind komplette ästhetische Zahnaufbausysteme mit glasfaserverstärkten Komposit-Wurzelstiften. Der Hightech-Stift in Verbindung mit einem speziellen Zement zur Befestigung des Stiftes und einem darauf abgestimmten

Deshalb kann der Zahn auch ohne Nerv „weiterleben":

Der Nerv erfüllt seine Hauptaufgabe in der Wachstumsphase. Stirbt er später ab oder muss er entfernt werden, kann der Zahn trotzdem ein Leben lang erhalten bleiben. Denn das Zahnbett, das die Wurzel umgibt und dem Zahn somit seinen festen Halt gibt, bleibt auch nach Entfernung des Nervs voll funktionsfähig. Eine Wurzelbehandlung ist deshalb kein Drama und stellt den Zahnerhalt nicht in Frage. Vorausgesetzt allerdings, das Wurzelsystem wird sorgfältig gereinigt und der Zahn anschließend stabil wieder aufgebaut.

Seite 99

Komposit (siehe Kap. 5) zum Aufbau des Zahnstumpfes ermöglicht eine chemische Haftung und somit eine stabile und sichere Basis für die ästhetische Kronenversorgung. Herkömmliche Metall- oder Keramikwurzelstifte werden nur zementiert, so dass lediglich ein mechanischer Halt erreicht wird. Durch die starren Materialeigenschaften von Metall und Keramik sind die Zähne bei Belastungsspitzen zudem bruchgefährdet.

Die modernen Zahnaufbausysteme mit glasfaserverstärktem Kompositwurzelstift stellen dagegen gemeinsam ein perfekt aufeinander abgestimmtes Team dar, das mit dem Zahn regelrecht verklebt wird. Die naturidentische Elastizität der Materialien bleibt dabei vollständig erhalten, so dass der Zahn zum Beispiel auch einem Schlag beim Sport zuverlässig standhält.

Ein weiterer Vorteil des weißen Stift- und Aufbausystems: Wie die vollkeramische Krone selbst ist es vollständig biokompatibel. Es ruft also keine Gewebereaktionen oder Allergien hervor und eignet sich daher insbesondere auch für Menschen, die sensibel auf Metalle reagieren. Bei alledem bleibt die perfekte Ästhetik vollkeramischer Versorgungen hundertprozentig erhalten. Transparenz und Farbe der Gesamtrestauration unterscheiden sich auch bei direktem Lichteinfall – z.B. im Scheinwerfer- oder Blitzlicht – nicht von der natürlichen Zahnsubstanz.

Maximale Stabilität – perfekte Ästhetik
Moderne Zahnaufbausysteme mit glasfaserverstärktem Komposit-Wurzelstift und darauf abgestimmtem Füllungs- und Aufbaumaterial bilden zusammen eine Einheit, die dem Zahn maximale Stabilität verleiht und mit hochästhetischen Vollkeramikkronen perfekt harmonisiert. Die naturidentische Transparenz und Farbe der Krone bleibt auch bei direktem Lichteinfall vollständig erhalten.

(Bild: Coltene Whaledent, ParaPost)

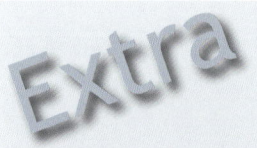

Metallische und weiße glasfaserverstärkte Wurzelstifte im Vergleich

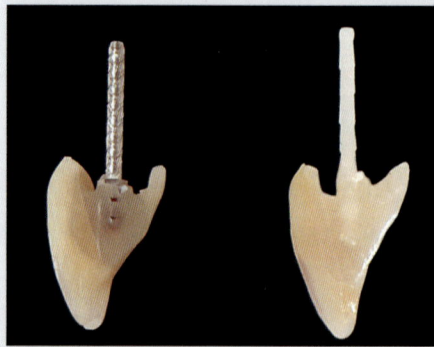

Natürliches Farbverhalten eines glasfaserverstärkten Wurzelstifts (rechts) im Vergleich zu einem Metallstift (links) – Grundlage für den Erfolg oder Misserfolg der ästhetischen Restauration.

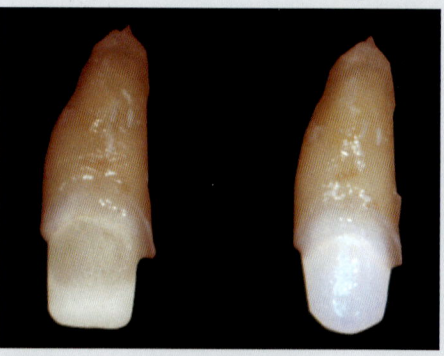

Stumpfaufbauten im Vergleich: links mit Metallstift, rechts mit weißem glasfaserverstärkten Kompositstift.

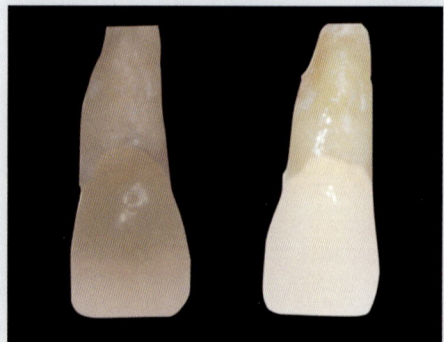

Links: Vollkeramikkrone mit herkömmlichem Metallwurzelstift. Die störende Schattenbildung ist unverkennbar.
Rechts: Vollkeramikkrone mit weißem Wurzelstift. Die Restauration ist von natürlicher Transparenz und Ästhetik.

Zahnfarbene Wurzelstifte und Stiftaufbauten bilden mit hochästhetischen Vollkeramikkronen eine harmonische Einheit.

(alle Bilder: Coltene Whaledent)

Seite 101

Brücken – Ersatz für fehlende Zähne

Fehlen einzelne oder mehrere Zähne völlig, wirkt sich dies nicht nur nachteilig auf das Erscheinungsbild aus. Auch die verbliebenen Zähne „leiden" unter der Lücke: Der gegenüberliegende Zahn hat beim Zusammenbiss keinen Widerstand und wird deshalb allmählich länger. Er wächst praktisch in die Zahnlücke hinein. Zudem besteht die Gefahr, dass die Nachbarzähne in die Lücke hineinkippen. Die nächsten Zähne folgen dieser Verschiebung, so dass die Zahnreihen irgendwann nicht mehr richtig aufeinander passen. Schon bei geringen Veränderungen drohen Fehlbelastungen im Kiefergelenk, die nicht nur die Kau-, sondern auch die Halsmuskulatur belasten können: Nacken-, Rücken- und Kopfschmerzen sind mögliche Folgen. Mit einer festsitzenden Brücke kann der Zahnarzt die Lücke stabil schließen und Folgeschäden vermeiden. Der Zahnersatz überspannt die Lücke, so wie eine architektonische Brücke einen Fluss oder eine Straße überbrückt. Das Brückenglied ersetzt dabei den fehlenden Zahn. Als Brückenpfeiler dienen links und rechts die eigenen Zähne.

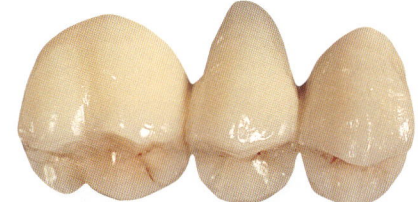

Die festsitzende Brücke: Das mittlere Glied ersetzt den fehlenden Zahn. Rechts und links befinden sich Kronen, die auf die tragenden Zähne gesetzt werden. (Abb. Ivoclar Vivadent)

Eine ganz besondere Herausforderung für Zahnarzt und Zahntechniker ist die Frontzahnbrücke. Dort, wo ein Zahn fehlt, bildet sich meist auch der Kieferknochen zurück, so dass das Brückenglied als solches erkennbar wird. Zudem entstehen am Zahnfleischrand oft sehr unvorteilhaft wirkende dunkle Löcher, so genannte „schwarze Dreiecke". Um dies zu vermeiden, muss die Brücke das Zahnfleisch perfekt ausformen. Das Brückenglied liegt dicht am Zahnfleisch an, so dass es scheinbar aus dem Kiefer herauswächst.

(Abb. Ivoclar Vivadent)

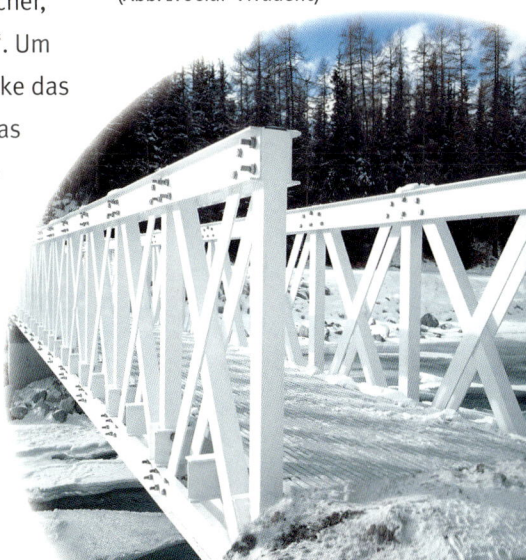

Abb. c

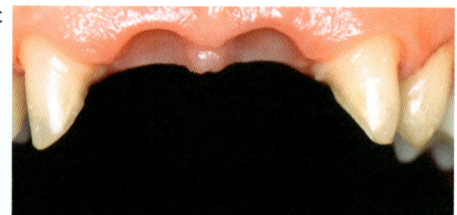

Der perfekt ausgeformte Kieferkamm nach der
Ausheilung.

Abb. a

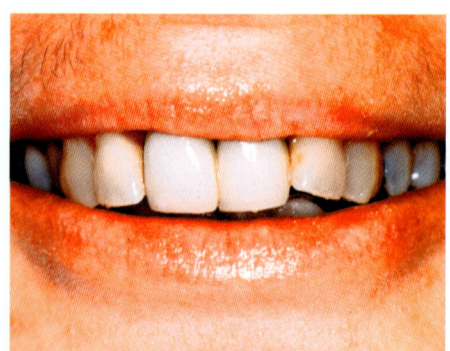

Ausgangssituation: Die beiden mittleren
Schneidezähne sind stark geschädigt und
müssen entfernt werden.

Abb. d

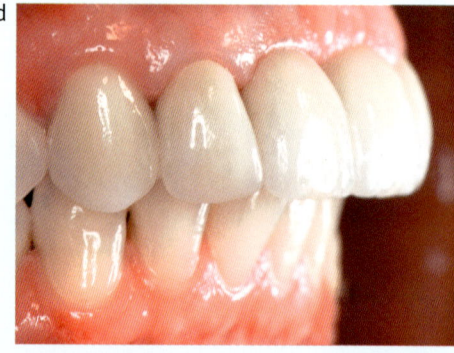

Der endgültige Zahnersatz: eine Galvanobrücke.
Die Brückenglieder sind nicht zu erkennen. Sie
liegen dicht am Zahnfleisch an.

Abb. b

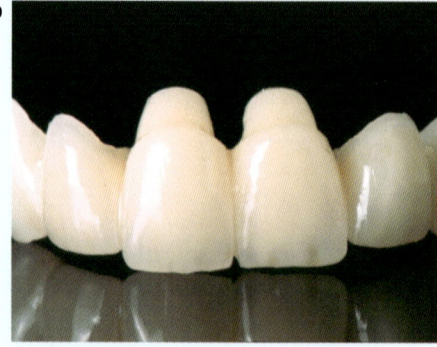

Damit der Kieferkamm seinen natürlichen
Wellenverlauf behält, wird ein Provisorium
vorbereitet, das die Patientin vorübergehend
trägt.

(alle Bilder: Dr. D. Reusch)

Abb. e

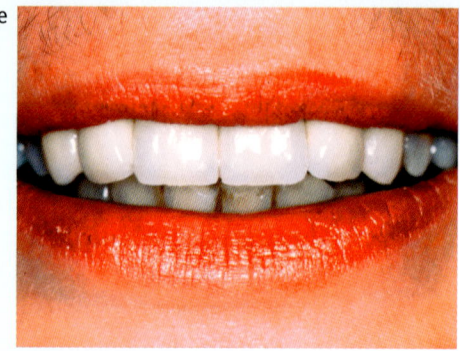

Endsituation.

Seite 103

Vollkeramikbrücke: Aus „weißem Stahl"

Wenn es um die perfekte Ästhetik geht, spielt natürlich auch hier die Materialwahl eine Rolle. Eine vollkeramische Brücke kommt dem hohen ästhetischen Anspruch an eine Frontzahnbrücke optimal entgegen. Sie eignet sich für den Front- und für den Seitenzahnbereich. Dank neuer Verarbeitungstechnologien (siehe „Extra" S. 107) und moderner hochfester Zirkonoxidkeramiken können sie heute sogar mehrere fehlende Zähne stabil überspannen. Solche Brücken werden mit computergesteuerten Präzisionsgeräten aus Keramikblocks herausgefräst und anschließend individuell verblendet.

Adhäsiv-Klebebrücke: Ästhetisch und schonend

Je nach Situation können die Brückenanker auch als Teilkrone, Veneer oder Inlay gestaltet werden. Der Vorteil, dass die Zähne zur Befestigung dieser Elemente nur wenig abgeschliffen werden müssen, hat hier noch eine größere Bedeutung als bei den keramischen Teilkronen (siehe S. 92). Denn: Die tragenden Zähne einer Brücke sind oft völlig gesund, so dass es ausgesprochen schade wäre, sie umfangreich für eine Überkronung abzuschleifen. Die Klebebrücke vermeidet

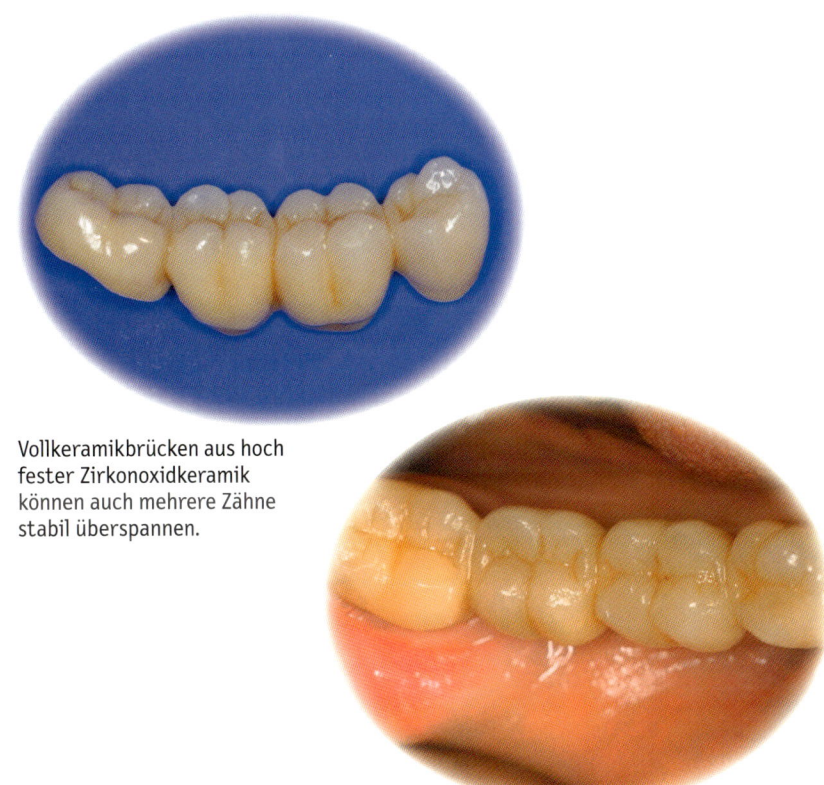

Vollkeramikbrücken aus hoch fester Zirkonoxidkeramik können auch mehrere Zähne stabil überspannen.

Die Zirkonoxidbrücke im Mund.
(Bilder: 3M ESPE, Lava™)

große Substanzverluste und erhält die natürlichen Eigenschaften, wie zum Beispiel die Festigkeit und die Elastizität, der tragenden Zähne. Die Versorgung stellt somit auch langfristig kein Risiko für die Zähne dar.

Abb. a

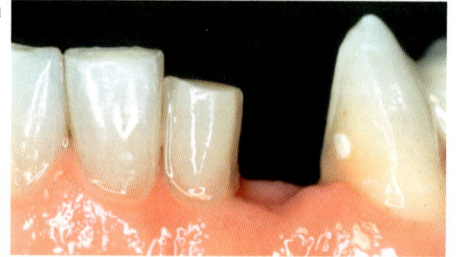

Eine Einzelzahnlücke im Unterkiefer. Die minimal invasive Präparation ist kaum sichtbar.

Abb. b

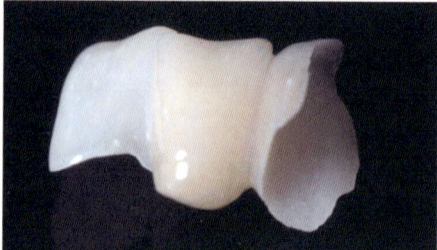

Der Zahnersatz: Eine aufwändig gestaltete Vollkeramikbrücke. Die Anker wurden als hauchdünnes Veneer bzw. Teilkrone gestaltet, so dass die tragenden Zähne nur gering angeschliffen werden mussten

Abb. c

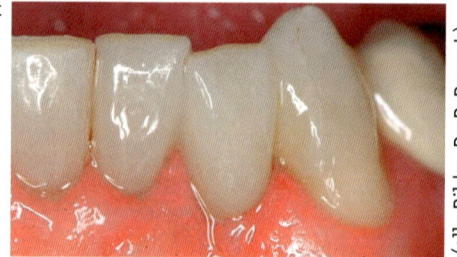

Perfekte Ästhetik nach Eingliederung der Brücke. Niemand merkt den Unterschied zur eigenen Zahnsubstanz.

(alle Bilder Dr. D. Reusch)

Galvanobrücke:

Hochpräzise und verträglich

Bei einer Galvanobrücke sind die Brückenanker als Galvanokrone (siehe S. 94) gestaltet, das heißt, die Keramik wird auf ein hauchdünnes, galvanisch hergestelltes Goldkäppchen aufgebrannt. Der Vorteil ist der gleiche wie bei einer Galvanokrone: Die Versorgung gewährleistet eine außerordentlich hohe Passgenauigkeit und somit einen optimalen Schutz für die überkronten Zähne. Das dünne, aber dennoch gut deckende Goldkäppchen ermöglicht auch bei dunklen oder verfärbten Zähnen eine optimale Ästhetik. Allergien und andere unerwünschte Reaktionen sind durch die ausgezeichnete Bioverträglichkeit von Gold und Keramik ausgeschlossen.

Die Goldkäppchen der Galvanokronen sorgen für höchste Passgenauigkeit der Brücke

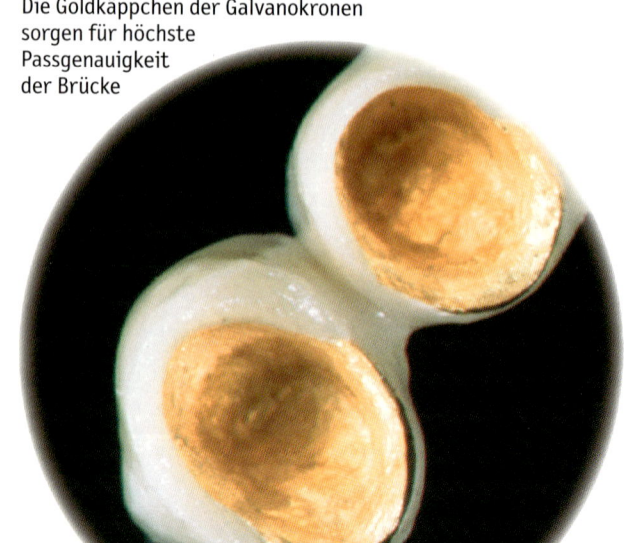

Seite 105

Verblendbrücke (Metallkeramikbrücke): Solide und stabil

Ästhetische Metallkeramikbrücken stellen höchste Ansprüche an den Zahntechniker. Hier wurde eine Ankerkrone unverblendet belassen.

Bei einer Verblendbrücke befindet sich unter der zahnfarbenen Keramikschicht über die gesamte Spannweite ein stabiles Metallgerüst. Metallkeramikbrücken sind deshalb besonders stabil und können – je nach Verankerungsmöglichkeit – auch sehr große Bereiche der Zahnreihe überspannen. Allerdings gilt auch hier: Perfekte Ästhetik stellt höchste Ansprüche an den Zahntechniker. Anders als eine transluzente vollkeramische Restauration kann sich Metallkeramik farblich nicht an die benachbarten Zähne anpassen. Die individuelle Keramikverblendung muss deshalb vom Zahntechniker noch exakter gestaltet werden als bei einer Vollkeramikbrücke. Sichtbare Metallränder an den Ankerkronen können auch hier durch eine so genannte Keramikschulter vermieden werden (siehe Abb.).

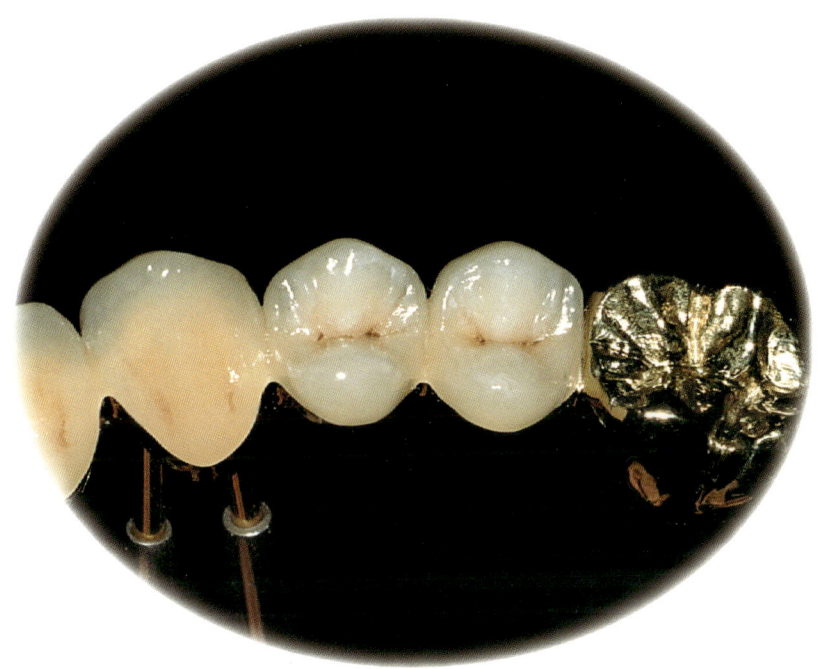

Ästhetische Metallkeramikbrücken stellen höchste Ansprüche an den Zahntechniker. Hier wurde eine Ankerkrone unverblendet belassen.

(Bild Ivoclar Vivadent)

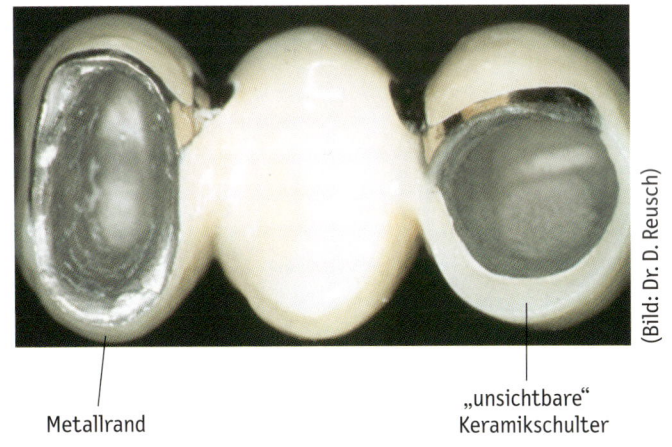

Metallrand

„unsichtbare" Keramikschulter

(Bild: Dr. D. Reusch)

Wie läuft die Behandlung bei einer Kronen- oder Brückenversorgung ab?

Wenn eine Krone oder Brücke angefertigt werden soll, sind in der Regel mehrere Zahnarzttermine und eine sorgfältige Behandlungsplanung erforderlich (siehe Kap. 12). Die neuen Zähne müssen ja genau zu den anderen Zähnen und vor allen zu ihrem „Gegenüber" passen, damit keine Fehlbelastungen entstehen. Außerdem müssen sie natürlich auch optisch exakt an die natürliche Zahnsubstanz angepasst werden. Dazu müssen Farbe, Form und kleinste Strukturdetails genau erfasst und mit dem Patienten abgesprochen werden.

Zudem erfasst der Zahnarzt exakt die Kieferrelation und Kaubewegungen des Unterkiefers.

Bei der eigentlichen Behandlung entfernt der Zahnarzt zunächst die Karies und eventuell vorhandene alte Füllungen. Anschließend werden die Zähne so präpariert (beschliffen), dass später die Kronen bzw. die Brückenanker stabil darauf befestigt werden können. Von dieser Situation nimmt der Zahnarzt Abdrücke, die dem Zahntechniker als wichtigste Arbeitsgrundlage für die Anfertigung des Zahnersatzes dienen. Für den Übergang werden die Zähne mit einem Provisorium versorgt. Speziell Brückenprovisorien werden durchaus auch für längere Zeit eingesetzt, damit das Zahnbett, z.B. nach dem Ziehen von Zähnen oder eventuell erforderlichen chirurgischen Korrekturen, in Ruhe ausheilen kann.

Bevor der Zahnarzt den fertigen Zahnersatz endgültig einsetzt, muss er zunächst „anprobiert" und – je nach Art der Versorgung – für eine Weile „Probe getragen" werden. Wenn alles stimmt, wird der Zahnersatz endgültig befestigt. Galvano- und Metallkeramikkronen bzw. –brücken werden aufzementiert, Vollkeramik wird mit einer speziellen Technik aufgeklebt.

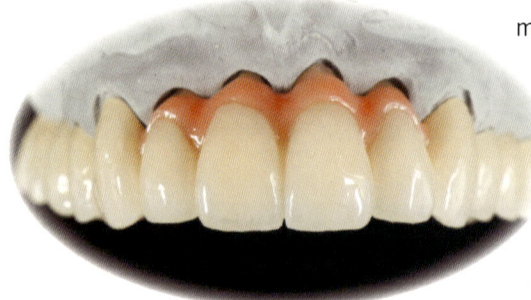

Hochwertige laborgefertigte Provisorien erleichtern die Wartezeit auf die endgültige Restauration.

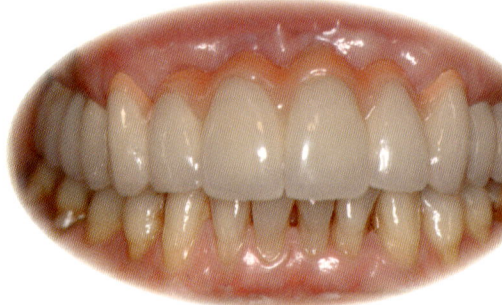

Das Langzeitprovisorium im Mund. (Bilder: Dr. D. Reusch)

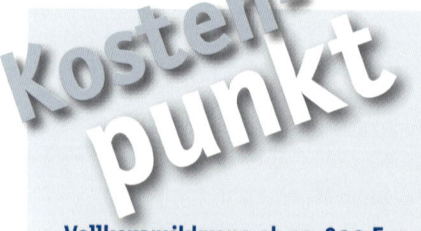

Kosten-punkt

- **Vollkeramikkrone ab ca. 800 Euro**
- **Teilkrone (minimal invasiv) ab ca. 850 Euro**
- **Metallkeramikkrone ab ca. 600 Euro**
- **Galvanokrone ab ca. 850 Euro**
- **Vollkeramikbrücke ab ca. 1900 Euro**
- **Klebebrücke (minimal invasiv) ab ca. 1900 Euro**
- **Metallkeramikbrücke ab ca. 1800 Euro**
- **Galvanobrücke ab ca. 2300 Euro**

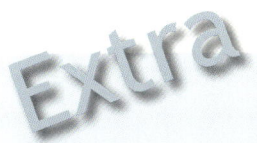

Vollkeramischer Hightech-Zahnersatz – Trends in der Zahntechnik

Krone oder Brücke – Jeder Zahnersatz ist ein Unikat, das der Zahntechniker in vielen Arbeitsschritten anfertigt. Computergestützte Verarbeitungstechniken, die längst auch Einzug in die Dentallabors halten, unterstützen ihn dabei zunehmend. Sie beschleunigen nicht nur die Arbeitprozesse, sondern liefern dabei vor allem auch hochpräzise Ergebnisse.

Der große Vorteil des neuen Trends zum Hightech-Labor besteht für den Patienten zum einen in der hohen Passgenauigkeit des Zahnersatzes, die bei klassischer Verarbeitung nur mit sehr hohem Aufwand zu erzielen ist. Zum anderen können mit den neuen Technologien erstmals besonders feste Keramiken verarbeitet werden, so dass der Zahntechniker heute auch größere Brücken vollständig aus Keramik herstellen kann (siehe S. 103). Doch wie funktionieren die neuen Hightechverfahren nun?

CAD/CAM (Computer Aided Design/Computer Aided Manufacturing)

Die so genannten CAD/CAM Systeme ermöglichen die Herstellung von stabilen Kronen- und Brückengerüsten aus einem heute meist vorgesinterten (d.h. noch nicht „gebrannten") Keramikblock. Nach der Behandlung und Präparation der Zähne wird zunächst ganz normal ein Abdruck genommen, der dem Zahntechniker zur Anfertigung eines Modells dient. Dieses Modell wird dann mit einem lichtoptischen System gescannt, wobei exakt die Oberflächen der Zahnstümpfe erfasst werden. Darauf aufbauend wird am Computer das Kronen- oder Brückengerüst entworfen. Dabei kann dem System zum Beispiel auch mitgeteilt werden, wie dick der Zementspalt und die Wandstärke sein sollen oder wie die Brückenverbinder aussehen sollen. Wenn das Gerüst am Bildschirm fertiggestellt ist, wird die Geometrie in eine Fräsbahn umgerechnet und anschließend mit

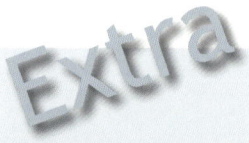

Extra

der Fräsmaschine aus dem Keramikrohling exakt herausgearbeitet. Dieses wird dann über Nacht gesintert und anschließend vom Zahntechniker individuell verblendet, um es optisch perfekt an die Nachbar- oder Gegenzähne anzupassen. Es gibt auch CAD/CAM Systeme, die das Werkstück, z.B. eine Krone oder Brücke,

vollständig aus dem bereits dichtgesinterten Keramikblock fräsen, so dass es ohne weitere zahntechnischen Maßnahmen direkt in den Mund eingesetzt werden kann. Dieser Zahnersatz wirkt jedoch weniger natürlich. Die feinen Farbabstufungen und das natürliche Lichtspiel der eigenen Zähne fehlen.

Schritt für Schritt zu einer Hightechbrücke

So funktioniert das CAD/CAM System:

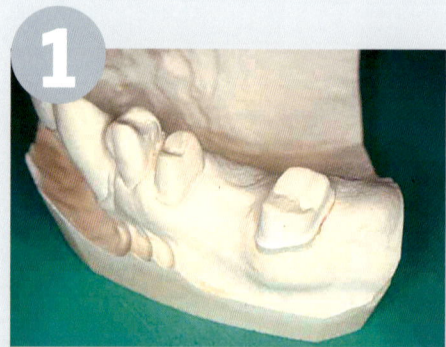

Das vom Zahntechniker angefertigte Modell der präparierten (beschliffenen Zähne).

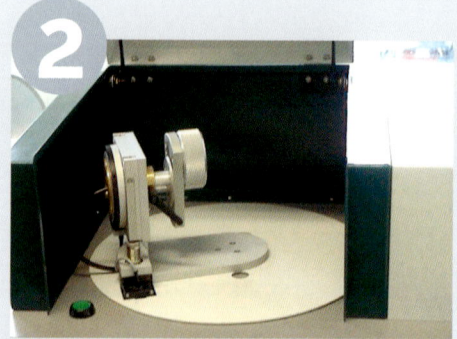

Das Modell wird mit einem lichtoptischen System eingescannt.

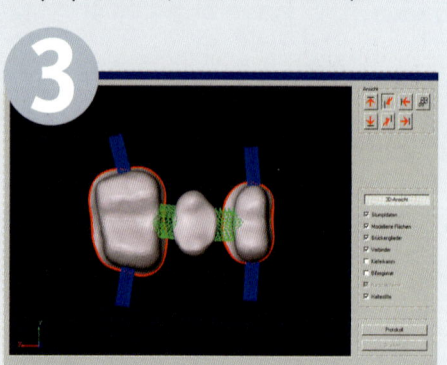

Am Bildschirm wird mit spezieller Software das Gerüst für die Brücke gestaltet.

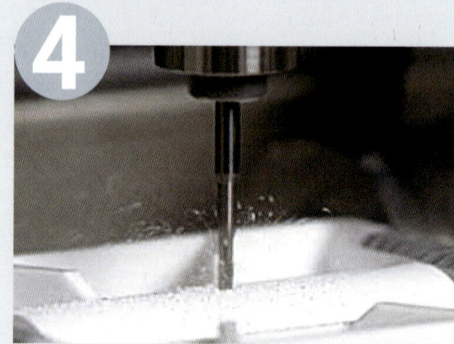

Die Daten werden an eine Fräseinheit gesandt, die das Gerüst auf den Bruchteil des Millimeters genau aus einem Keramikblock fräst.

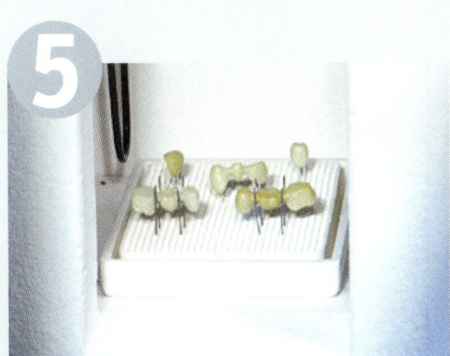

Das fertige Gerüst wird nun gebrannt, damit es die erforderliche Festigkeit gewinnt.

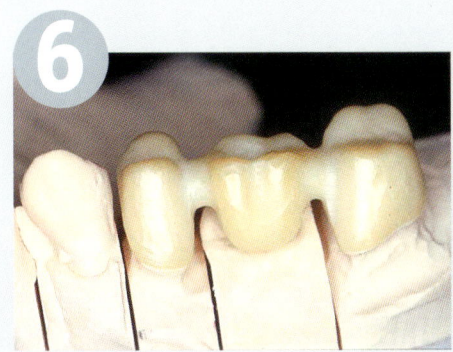

Die Passung des Gerüstes wird zunächst auf dem Modell, anschließend auch direkt im Mund überprüft.

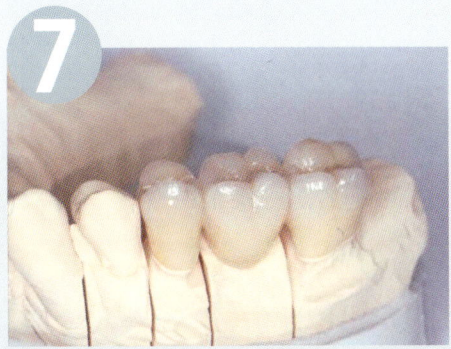

Wenn alles stimmt, wird es vom Zahntechniker individuell mit Keramik verblendet.

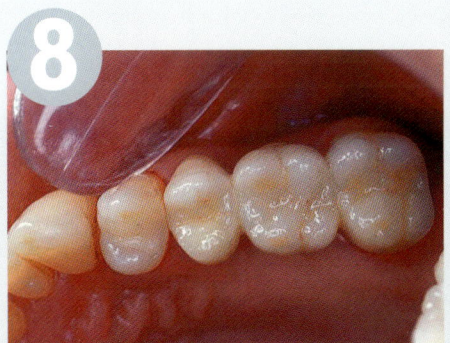

Die fertige Präzisionsbrücke aus hochfester Zirkonoxidkeramik im Mund.

(Bilder: Dr. Ch. Clauss, München und 3M ESPE)

CAM-Technik (Computer Aided Manufacturing) auf elektrophoretischem Wege

Einem ganz neuen Ansatz folgt ein Verfahrensweg, bei dem Vollkeramikkronen und -brücken mit Hilfe der CAM-Technik auf elektrophoretischem Weg hergestellt werden. Das Prinzip der Elektrophorese beruht auf der Wanderung von geladenen Teilchen (in diesem Fall Keramikteilchen) in einer Suspension (Flüssigkeit) unter dem Einfluss eines elektrischen Feldes. Die Keramikteilchen (Aluminoxidkeramik) scheiden sich unter dem Einfluss der elektrischen Ströme auf dem Zahnmodell ab, so dass in kürzester Zeit ein vollkeramisches

Autor: Wolfgang Ziereis, Engelsbrand

Extra

Kronen- oder Brückengerüst entsteht. Darauf kann der Zahntechniker nun in gewohnter Weise die Zahndetails keramisch aufmodellieren: Farbe, Form und Struktur des Zahnes ausarbeiten.

Die Elektrophorese wird zum Beispiel in der Medizin oder in der Industrie überall dort angewandt, wo es um hoch präzise

Trennung und Beschichtung von Materialien oder Stoffen geht. Auch bei der Herstellung von Zahnersatz ermöglicht die Technik eine perfekte Passung. Der Vorteil für den Patienten: Aluminoxid ist nach dem Diamanten das härteste natürliche Material. Es ist biokompatibel, zahnfarben, langzeiterprobt und hat eine geringe Wärmeleitfähigkeit.

Schritt für Schritt zu einer Hightechkrone

So funktioniert die Elektrophorese:

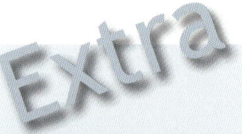

1

Der Zahntechniker fertigt anhand eines Abdrucks ein Modell des für die Krone präparierten (beschliffenen) Zahnes an.

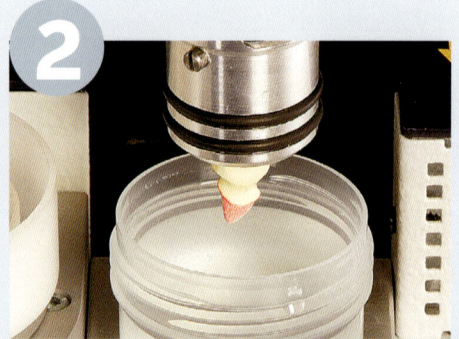

2

Das Modell wird kurz in eine Elektrolytlösung eingetaucht ...

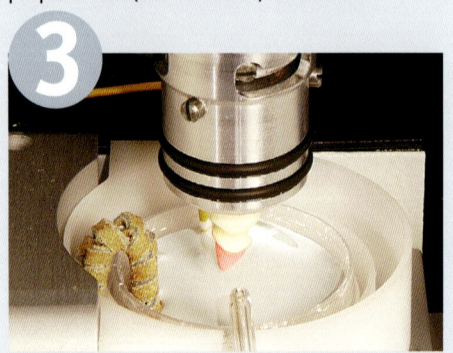

3

... und schließlich in die flüssige Keramik, den so genannten Schlicker, getaucht. Hier scheiden sich die Keramikteilchen unter Einfluss elektrischer Ströme auf dem Modell ab.

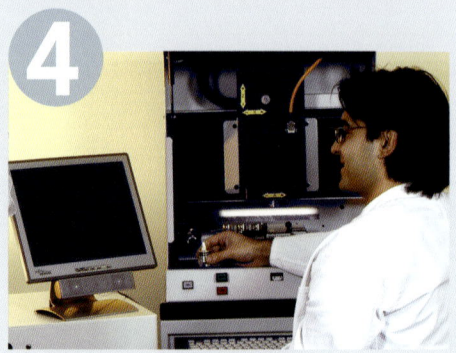

4

Am Computer wird die gewünschte Stärke des Kronengerüstes eingestellt.

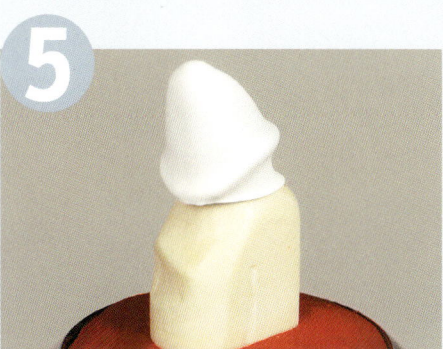

Das Kronengerüst ist fertig abgeschieden.

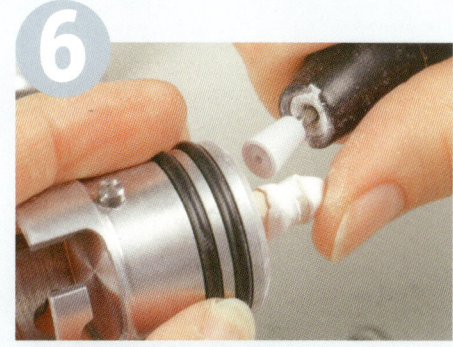

Der Kronenrand wird bis zur Präparationsgrenze zurückgeschliffen.

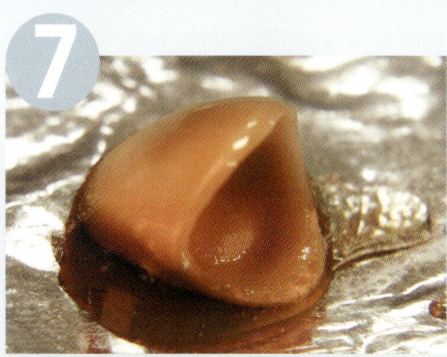

Nach weiteren Verarbeitungsschritten muss die Kronen nun trocknen.

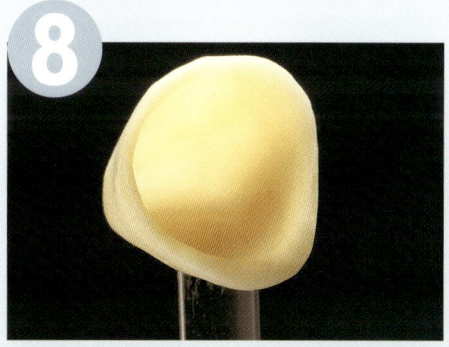

Die Kronenkappe ist nun verblendfertig und kann vom Zahntechniker individuell beschichtet und gestaltet werden.

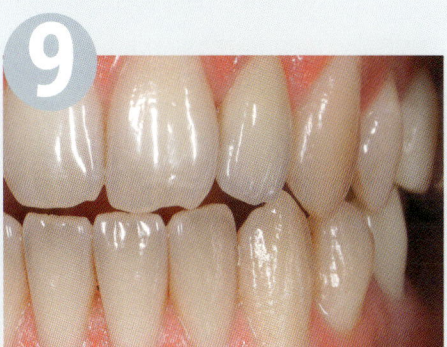

Die verblendete Präzisionskrone im Mund.

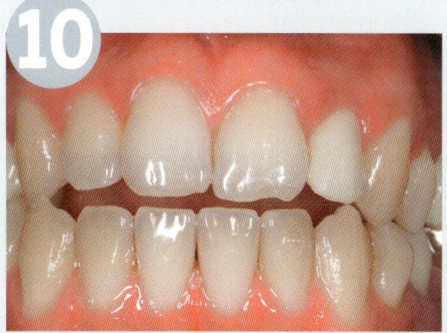

Niemand erkennt den Unterschied zur natürlichen Zahnsubstanz.

(Bilder: TEAM ZIEREIS GmbH, WOL-Ceram)

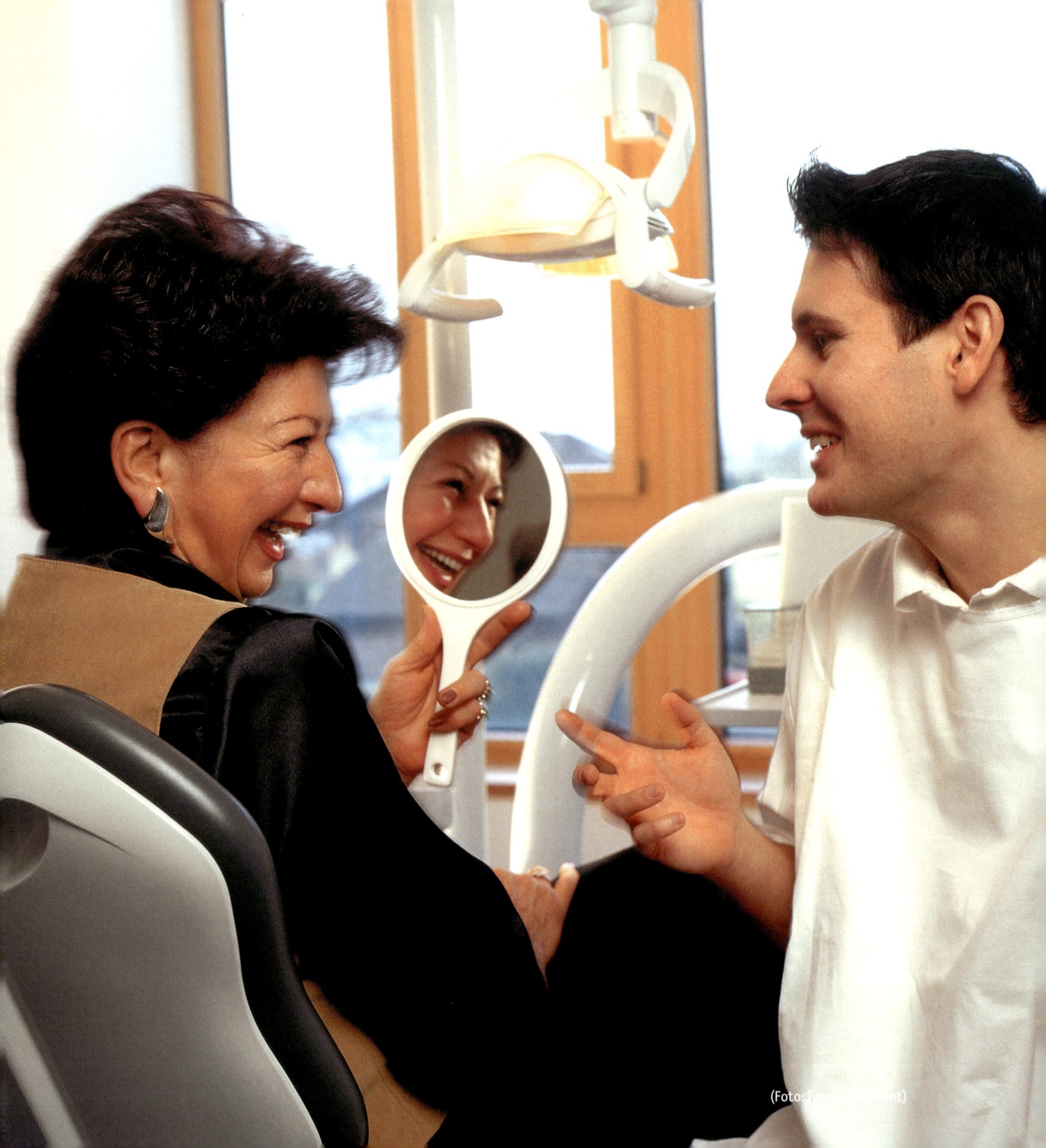

Ästhetische Lösungen
bei Teil- und Vollprothesen

Autor
Dr. Diether Reusch,
Westerburg

Ästhetische Lösungen bei Teil- und Vollprothesen

Hochwertig gearbeitete Teil- und Vollprothesen haben mit den typischen Klischeevorstellungen von den herausnehmbaren „Dritten" nicht mehr viel gemeinsam. Perfekt angepasst berücksichtigen sie die natürlichen Bewegungen des Kauapparates genauso wie die Lautbildung beim Sprechen. Sie vermitteln soviel Tragekomfort, dass der Biss in den Apfel kein Problem ist, und wirken bei individueller ästhetischer Gestaltung so natürlich, dass niemand den Unterschied zu echten Zähnen bemerkt. Dort wo festsitzender Zahnersatz nicht möglich oder erwünscht ist, stellen die modernen Prothesensysteme somit eine hochwertige Alternative dar.

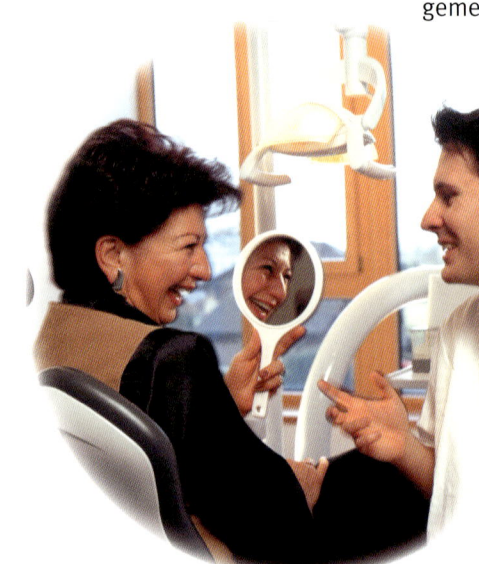

Ein schönes Lächeln. Mit einer perfekt angepassten und ästhetisch hochwertig gestalteten Prothese ist das kein Problem.

(Bild: Ivoclar Vivadent)

Teilprothesen für kleinere und größere Zahnlücken

Mit einer Teilprothese können einzelne oder mehrere fehlende Zähne ersetzt werden. Sie besteht aus einer Prothesenbasis – aus Kunststoff und Metall –, den Ersatzzähnen sowie den Stütz- und Halteelementen, womit sie an den eigenen Zähnen befestigt wird. Im Oberkiefer verbindet häufig ein Gaumenbügel und im Unterkiefer ein Unterzungenbügel die Prothesensättel beider Kieferhälften miteinander. Je nach Art der Verankerungselemente unterscheidet man verschiedene Teilprothesentypen:

• Modellgussprothese

Die so genannte Modellgussprothese ist die einfachste Variante. Hier erfolgt die Verankerung über gegossene Metallklammern, die sich wie kleine Bügel um die natürlichen Zähne legen. Damit die Prothese gut sitzt und keine Hebelwirkung auf die eigenen Zähne ausübt, kann jedoch oft auch im sichtbaren Bereich nicht auf die Metallklammern verzichtet werden. Die Prothese kann dadurch beim Reden oder Lachen auffallen. Als Vorteil wird jedoch das einfache Handling beim Einsetzen und Herausnehmen empfunden.

• Geschiebe-, Steg- und Riegelprothesen

Geschiebe, Stege oder Riegel sind aufwändige zweiteilige Verbindungssysteme, die eine unsichtbare Veranke-

Seite 115

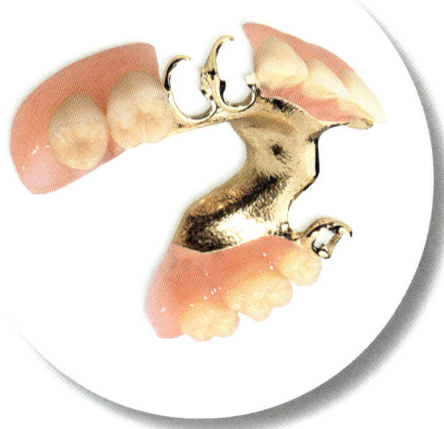

Die klassische Modelgussprothese wird mit kleinen Klammern an den eigenen Zähnen befestigt.

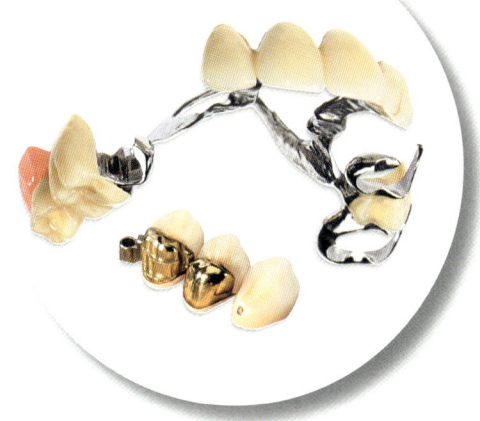

Geschiebe-, Riegel- und Stegverbindungen ermöglichen eine feste und unsichtbare Verankerung der Teilprothese.
(Bilder: Ivoclar Vivadent)

rung der Teilprothese ermöglichen. Die tragenden eigenen Zähne werden dazu überkront. Ein Teil des Verbindungssystems wird in die Kronen eingearbeitet, das andere in die Prothese. Beim Einsetzen des Zahnersatzes rastet die Verbindung ein. Die Prothese gliedert sich nahtlos an die Kronen an. Es wird ein absolut fester Sitz erreicht.

• Teleskopprothesen

Die Teleskopprothese ist ein sehr hochwertiger Zahnersatz. Sie ist leicht einsetz- und herausnehmbar, verschleißfrei und im Mund absolut unauffällig. Beim Lachen oder Reden deutet nichts auf den Zahnersatz hin.
Die Befestigung an den eigenen Zähnen

beruht auf einem Doppelkronenprinzip, das sich aus einer Innen- und einer Außenkrone zusammensetzt. Die Innenkrone (Abb. a), ein feines Käppchen aus einer hochwertigen Edelmetalllegierung, wird fest auf den tragenden Zahn zementiert. Die Außenkrone (Abb. b) aus reinem Gold ist dagegen Bestandteil der herausnehmbaren Prothese. Beim Einsetzen der Teilprothese (Abb. c) wird die Außenkrone wie ein Teleskop auf die Innenkrone geschoben. Dabei bildet sich zwischen den Kronen ein feiner Speichelfilm, der einerseits den Verschleiß des Metalls verhindert und andererseits zu einer stabilen Haftung der Prothese führt. Auf ähnliche Art kann ein z.B. feiner Wasserfilm zwei Glasplat-

Die Teleskopprothese wird stabil und trotzdem unsichtbar von den eigenen überkronten Restzähnen getragen.
(Bild: Wieland Dental + Technik)

Teleskopprothesen gelten in der Teilprothetik als Goldstandard.

ten „zusammenkleben". So sind ohne sichtbare Halteelemente in jeder Situation ein sicherer Halt und ein Maximum an Tragekomfort gewährleistet. Insbesondere bei sehr wenigen eigenen Restzähnen, die mit herkömmlichen Verbindungselementen oft nur schwer zu stabilisieren sind, gilt die Teleskopprothese deshalb als Goldstandard. Durch die gleichmäßige, der Zahnachse entsprechende Belastung werden die Zähne maximal geschont. Zudem lassen sich die tragenden Zähne nach dem Abnehmen der Prothese optimal pflegen, so dass sie durch den Zahnersatz in keiner Weise gefährdet werden. Geht aber zum Beispiel durch Parodontalerkrankungen doch einmal ein weiterer Zahn verloren, kann die Prothese problemlos erweitert werden. Wenn die Zähne für den festen Halt unverzichtbar sind, ist es sogar möglich sie durch ein Implantat zu ersetzen (siehe Abb.), ohne dass der Zahnersatz erneuert werden muss.

Bei Zahnverlusten durch chronische Zahnbetterkrankungen sind Teleskopprothesen deshalb erste Wahl – zumal auch die damit verbundenen ästhetischen Einschränkungen, wie der Kieferkammrückgang und das scheinbare „Längerwerden" der Zähne, perfekt kaschiert werden können*.

Als Nachteil der Teleskopprothese wird jedoch oft die goldfarbene Überkronung der tragenden Zähne empfunden. Diese so genannten Primärkronen werden zwar nur beim Herausnehmen der Prothese sichtbar, trotzdem möchten sich speziell Frauen oft nicht damit abfinden. Alternativ können die Kronen deshalb heute auch aus weißer Keramik gestaltet werden (siehe Abb.).

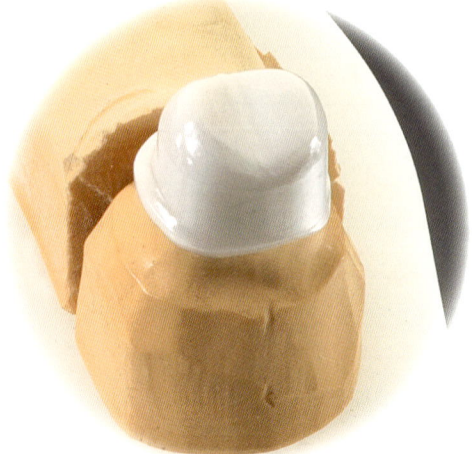

Die tragenden Zähne können alternativ zu Gold auch mit weißer Keramik überkront werden.

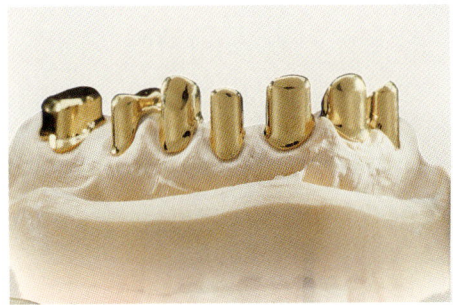

a) Die tragenden Innenkronen für eine Teleskopprothese auf dem Modell. Sie werden fest auf die beschliffenen eigenen Zähne aufzementiert.

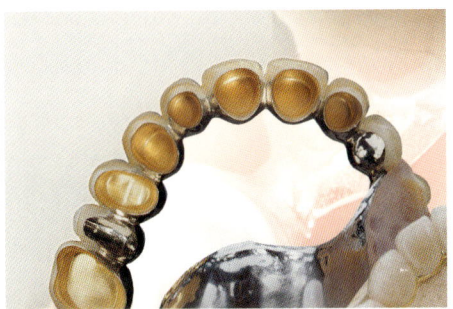

b) Die Außenkronen bestehen aus einem feinen galvanisch abgeschiedenen Käppchen aus reinem Gold. Sie sind in die Teilprothese eingearbeitet.

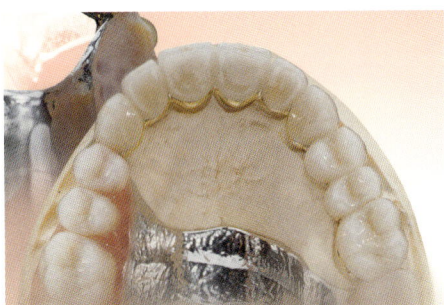

c) Beim Einsetzen der Prothese schieben sich Außen- und Innenkronen hoch präzise übereinander. So bietet der Zahnersatz in jeder Situation absolut festen Halt.

(Alle Bilder: Wieland Dental + Technik)

Vollprothese für den zahnlosen Kiefer

Mit einer Vollprothese werden alle Zähne im Ober- oder Unterkiefer ersetzt. Die Vollprothese besteht aus einer zahnfleischfarbenen Kunststoffbasis und den darin verankerten Ersatzzähnen. Die Kunststoffbasis umschließt den zahnlosen Kieferrand. Im Oberkiefer wird der Gaumen mit Kunststoff oder Metall überspannt. Der dabei entstehende Saugeffekt gibt dem Zahnersatz seinen Halt.

Dringt Luft zwischen Kunststoffbasis und Kiefer, wird der Saugeffekt aufgehoben und die Prothese kann sich lösen. Deshalb ist es wichtig, dass die Vollprothese perfekt sitzt. Bildet sich der zahnlose Kieferrand im Laufe der Zeit zurück, muss die Prothese entsprechend angepasst werden.

Gestaltungsmöglichkeiten von Prothesen – wie läuft die Behandlung beim Zahnarzt ab?

Zahnarzt und Zahntechniker haben heute vielfältige Möglichkeiten, sämtliche Funktionen des Gebisses und seine Ästhetik mit einer Teil- oder Vollprothese wieder herzustellen. Die speziell

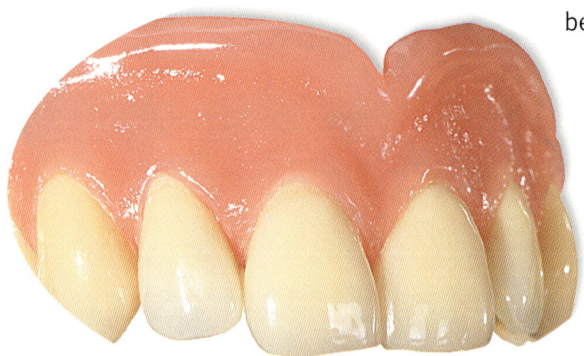

Einheitslösungen bei Vollprothesen müssen heute nicht mehr
sein. Mit modernen Prothesen-
systemen können Zahnarzt und
Zahntechniker den Zahnersatz
individuell gestalten.

(Bild: Ivoclar Vivadent)

bei Vollprothesen gefürchteten Einheitslösungen mit glatter Oberflächenstruktur und schnurgerade aufgestellten Ersatzzähnen müssen heute nicht mehr sein.

Farbe, Form und Stellung der Zähne können individuell auf den Patienten abgestimmt und das Zahnfleisch mit der natürlichen Schleimhaut täuschend echt nachempfunden werden. Selbst feine Strukturdetails und die Pigmentierung des Zahnfleisches können in die Prothesenbasis eingearbeitet werden. Dies erfordert insbesondere beim zahnlosen Kiefer viel künstlerisches Geschick und eine umfassende ästhetische Analyse (siehe auch Kap. 12). Eigene Zähne, die als Anhaltspunkt für ästhetische Details dienen, gibt es hier ja nicht mehr.

Für eine optimale Funktion der Prothese erfasst der Zahnarzt darüber hinaus mit speziellen gnathologischen Instrumenten die individuelle Anatomie und Funktion des Kiefers (Abb. a). Anhand dieser Daten und Abformungen bzw. Modellen des Kiefers wird in einem Kaubewegungssimulator (Artikulator) auf Wachs die optimale Position der Zähne bestimmt.

Nun folgt die wichtige Einprobe im Mund (Abb. b). Das Wachsmodell wird dabei auf optimale Bisslage, Funktion sowie Ästhetik geprüft und gegebenenfalls korrigiert. Wenn Zahnarzt und Patient mit dem Ergebnis zufrieden sind, wird die Prothese fertiggestellt und eingegliedert (Abb. c).

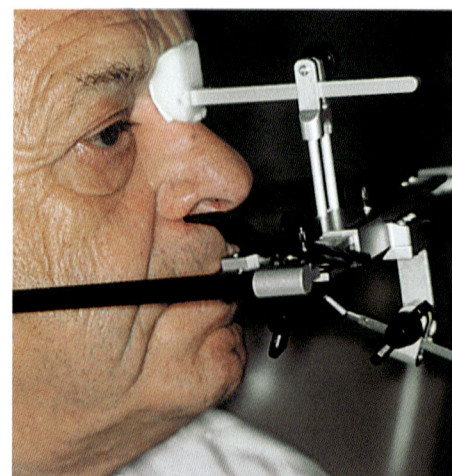

a) Mit Abformungen und speziellen gnathologischen Instrumenten wird die Anatomie und Funktion des Kiefers registriert. Anhand dieser Werte werden die individuell aus Kunststoff oder Keramik angefertigten Zähne in einem so genannten Artikulator funktionsgerecht auf Wachs aufgestellt.

Seite 119

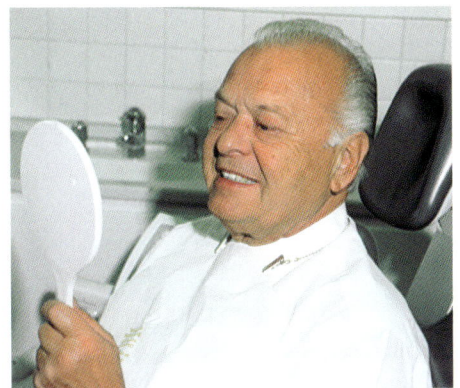

b) Das Wachsmodell wird im Mund eingeprobt und auf optimale Ästhetik und Funktion geprüft.

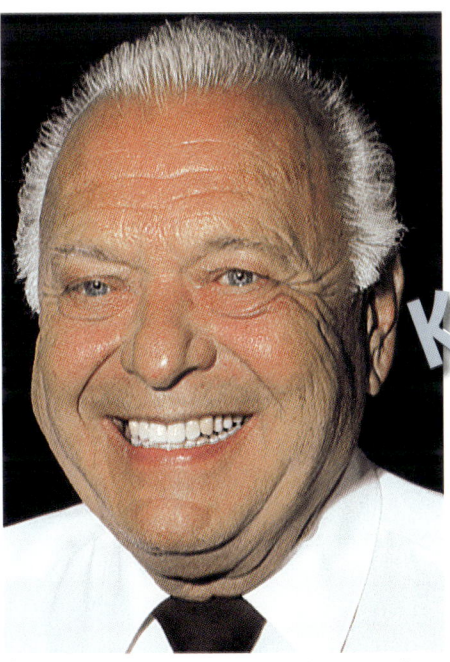

c) Nach ggf. erforderlichen Korrekturen und Umstellungen auf dem Modell wird die Prothese fertiggestellt und eingesetzt.

(Bilder: Ivoclar Vivadent)

Wer führt die Behandlung qualifiziert durch?

Die Versorgung mit Teil- oder Vollprothesen zählt zum Therapiespektrum jeder Zahnarztpraxis. Perfekte ästhetische Ergebnisse – insbesondere bei einer Vollprothese – erfordern allerdings viel künstlerisches Geschick und aufwändige Abformungen sowie Anproben zur Prüfung von Phonetik, Funktion und Ästhetik. Teleskopprothesen dulden in der Passung keine Kompromisse. Passen Innen- und Außenkrone nicht exakt ineinander, ist der Zahnersatz unbrauchbar und muss neu angefertigt werden. Teleskopierender Zahnersatz wird daher nur von sehr wenigen Zahnärzten angeboten.

Kostenpunkt

- Modellgussprothese*: ab ca. 900 Euro
- Geschiebeprothese*: ab ca. 2600 Euro
- Teleskopprothese*: ab ca. 2700 Euro
- individuell gestaltete Vollprothese je nach Aufwand 900 bis 4000 Euro.

*je nach Größe der Versorgung

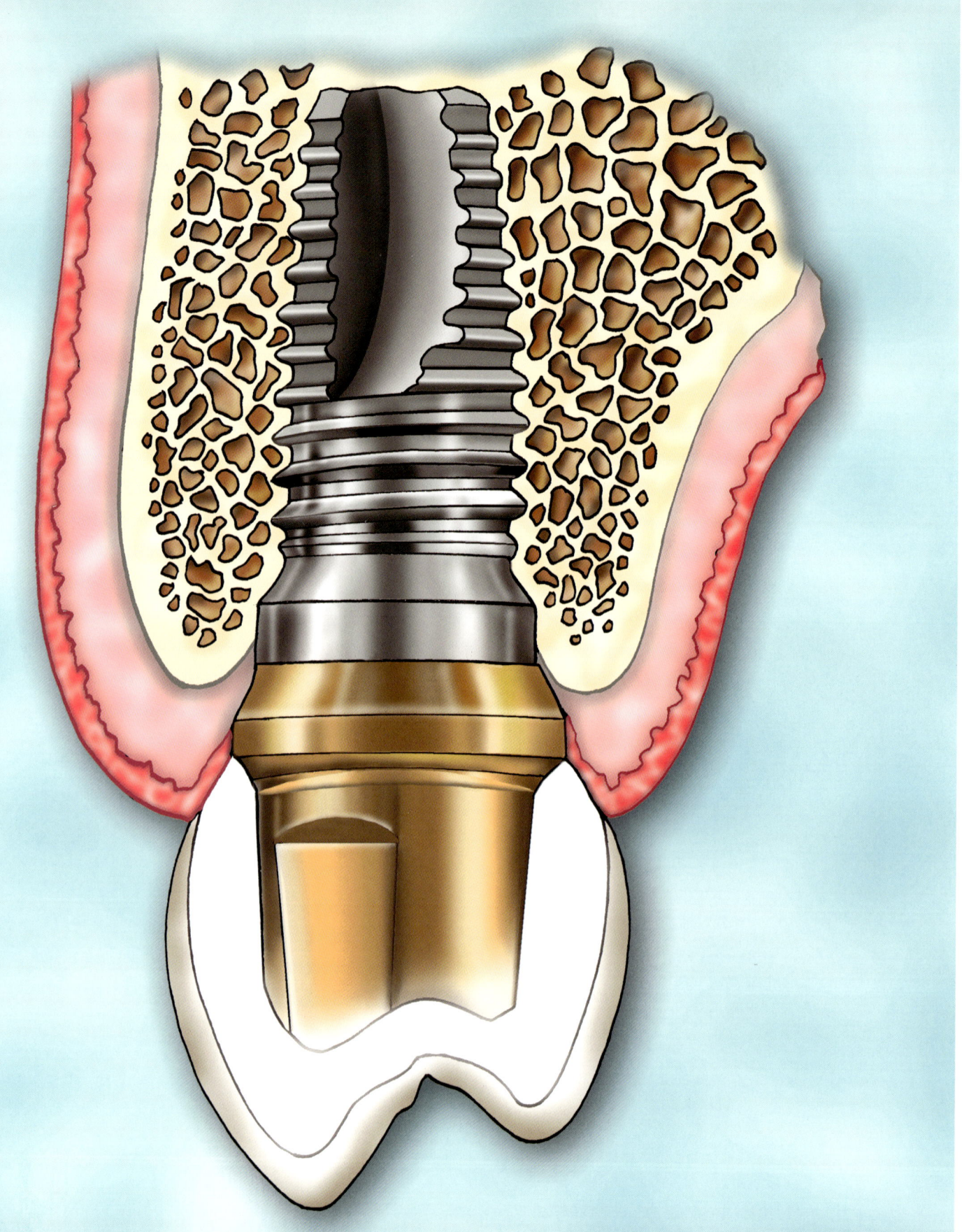

Ästhetische Implantat-Lösungen bei Zahnverlusten

Autoren
Dr. W. Bolz, Prof. H. Wachtel,
Prof. M. Hürzeler, Dr. O. Zuhr

Ästhetische Implantat-Lösungen bei Zahnverlusten

Die Ansprüche an ästhetischen Zahnersatz sind vielfältig. Er muss vollkommen natürlich aussehen, seine Funktion optimal erfüllen und vor allen Dingen in jeder Situation perfekt sitzen und halten. Schließlich möchte beim Essen, Reden, Lachen oder Küssen niemand auffälligen Zahnersatz zeigen. Implantate sind deshalb eine wichtige Ergänzung zur klassischen Prothetik. Mit ihrer Hilfe können oft die für festsitzenden Zahnersatz erforderlichen Befestigungselemente geschaffen werden. Das Beschleifen der eigenen Zähne – zur Befestigung einer Brücke – wird vermieden. Und: Bei weiteren Zahnverlusten kann der Zahnersatz erweitert werden.

Nach dem Vorbild der Natur: Das Implantat wird anstelle der fehlenden Zahnwurzel in den Kiefer gesetzt. Nach der Einheilung wird darauf der Zahnersatz fest verankert.

Das Implantat selbst besteht meist aus Titan. Ein Metall, das sich durch hohe Verträglichkeit und äußerste Stabilität auszeichnet. In seiner Form ähnelt der kleine Implantatkörper in der Regel einer Schraube oder einem Zylinder. Er wird anstelle der fehlenden natürlichen Zahnwurzel in den Kieferknochen gesetzt und geht im Laufe der Heilungsphase mit diesem einen festen Verbund ein. So entsteht ein sehr stabiles Fundament, worauf sich einzelne Zahnkronen, mehrgliedrige Brücken oder auch ganze Prothesen sicher verankern lassen. Der Zahnersatz sitzt fest wie die eigenen Zähne und wird im Mund auch genauso empfunden. Die gewohnte Sicherheit beim Essen, Reden und Lachen kehrt zurück. Das erhöht die Lebensqualität und stärkt die Psyche.

Seite 123

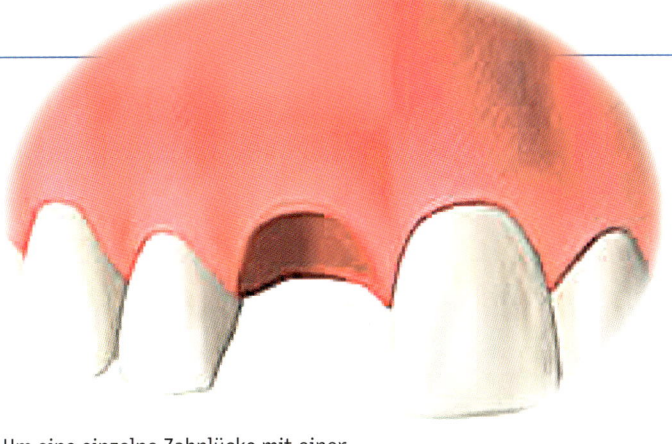

Um eine einzelne Zahnlücke mit einer festsitzenden Brücke zu schließen, müssen die gesunden Nachbarzähne abgeschliffen werden.

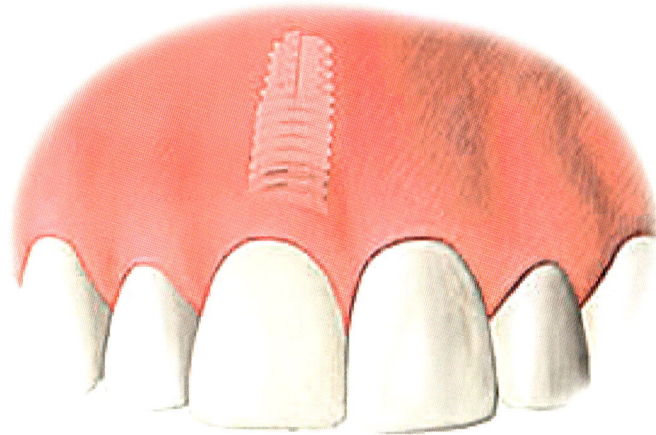

Mit einem Einzelzahnimplantat wird die Lücke geschlossen, ohne dass die benachbarten Zähne in Mitleidenschaft gezogen werden.

(Bilder: 3I Implant Innovations)

Wann können Implantate eine sinnvolle Lösung sein?

• Einzelzahnlücken

Beim Verlust einzelner Zähne sind die Nachbarzähne häufig noch völlig gesund, so dass es aus heutiger Sicht unverantwortlich wäre, sie zum Eingliedern einer Brücke zu beschleifen. Hier bietet es sich an, den fehlenden Zahn durch ein Implantat und der dazugehörigen Krone zu ersetzen. Die Lücke kann ohne Beschädigung der benachbarten Zähne geschlossen werden. Die große Herausforderung für den Zahnarzt besteht dabei im Erhalt oder in der Wiederherstellung des natürlichen wellenförmigen Zahnfleischverlaufes. Dies erfordert viel Know-how und Erfahrung.

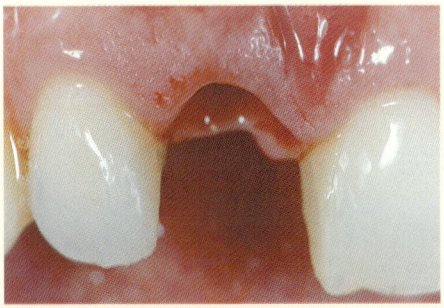

Abb. a: Ausgangssituation.
Eine Schneidezahnlücke soll mit Hilfe eines Implantates geschlossen werden.

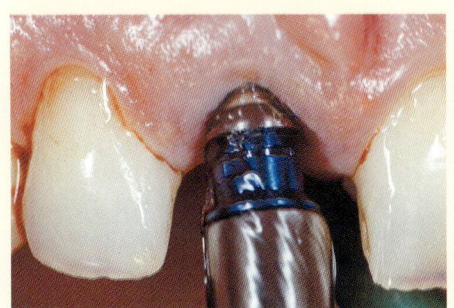

Abb. b.:
Das Implantat wird in den Kiefer eingesetzt.

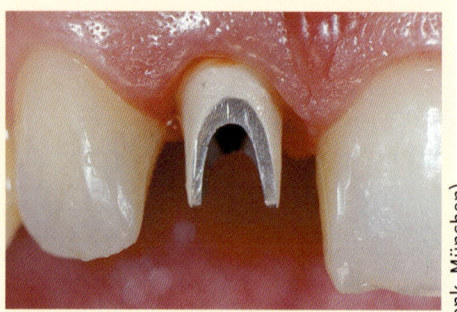

Abb. c: Das Implantat bekommt einen Aufbau, der am Ende der Behandlung die Zahnkrone trägt.

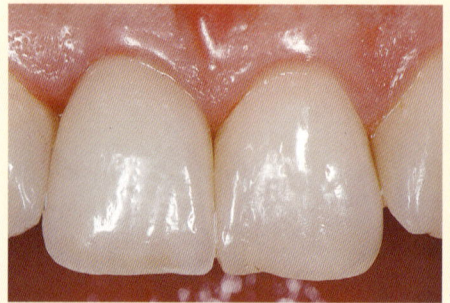

Abb. d: Die fertige implantatgetragene Krone im Mund.

(alle Bilder: Dr. O. Zuhr, Zahnt. Hubert Schenk, München)

• Größere Zahnlücken

Bei größeren Zahnlücken, insbesondere wenn sie zum Ende der Zahnreihe hin offen sind, können mit Hilfe von Implantaten die nötigen Pfeiler geschaffen werden, um festsitzenden Zahnersatz zu verankern. Alternativ müssten sonst die Zähne zur Befestigung einer Brücke beschliffen oder Klammerbefestigungen für eine herausnehmbare Teilprothese geschaffen werden.

Ein weiterer Vorteil der Implantatlösung: Im Gegensatz zu einer Brücke oder einer Teilprothese übertragen die eingepflanzten künstlichen Zahnwurzeln die Kaukräfte in den Kieferknochen. Dieser Reiz ist sehr wichtig: Fehlt er, bildet sich der Knochen oft zurück.

Vorteile des Einzelzahnimplantates gegenüber der Brücke:

• Kein Beschleifen der Nachbarzähne

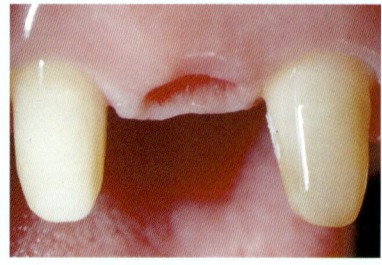

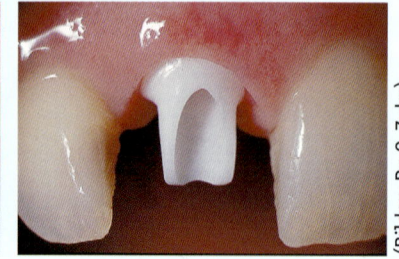

(Bilder: Dr. O. Zuhr)

Um eine Zahnlücke mit einer klassischen festsitzenden Brücke zu schließen, müssen die tragenden Nachbarzähne abgeschliffen werden.

Bei der Implantatlösung bleiben die Nachbarzähne völlig unversehrt.

Seite 125

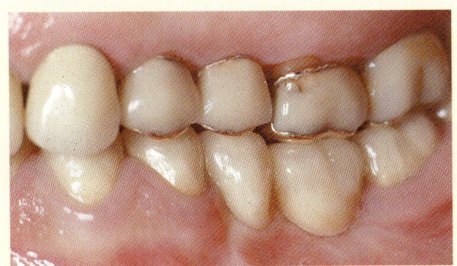

Abb. a: Ausgangssituation. Der Patient wünscht sich festsitzende Zähne.

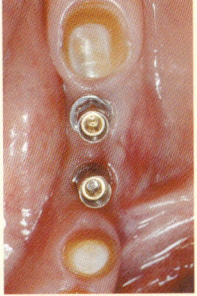

Abb. b: Die dazu erforderlichen Implantate.

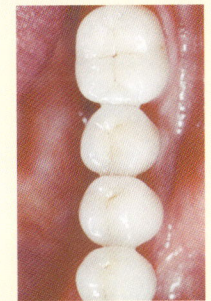

Abb. c: Die festsitzende Brücke.

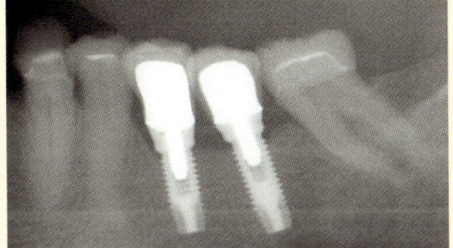

Abb. d: Die Situation auf dem Röntgenbild.

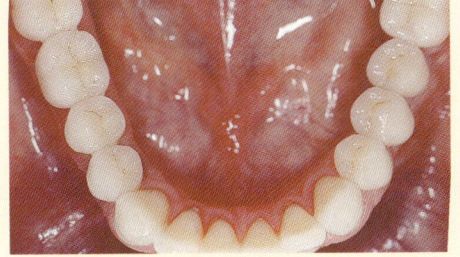

Abb. e: Die Zahnreihe wirkt völlig unversehrt.

(alle Bilder: Dr. O. Zuhr, Zahntechnik Uli Schoberer, Starnberg)

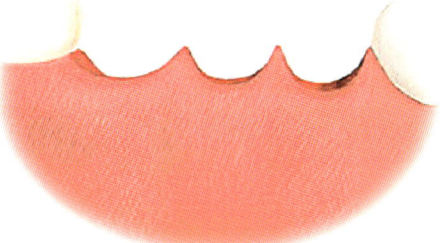

Bei größeren Zahnlücken ist festsitzender Zahnersatz ohne zusätzliche Befestigungselemente aus Stabilitätsgründen oft nicht möglich.

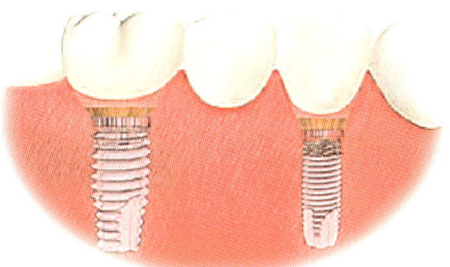

Mit Hilfe von Implantaten werden die erforderlichen Pfeiler geschaffen, um eine festsitzende Brücke integrieren zu können.

(Bilder: 3I Implant Innovations)

Vorteile von implantatgetragenen Brücken gegenüber der Teilprothese:

- Feste Zähne

- Keine störenden Klammerbefestigungen oder Beschleifen der Nachbarzähne

- Optimale Funktion und Halt

- Natürlicheres Zahngefühl

- Knochenerhalt

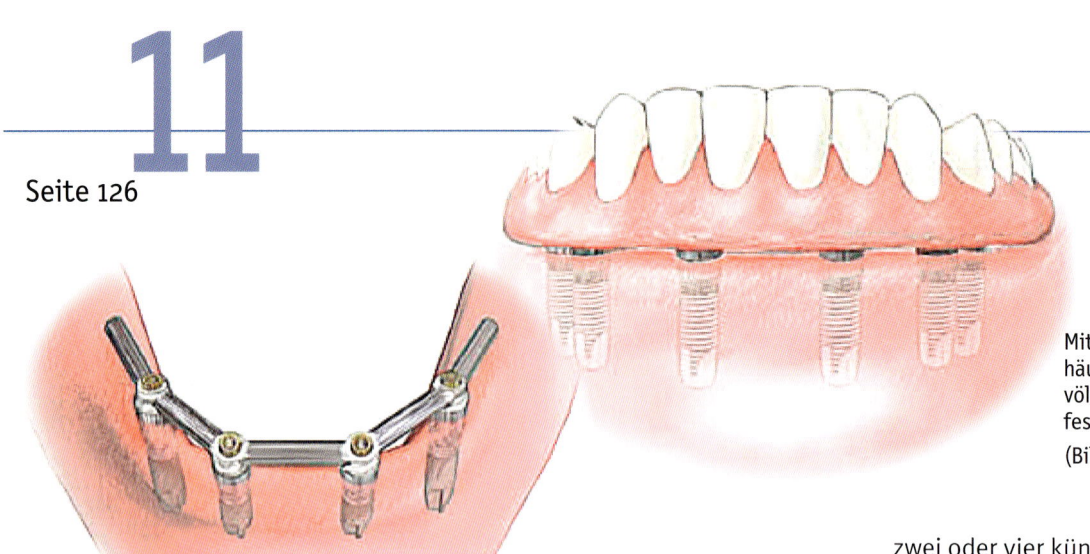

Mit mehreren Implantaten ist häufig auch bei völliger Zahnlosigkeit eine festsitzende Brücke möglich.
(Bilder: 3I Implant Innovations)

Mit Hilfe von vier Implantaten kann eine Vollprothese sicher am Kiefer fixiert werden. Zum Reinigen wird die Prothese abgenommen.

• Völlige Zahnlosigkeit

Eine hochwertige und perfekt angepasste Prothese kann ausgezeichnete Dienste leisten. Als Befestigungselemente der klassischen Vollprothese dienen der so genannte Ventilrand und die zusätzliche Gaumenplatte bei Oberkieferprothesen. Sie bewirken, dass sich der Zahnersatz an der Mundschleimhaut festsaugt. Häufig ist dies jedoch nur sehr schwierig zu erzielen.

Verständlicherweise können sich deshalb viele Menschen nicht mit ihrer herausnehmbaren Vollprothese abfinden. Außerdem empfinden sie die voluminöse Gaumenplatte als störenden Fremdkörper, der sie in ihrem Geschmackssinn und in ihrer Lebensqualität beeinträchtigt.

Mit Implantaten können diese Nachteile vermieden werden. Oft reichen bereits zwei oder vier künstliche Wurzeln aus, um den Zahnersatz so zu fixieren, dass er wieder fest und sicher sitzt. Mit mehreren Implantaten ist in vielen Fällen sogar eine festsitzende Brücke ohne die große Gaumenplatte möglich.

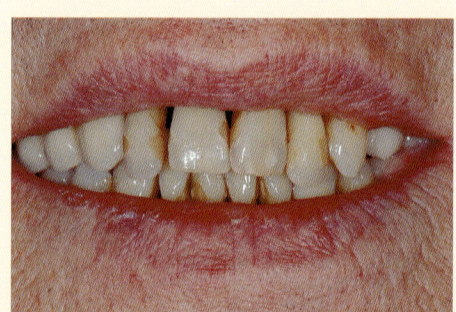

Abb. a: Ausgangssituation. Schäden an Zähnen, Zahnersatz und Zahnbett machen einen totalen Zahnersatz erforderlich. Auf konventionellem Wege wäre dies nur mit einer Vollprothese zu lösen.

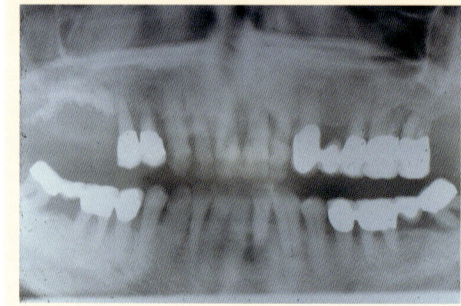

Abb.b: Die Situation auf dem Röntgenbild.

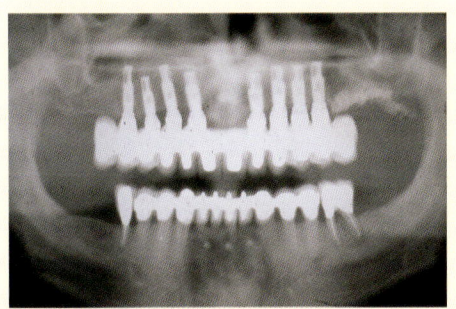

Abb. c: Mehrere Implantate im Oberkiefer ermöglichen einen festsitzenden Zahnersatz.

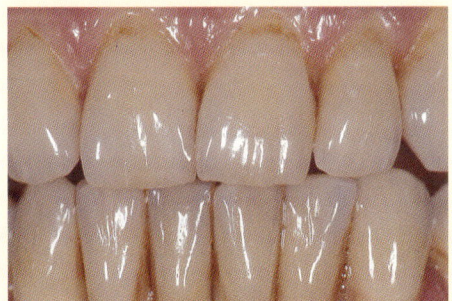

Abb. d: Der Zahnersatz mit naturidentischer Zahnfleischnachbildung sitzt wie eigene Zähne und sieht auch genauso aus.

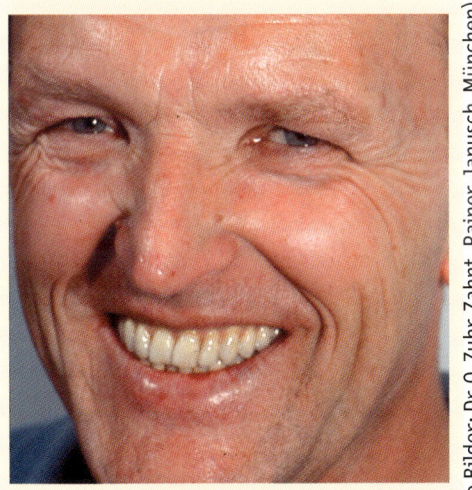

Abb. e: Das Lächeln wirkt natürlich und sicher.

(alle Bilder: Dr. O. Zuhr, Zahnt. Rainer Janusch, München)

Lebensqualität hat viele Aspekte. Festsitzende und schöne Zähne gehören zweifellos dazu.

Vorteile der implantatgetragenen Prothese gegenüber der klassischen schleimhautgetragenen Vollprothese:

• Fester Halt

• Perfekte Funktion

• Sicherheit im Umgang mit anderen Menschen

Wie werden Implantate in den Kiefer eingesetzt?

Das Einsetzen der Implantate macht im Vorfeld eine sehr genaue Planung erforderlich. Anhand von Röntgenbildern oder Computertomographien und Gipsmodellen ermittelt der Zahnarzt, die Länge sowie den Durchmesser des Implantates und legt die optimale Position für die künstliche Zahnwurzel fest. Um die Planungsdaten bei der Implantation auf den Kiefer zu übertragen, dient eine spezielle Schablone. Manche Ärzte verwenden auch moderne Navigationscomputer, welche die ermittelten Daten während des Eingriffs auf einem Bildschirm darstellen.

Die Implantation selbst ist weit weniger aufwändig und belastend als allgemein angenommen wird. Sie dauert je einzusetzenden Implantatkörper etwa eine halbe Stunde und wird in örtlicher Betäubung – auf Patientenwunsch auch mit Dämmerschlafnarkose – durchgeführt. Der Zahnarzt schafft mit Spezialinstrumenten im Kieferknochen zunächst ein passgenaues „Bett" für das Implantat. Darin wird der kleine Titankörper vollständig versenkt. Um das Implantat fest zu integrieren,

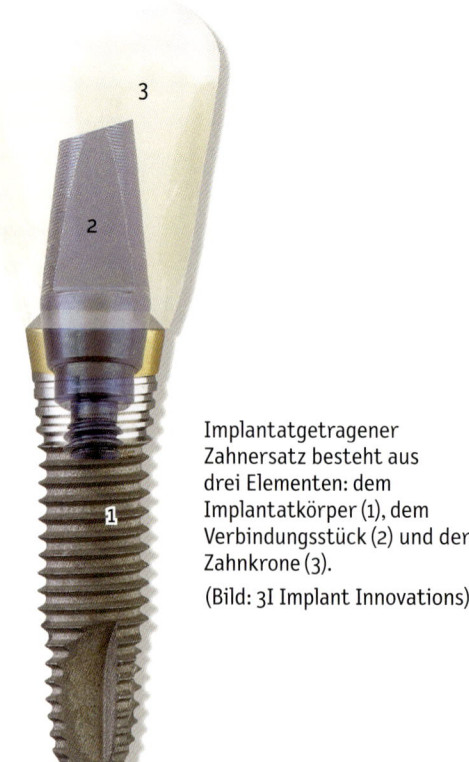

Implantatgetragener Zahnersatz besteht aus drei Elementen: dem Implantatkörper (1), dem Verbindungsstück (2) und der Zahnkrone (3).
(Bild: 3I Implant Innovations)

braucht der Knochen nun eine Ruhepause. Bei herkömmlichen Implantaten beträgt diese im Oberkiefer bis zu fünf und im Unterkiefer bis zu drei Monate. Mit modernen Implantatsystemen kann die Wartezeit maßgeblich verkürzt werden. Durch ihre spezielle Oberflächenstruktur werden sie besser und schneller in das Knochengewebe integriert, so dass der endgültige Zahnersatz oft schon nach wenigen Wochen auf den Implantaten verankert werden kann. Der Zahnarzt versieht das Implantat dazu in einem weiteren ambulanten Eingriff mit einem

Verbindungsstück. Auf diesem „Pfosten" wird schließlich der Zahnersatz dauerhaft befestigt.

Damit der Patient auch während der Heilungsphase sicher essen kann, bekommt er ein Provisorium. Manchmal kann auch der bisherige Zahnersatz umgearbeitet und für die Dauer der Einheilung weitergetragen werden. In ausgewählten Fällen ist sogar eine Sofortbelastung der Implantate möglich, so dass der Patient ein festsitzendes Provisorium bekommt.

Ist die Implantattherapie für jeden Menschen geeignet?

Die wichtigste Voraussetzung für die Implantattherapie ist ein ausreichendes Knochenangebot. Wenn sich der Kiefer z.B. infolge längerer Zahnlosigkeit stark zurückgebildet hat, ist dies jedoch nicht immer vorhanden. Der Knochen muss daher bei der Operationsplanung exakt vermessen und gegebenenfalls mit körpereigenem Knochen oder Knochenersatzmaterialien aufgebaut werden. Bereits nach wenigen Monaten hat sich der Knochen normalerweise so gut regeneriert, dass in einem zweiten Eingriff das Implantat eingebracht werden kann.

Oft ist es aber auch möglich, Knochenaufbau und Implantation in einem einzigen Eingriff durchzuführen.

Gegenindikationen für die Implantattherapie gibt es nur wenige. Im Wesentlichen sind dies chronische Erkrankungen, wie zum Beispiel Diabetes. Um im Einzelfall die richtige Therapiewahl treffen zu können, fragt der Arzt im Rahmen der Anamnese relevante Vorerkrankungen routinemäßig ab.

Die wichtigste Voraussetzung für ein Implantat ist ein gesundes Zahnbett.

Extra

Warum bestehen Implantate aus Titan?

Implantate müssen enormen Belastungen standhalten. Allein beim Essen lasten bei jeder Kaubewegung hohe Kräfte auf den Zähnen. Durch nächtliches Zähneknirschen oder beim oft stressbedingten Zusammenpressen des Kiefers werden diese noch einmal erheblich verstärkt. Damit sich Implantate unter diesen Belastungen nicht lockern oder verdrehen, müssen sie nach dem Einsetzen fest vom Knochengewebe umschlossen werden – quasi in den Knochen „einheilen". Diesen Prozess bezeichnet man als Osseointegration. Er wurde vor 40 Jahren per Zufall bei einem Versuch entdeckt. Dabei wurden Tieren kleine Titanröhrchen mit Medikamenten in den Knochen eingesetzt. Als die Röhrchen nach Abschluss der Testreihe wieder entfernen werden sollten, stellte man fest, dass dies unmöglich war. Sie hatten sich fest mit dem Knochengewebe verbunden. In weiteren Versuchen, die dieser Entdeckung folgten, stellte sich heraus, dass sich Titan elektrochemisch so neutral verhält, dass der Körper keine Immunabwehr zeigt. Die Knochenzellen reagieren ganz natürlich und lagern sich so dicht an die Implantatoberfläche an, dass der Eindruck entsteht, es wäre in den Knochen eingewachsen.

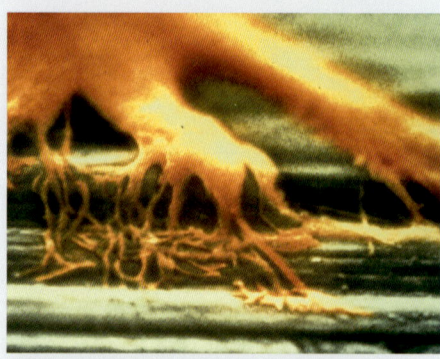

Knochenzellen reagieren auf Titan völlig natürlich und lagern sich dicht an die Implantatoberfläche an.

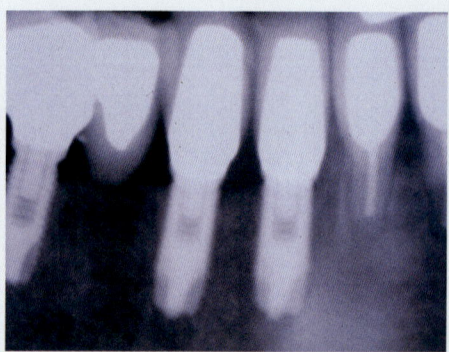

Die Implantate sind in den Knochen eingewachsen.
(Bilder: Dr. O. Zuhr)

Wie lange hält ein Implantat?

Der erste Patient, der sich in den sechziger Jahren Implantate einsetzen ließ, trug darauf bis an sein Lebensende – mehr als 30 Jahre lang – eine Brücke. Er würde sie wahrscheinlich auch heute noch tragen, denn ein korrekt eingesetztes und vollständig eingeheiltes Titanimplantat kann normalerweise nicht kaputtgehen oder sich plötzlich ohne Grund lockern. Dass es trotzdem in der Implantattherapie keine 100%igen Erfolge gibt, liegt in der Hauptsache daran, dass manche Implantate primär nicht einheilen, wobei die Wahrscheinlichkeit in den verschiedenen Bereichen des Kiefers unterschiedlich ist. Rauchen und vor allem schlechte Mundhygiene sind die wesentlichen Risiken, ein Implantat – auch nach Jahren – zu verlieren. Speziell an der Stelle, an der das Implantat durch das Zahnbett tritt, haben Parodontitiskeime leichtes Spiel in den Kieferknochen zu dringen und das Implantatbett zu zerstören. In der Folge kann sich das Implantat lockern und genau wie eine natürliche Wurzel verloren gehen.
Aktuellen Langzeitstudien zufolge liegt das Risiko des Implantatverlustes (bezogen auf 10 Jahre) jedoch bei unter 5%. Umgekehrt ausgedrückt: Von allen Implantaten, die vor 10 Jahren eingesetzt wurden, sind heute noch etwa 95% völlig funktionsfähig.

Wer führt Implantationen durch?

Die Implantation künstlicher Zahnwurzeln führen Zahnärzte nach entsprechender Fortbildung durch. Für umfangreiche oder komplizierte Behandlungen sollte sich der Zahnarzt schwerpunktmäßig mit der Implantologie befassen.

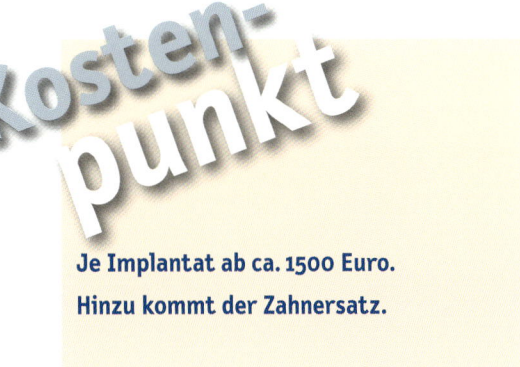

Kosten-punkt

**Je Implantat ab ca. 1500 Euro.
Hinzu kommt der Zahnersatz.**

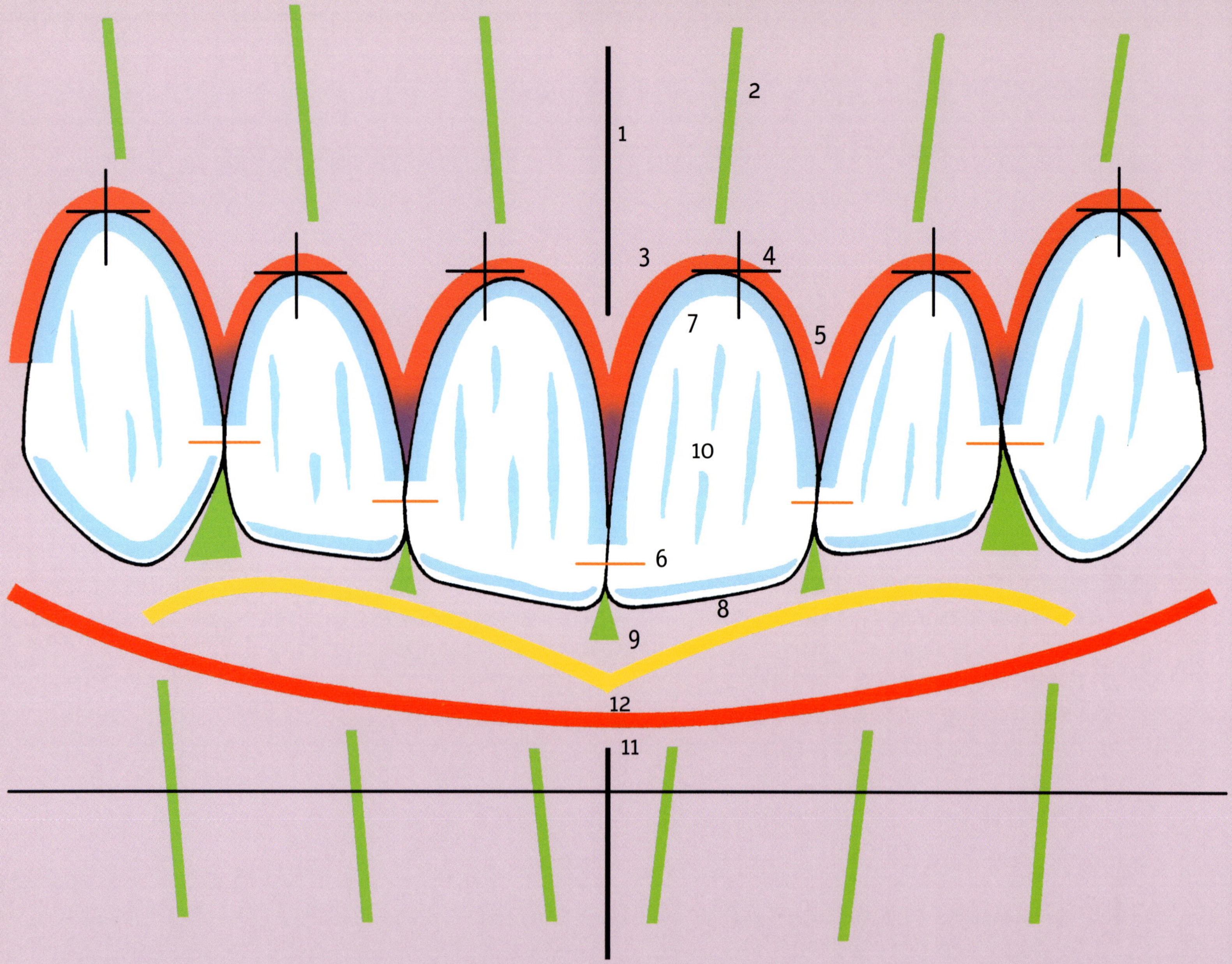

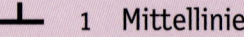

1 Mittellinie
2 Zahnachse
3 Zahnfleischverlauf
4 Zenit des Gingivalsaumes
5 Interdentales Trigonum
6 Interdentaler Kontakt
7 Zahnform
8 Inzisalkante
9 Interinzisalwinkel
10 Furchen/Rillen
11 Lachlinie/Unterlippenverlauf
12 Inzisalkantenverlauf

(Bild: Quintessenz, Berlin)

Vom **Plan** zum **Zahn**

Autor
Dr. Diether Reusch,
Westerburg

Vom Plan zum Zahn

Jeder Bauherr weiß: Das Gelingen seines Bauvorhabens hängt maßgeblich von der sorgfältigen Planung ab. Das ist in der Zahnheilkunde nicht anders. Eine perfekte Ästhetik ist ohne detaillierten Behandlungsplan nicht möglich. Eine optimale Funktion erst recht nicht. Bereits kleine Fehler bei der Rekonstruktion der Zähne können dazu führen, dass die Zahnreihen nicht richtig aufeinander passen. Eine einzige schlecht passende Füllung oder Krone kann eine ungleichmäßige Verteilung der Kaukräfte und somit eine Fehlbelastung der Kiefergelenke bewirken. Die Kiefermuskulatur versucht diesen Fehlkontakt auszugleichen und setzt eine Kettenreaktion muskulärer Verspannungen in Gang – von der Hals- über die Schultermuskulatur bis hin zum Rücken. Neben Zahnschmelzverlust durch Zähneknirschen sind Verspannungskopfschmerzen oder Rückenbeschwerden die häufige Folge.

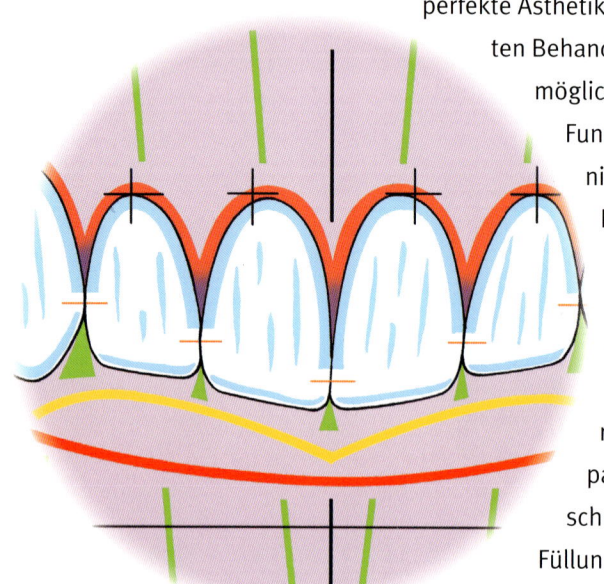

Optimale Ergebnisse bei der Rekonstruktion von Zähnen erfordern eine genaue Behandlungsplanung
(Bild: Quintessenz, Berlin)

Um dies zu vermeiden, muss der Zahnarzt die Stellung und Form der Zähne bereits vor Beginn der Behandlung exakt planen und die Vorgehensweise festlegen. Ist für das angestrebte Ergebnis die Hilfe der Kieferorthopädie erforderlich? Müssen eventuell auch die Kauflächen gesunder Zähne neu gestaltet werden, um ein reibungsloses Zusammenspiel von Ober- und Unterkiefer zu erreichen? Antworten auf diese und viele weitere Fragen erhält der Zahnarzt durch umfassende Analysen der ästhetischen wie auch der funktionellen Situation und anschließender Visualisierung der Behandlungsmöglichkeit. Das angestrebte Resultat wird dazu mit speziellen Ästhetik-Wachsen zunächst auf die Modelle der präparierten Zähne und später in Zusammenarbeit mit dem Zahntechniker direkt im Mund aufmodelliert. Der Zahnarzt spricht dabei von einem Wax-up. Diese Simulation macht den Erfolg der Behandlung bereits im Vorfeld überprüfbar. Zahnarzt, Zahntechniker und Patient gewinnen ein genaues Bild des Machbaren und können sich insbesondere auch über ästhetische Details exakt mit dem Patienten abstimmen.

Die Visualisierung des angestrebten Resultates mit Ästhetik-Wachs:

1

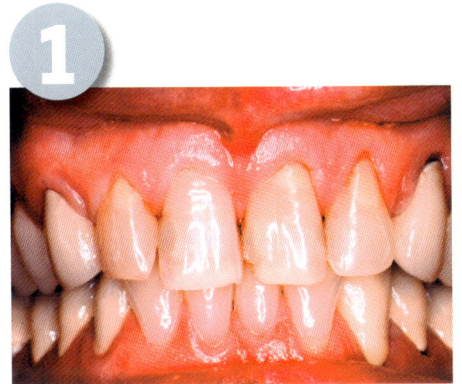

Ausgangssituation

2

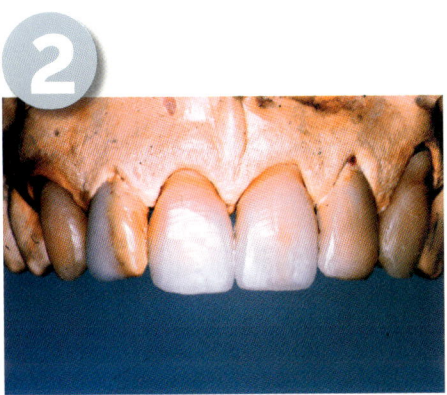

Nach einer umfassenden Problemanalyse wird das angestrebte Ergebnis mit Ästhetik-Wachs zur Kontrolle und Präparationsplanung zunächst auf einem Modell der Zähne simuliert.

3

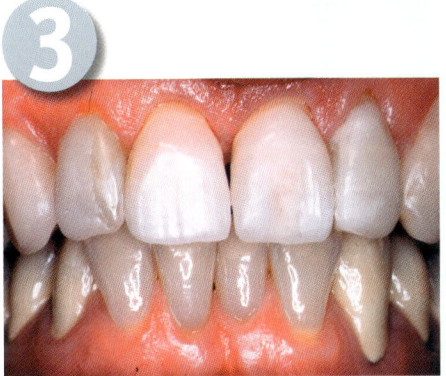

Nach der Präparation der Zähne wird die Restauration zur Festlegung ästhetischer Details noch einmal im Mund mit Wachs visualisiert. Zahnarzt, Zahntechniker und Patient können sich hierbei z.B. exakt über winzige Feinheiten der Form und Oberfläche des Zahnersatzes abstimmen.

4

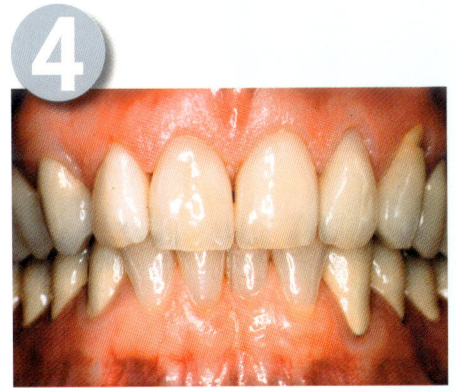

Die Wachs-Planung wird vom Zahntechniker in eine keramische Restauration umgesetzt und schließlich endgültig in den Mund eingegliedert.

(alle Bilder: Dr. D. Reusch)

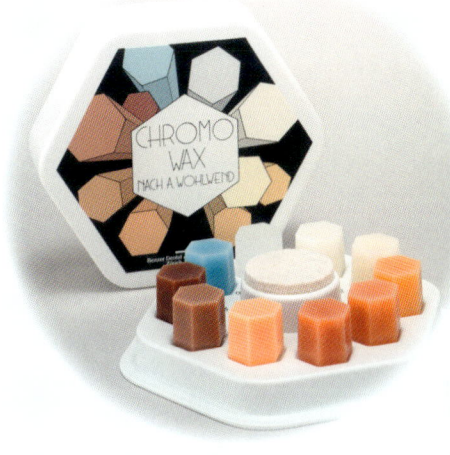

Wachs im unverarbeiteten Zustand (Bild: SW – Dental GmbH)

Dentalwachse sind Kompositionen aus natürlichen und synthetischen Wachsen. Sie sind deutlich Form- und hitzebeständiger als herkömmliche Wachse und stehen in vielen verschiedenen zahnähnlichen Farben zur Verfügung. Mit ihrer Hilfe können Zahnarzt oder Zahntechniker eine Restauration – z.B. Kronen oder Veneers – im Mund und auf einem Modell perfekt simulieren. Dies ermöglicht bereits in der Planungsphase des Zahnersatzes eine optimale Abstimmung und Kontrolle der ästhetischen und funktionellen Möglichkeiten.

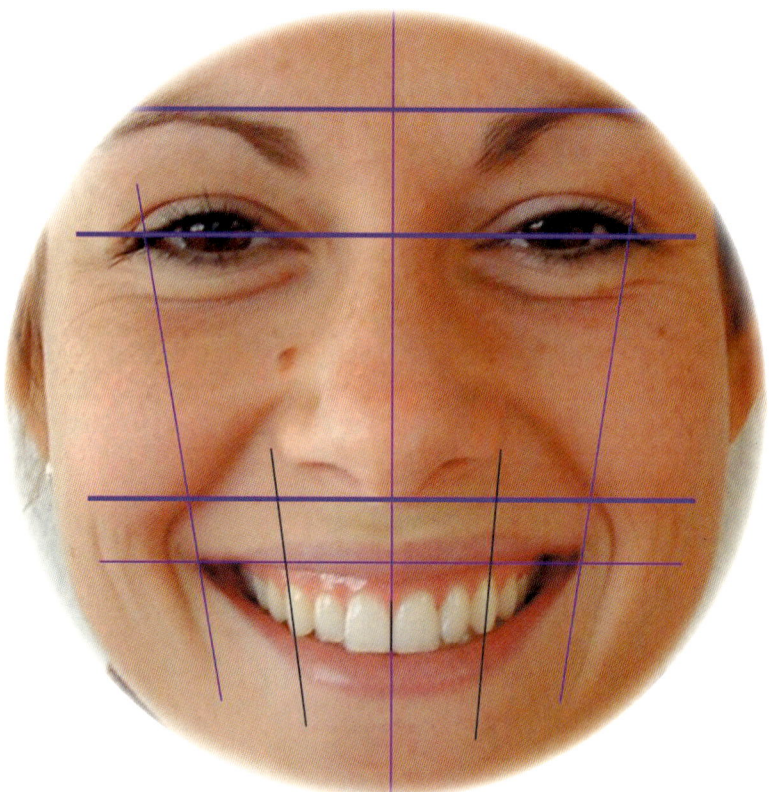

Abb. a: Linien spielen bei der ästhetischen Analyse eine wichtige Rolle.
(Bild: Dr. M. Striegel)

Ästhetische Problemanalyse in Abhängigkeit vom gesamten Gesicht

Im Rahmen der umfangreichen Planung ist die ästhetische Analyse der Zahnreihen der erste Schritt. Die wichtigsten Zähne sind dabei diejenigen, die bei einem breiten Lächeln sichtbar sind. Was stört den Patienten dabei selbst am meisten? Welche Faktoren stören die Harmonie der Zahnreihen objektiv? Grundlage für die objektive Bewertung sind die Gesetzmäßigkeiten der Ästhetik.

• Horizontale und vertikale Linien

Wichtigste Voraussetzung für die perfekte Ästhetik ist, dass die Zähne symmetrisch in der linken und rechten Kieferhälfte eingeordnet sind. Deshalb muss der Zahnarzt zunächst die Mittellinie des Gesichtes ermitteln. Zur Orientierung dienen ihm dabei bestimmte Bezugspunkte wie zum Beispiel die Mitte zwischen den Pupillen sowie die Nasen- und Kinnspitze und – besonders wichtig – der Zwischenraum der mittleren Schneidezähne.

Genauso wichtig sind die horizontalen Ebenen des Gesichtes. Dazu zählt vor allen Dingen die so genannte Bipupillarebene, d.h. die Ebene durch die Mitte der Pupillen im Verhältnis zur oberen Zahnreihe. Bei den meisten Menschen liegen diese Gesichtsebenen parallel zueinander, so dass sich daraus bei einer ästhetischen Restauration keine Probleme ergeben. Wenn aber größere Abweichungen zwischen den Gesichtsebenen bestehen, kann es schwierig werden: Der Zahnarzt kann lediglich die Zähne und den Verlauf des Zahnfleischs korrigieren, nicht aber die übrigen Gesichtszüge. Stellt sich z.B. ein Schiefstand der Augen heraus, müssen Zahnarzt und Patient gemeinsam entscheiden,

Seite 137

ob die Zahnlinie dieser
Ebene folgen oder an der
Ebene der Mundwinkel
ausgerichtet werden soll.

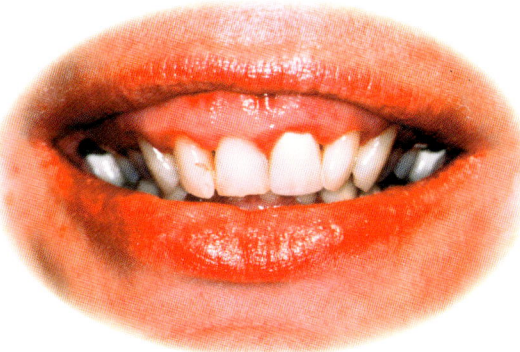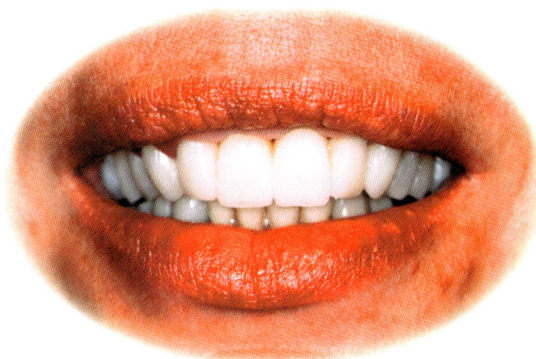

Abb. b: Häufiges Problem: Eine
zu hohe Lachlinie (Gummy-
Smile). Beim Lächeln wird
zuviel Zahnfleisch sichtbar.

Abb. c: Bei der Rekonstruktion
(minimal invasiv) wurde die Lachlinie
optimiert.
(Bilder: Dr. D. Reusch)

• Lachlinie

Bei einem ästhetisch schönen Lächeln
verläuft die Schneidekantenlinie der
Oberkieferzähne parallel zur Linie der
Unterlippe. Der dabei sichtbare Zahn-
fleischanteil beträgt nur wenige Milli-
meter. Oft verläuft die Schneidekantenlinie jedoch zu gerade oder umgekehrt
zur Lippenlinie. Bei manchen Menschen
ist beim Lächeln zuviel Zahnfleisch
sichtbar oder die Linie wirkt durch freiliegende Zahnhälse unharmonisch. Diese Faktoren werden bei der Analyse der
Lachlinie erfasst (Abb. b und c).

• Zahnfehlstellungen

Idealerweise reihen sich die Zähne im
Kiefer so regelmäßig aneinander, wie
Perlen an einer Kette. Der Zahnbogen
– d.h. die Form der Zahnreihe – sollte
dabei im Oberkiefer einer halben Ellipse
und im Unterkiefer einer Parabel gleichen. Schiefstehende, verdrehte
oder abgekippte Zähne stören
die Harmonie des Lächelns
genauso wie ein unförmiger
Zahnbogen (Abb. c und d).

Abb. e: Verschachtelte Zähne
stören die Harmonie.

• Zahnform und -länge

Entsprechen Zahnform und -größe dem
Alter, Geschlecht und dem persönlichen
Geschmack des Patienten? Stimmt vor
allen Dingen das Längenverhältnis der
Zähne untereinander? Harmonisch wirkt
es, wenn die beiden großen Schneidezähne etwas länger sind als ihre unmit-
telbaren Nachbarn.

Abb. d: Mit Veneers wurden die
Fehlstellungen korrigiert.

Abb. f: Die exakte Farb-
bestimmung von Zahnersatz ist
nur mit individuell angefertigten
keramischen Farbmustern
möglich.
(Bild: Gérald Ubassy)

• Oberflächenstruktur und Zahnfarbe

Die exakte Analyse und Erfassung der Zahnoberflächenstruktur spielt bei der Gestaltung von Zahnersatz eine besonders wichtige Rolle. Das gilt erst recht, wenn die Restauration nur einzelne Zähne betrifft, also natürliche Nachbarn zum direkten Vergleich einladen. Fehlen die charakteristischen Eigenheiten – z.B. Glanzgrad oder feine Rillen – wirkt Zahnersatz oft unnatürlich. Eine aufwändige Farbanpassung des Zahnersatzes an die natürliche Zahnsubstanz mit keramischen Mustern (Abb. f) ist deshalb nur dann sinnvoll, wenn auch die Oberflächenstruktur exakt analysiert und reproduziert wird (Abb. g).

Abb. g: Die gekonnte Realisierung der Oberflächenstruktur (hier auf dem Modell zur Verdeutlichung eingefärbt) lässt den Zahnersatz besonders natürlich wirken (Bild: Dr. D. Reusch)

Funktionelle Analyse in Abhängigkeit vom Unterkiefer

Die Zähne sind von der Natur auf Mikrometergenauigkeit ausgelegt. Für eine optimale Kaufunktion müssen die Zähne im Ober- und Unterkiefer so genau ineinander greifen wie die Rädchen in einem Uhrwerk. Um Fehlfunktionen bei der Herstellung von Zahnersatz zu vermeiden oder bereits vorhandene Dysharmonien zu korrigieren, reicht die einfache klinische Untersuchung deshalb nicht aus. Das gilt insbesondere, wenn der Präparation später so wenig wie möglich gesunde Zahnsubstanz zum Opfer fallen soll (siehe Kap. 8 und 9). Zusätzlich benötigt der Zahnarzt präzise Messwerte, die sich nur mit hochsensiblen gnathologischen* Analyseinstrumenten ermitteln lassen. Mit ihrer Hilfe kann er die individuellen Kaubewegungen des Kiefers und die dabei einwirkenden Kräfte exakt nachvollziehen (siehe Kasten).

• Kraftaufnahme

Die Frage der Kraftaufnahme spielt bei der Funktionsanalyse eine besonders wichtige Rolle: Welche Zähne nehmen

*Gnathologie ist die Lehre des harmonischen Zusammenspiels aller Elemente des Kauorgans

Seite 139

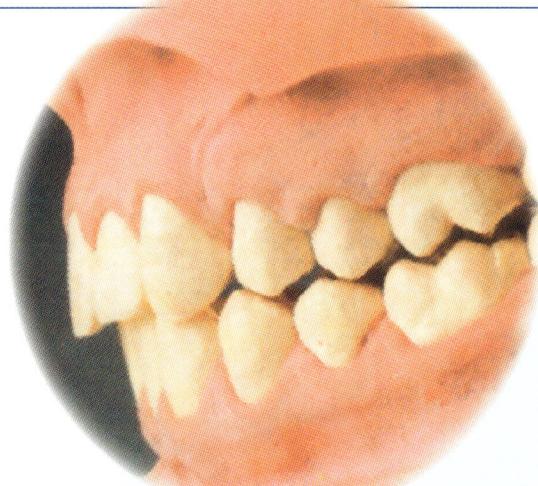

Die Höcker und die feinen Einkerbungen (Fissuren) der Seitenzähne müssen, z.B. bei der Nahrungszerkleinerung, reibungslose Gleitbewegungen des Unterkiefers ermöglichen – sowohl beim Vor- und Zurückschieben des Unterkiefers wie auch bei seitlichen Bewegungen.

primär die Kräfte beim Zusammenbiss auf? Die Natur hat diese Aufgabe den Seitenzähnen zugeschrieben. Die Frontzähne und die sie umgebende dünne Knochenlamelle werden dadurch geschützt. Durch Simulation des Zusammenbiss im Artikulator kann der Zahnarzt ermitteln, wie er die Restauration gestalten muss, um die korrekte Kraftaufnahme der Seitenzähne beizubehalten oder ggf. wieder herzustellen.

Wie läuft eine instrumentelle Funktionsanalyse ab?

• Kaubewegungen – Nahrungszerkleinerung

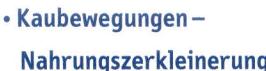

Die Nahrungszerkleinerung zählt zu den primären Aufgaben der Zahnreihen. Die Höcker und die feinen Einkerbungen (Fissuren) der Seitenzähne müssen hierbei reibungslose Gleitbewegungen der Zähne ermöglichen, sowohl beim Vor- und Zurückschieben des Unterkiefers wie auch bei seitlichen Bewegungen. Jeder Fehlkontakt oder Blockaden der Gleitbewegungen, z.B. durch einen falsch stehenden Zahnhöcker, kann zu einer Überlastung des gesamten Kausystems führen. Muskeln, Kiefergelenke und nicht zuletzt auch die Zähne selbst können Schaden nehmen. Denn: In Kiefergelenksnähe sind die einwirkenden Kräfte um ein Vielfaches größer als

Im ersten Schritt werden anhand von Abformungen der oberen und unteren Zahnreihe naturgetreue Modelle der Kiefersituation angefertigt. Mit Hilfe eines so genannten Gesichtsbogens ermittelt der Zahnarzt außerdem die Lage des Oberkiefers zur Schädelbasis. Elektronisch werden die Kaubewegungen des Unterkiefers

sowie die dabei herrschende Kräfteverteilung aufgezeichnet (Abb. a). Die ermittelten Messwerte werden mit den Kiefermodellen in einen Unterkieferbewegungssimulator (Artikulator) übertragen (Abb. b). In diesem Gerät kann der Zahnarzt die komplizierten Kaubewegungen exakt nachahmen und mögliche Störungen eruieren.

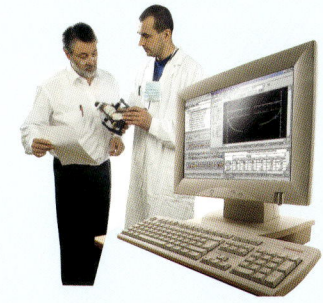

Abb. a: Elektronisches Bewegungsvermessungsgerät

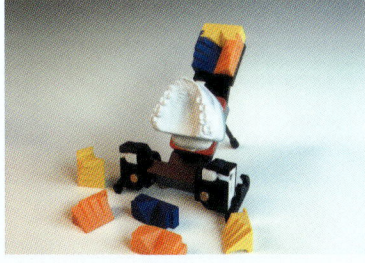

Abb. b: Unterkieferbewegungssimulator (Artikulator)
(Bilder: Gamma)

vorne im Bereich der Schneidezähne. Das ist ganz ähnlich wie bei einer Schere: Auch hier ist die Schneidekraft weiter hinten am Gelenk sehr viel größer als an der Spitze.

Mit Hilfe des Artikulators kann der Zahnarzt die Verhältnisse exakt abklären und bei der Gestaltung des Zahnersatzes berücksichtigen. Von Natur aus ungünstig angelegte Zahnhöcker kann der Zahnarzt ggf. mit Hilfe keramischer Chips bzw. Inlays (siehe auch occlusal tables, S. 8) verschieben. Um dabei minimalinvasiv, d.h. mit geringstmöglichem Verlust an gesunder Zahnsubstanz, vorgehen zu können, ist eine hochpräzise Planung der erforderlichen Präparationen unverzichtbar.

Die Restauration der Zähne unter funktionellen Aspekten:

So geht der Zahnarzt bei der Behandlungsplanung vor:

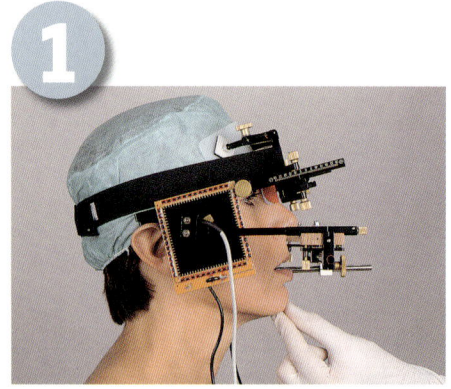

Am Anfang steht die instrumentelle Funktionsanalyse mit verschiedenen gnathologischen Instrumenten. Mit dem abgebildeten Gerät werden die Kaubewegungen des Unterkiefers und die dabei herrschende Kräfteverteilung aufgezeichnet.

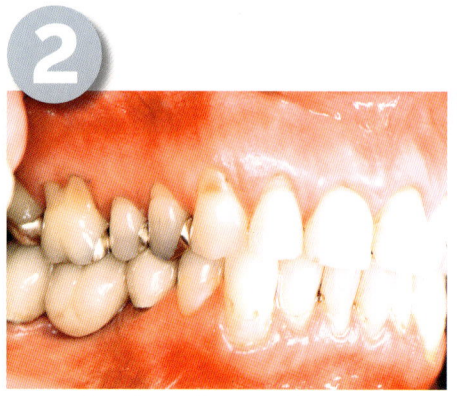

Das Ergebnis der Analyse: Ein leichter Überbiss macht eine präzise Steuerung der Kaubewegung unmöglich. Zudem fehlt der für die Gleitbewegung der Seitenzähne erforderliche Freiraum.

Seite 141

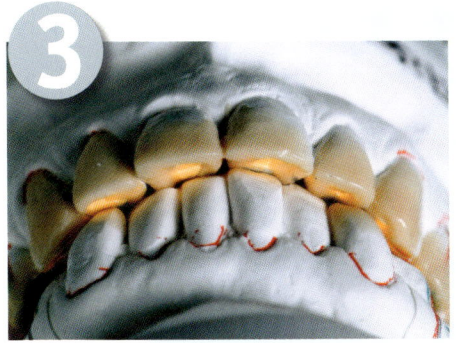

Eine Verbreiterung des Zahnbogens mit einer teilweisen Umstellung der Zahnhöcker sowie eine Verlängerung der Zähne sollen Abhilfe schaffen. Die erforderlichen Behandlungsmaßnahmen werden auf dem Modell simuliert und der Erfolg mit dem Artikulator kontrolliert.

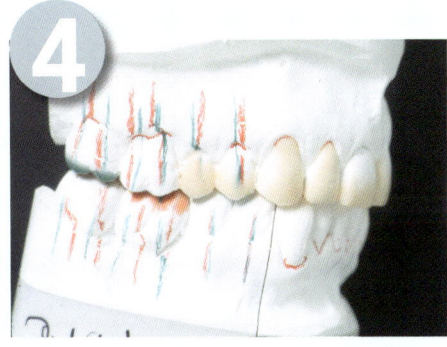

Damit der Restauration so wenig wie möglich gesunde Zahnsubstanz zum Opfer fällt, plant der Zahnarzt nun auf dem Modell exakt die Präparationen.

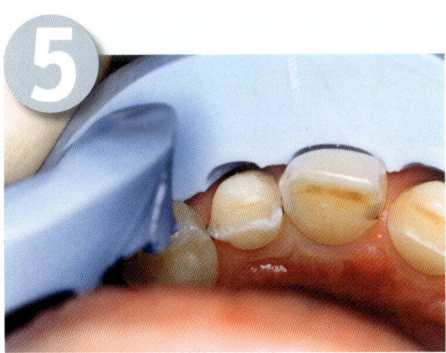

Aus Silikon fertigt der Zahnarzt einen Schlüssel an, mit dessen Hilfe er die Präparation der Zähne entsprechend der Planung kontrollieren kann.

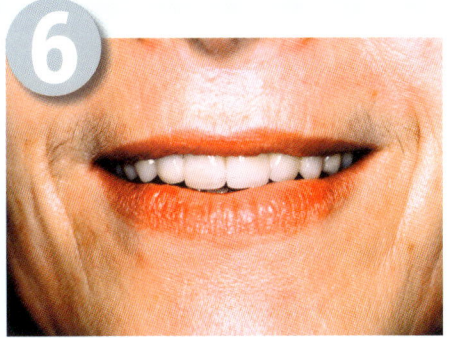

Zur letzten Kontrolle und Abstimmung der ästhetischen Details wird die Restauration noch einmal auf den abgeschliffenen Zähnen mit Wachs simuliert (Wax-up).

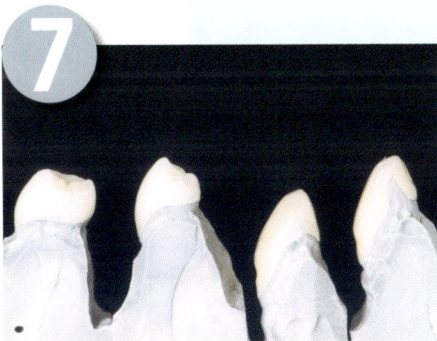

Die zahntechnische Umsetzung des Wax-up: Hauchdünne Keramikteile von höchster Passgenauigkeit.

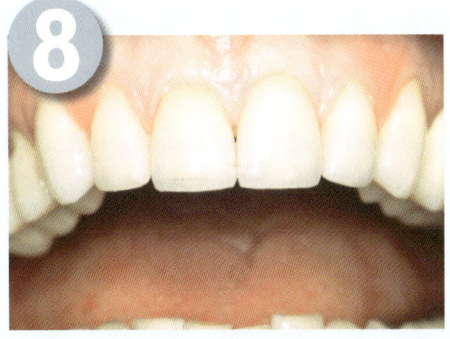

Die keramischen Schmuckstücke im Mund der Patientin: Wiederherstellung von Funktion und Ästhetik auf höchstem Niveau.

(alle Bilder: Dr. D. Reusch)

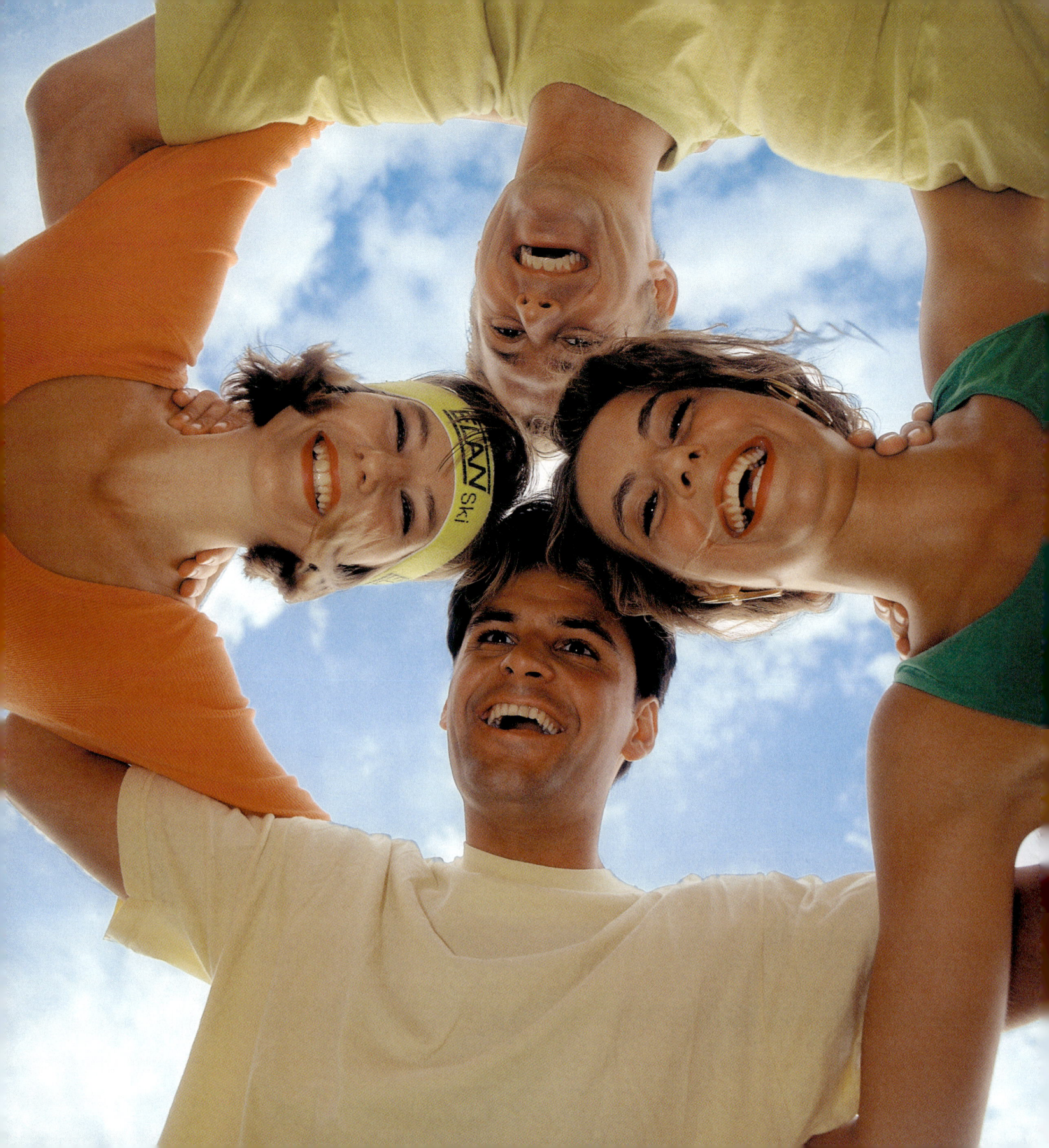

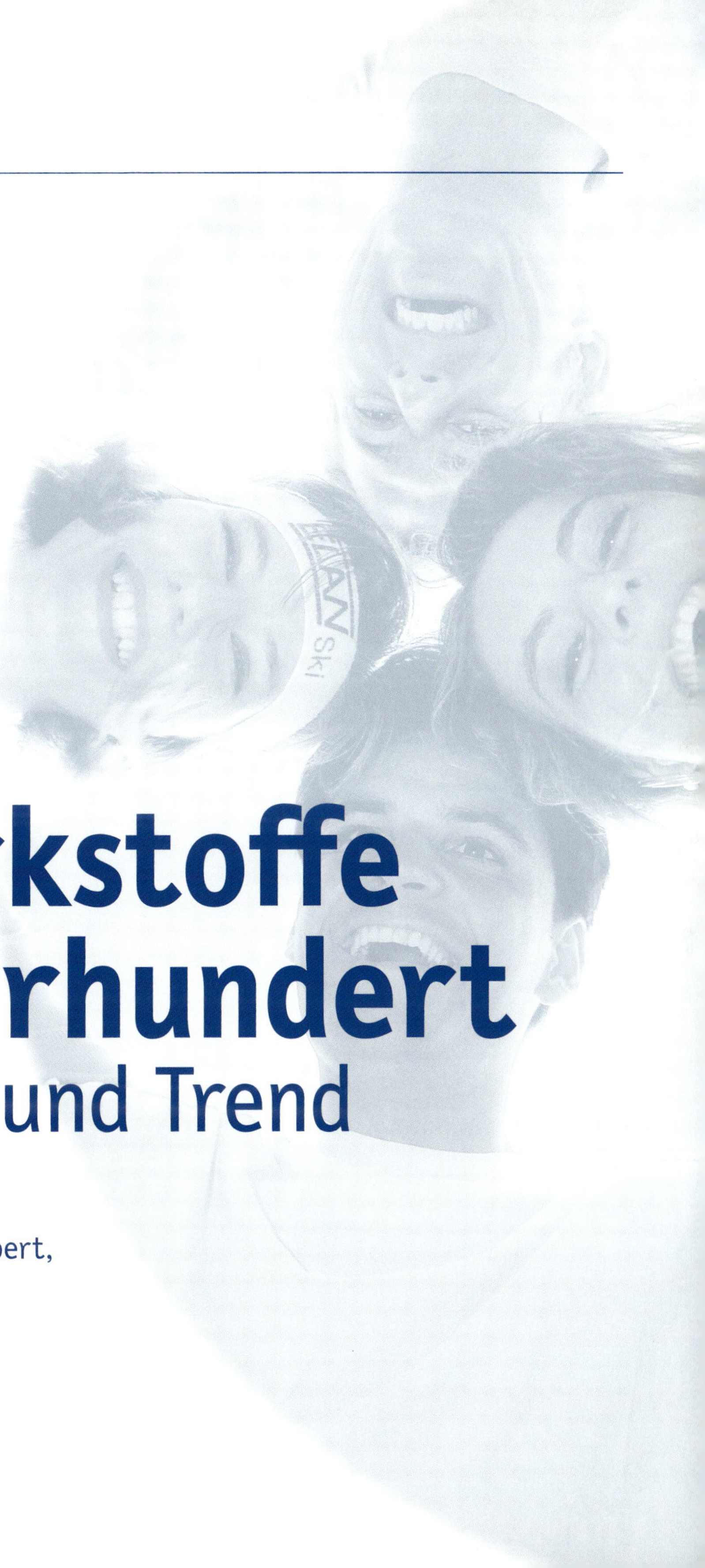

Zahnärztliche
Werkstoffe
im 21. Jahrhundert
Entwicklungen und Trend

Autor
Prof. Heinrich Kappert,
Liechtenstein

Zahnärztliche Werkstoffe im 21. Jahrhundert: Entwicklungen und Trends

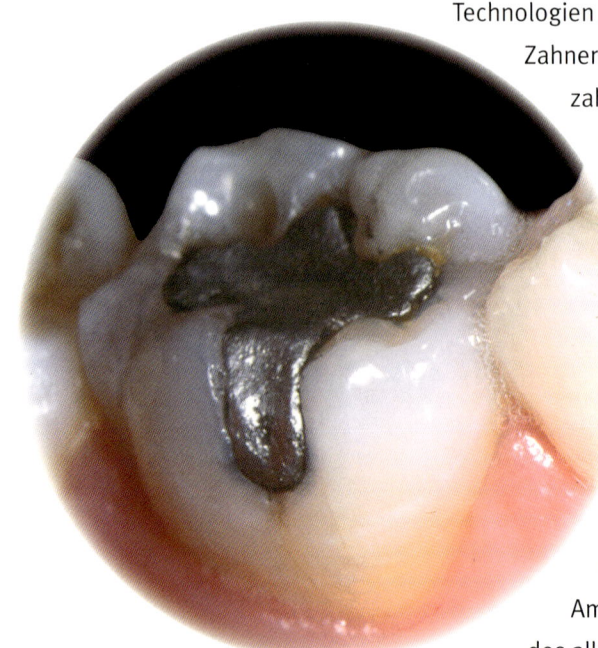

Stellt die Amalgamfüllung wirklich eine Gefahr für die Gesundheit dar? Bis heute konnte dies nicht bewiesen werden. Die jahrelange Diskussion hat jedoch zu einer rasanten Entwicklung der Dentalwerkstoffe geführt.

Versetzen wir uns kurzfristig etwas mehr als zehn Jahre zurück und betrachten die damals verfügbaren Werkstoffe und Technologien zur Herstellung von Zahnersatz aus Sicht der zahnärztlich wissenschaftlichen Forschung und auch aus Sicht der öffentlichen Meinung: Damals stand die Frage der Biokompatibilität (Verträglichkeit) von Dentallegierungen einschließlich des Amalgams im Zentrum des allgemeinen Interesses. Die Diskussion wurde besonders heftig in Deutschland geführt, aber auch andere Länder, wie z.B. Schweden, und europäische Gremien mussten sich mit der Frage auseinander setzen, ob Dentallegierung bestimmte Erkrankungen, Allergien und sogar Vergiftungserscheinungen auslösen können. Die zahnärztliche Wissenschaft, einschließlich der zahnärztlichen Werkstoffkunde,

konnte auf die von der Öffentlichkeit gestellten Fragen keine schlüssigen Antworten geben. Das damalige Bundesgesundheitsamt (BGA) griff die zur Diskussion stehenden Verdachtsfälle von unerwünschten Nebenwirkungen bei Dentallegierungen auf und rief im Frühjahr 1993 eine Expertenkommission zusammen. Als Resultat wurden daraufhin Empfehlungen zur Verwendung dieser Legierungen (1. August 1993) herausgegeben. Darin hieß es, es gäbe Hinweise, dass Pd-Cu-Legierungen in Abhängigkeit vom Vorhandensein weiterer Bestandteile, wie Indium und Gallium, als unverträglich anzusehen seien. Dieser Empfehlung lagen zwar keine wissenschaftlichen Erkenntnisse zugrunde, haben aber zu einer Beruhigung und insbesondere zu neuen Entwicklungen der Dentalindustrie geführt.

Entwicklungen bei den Dentallegierungen und Edelmetallen

Unter Verzicht auf die oben angesprochenen Elemente Indium und Gallium und teilweise auch unter Verzicht auf Palladium und Kupfer wurden neue so genannte Biolegierungen entwickelt, in denen nur – nach heutigem Kenntnisstand – biologisch unbedenkliche Bestandteile enthalten sind und die eine hohe Korrosionsbeständigkeit besitzen. Diese Legierungen eignen sich hervorragend für reine Gussinlays oder -kronen. Beim Aufbrennen zahnfarbener Keramikverblendungen konnte jedoch das Korrosionsproblem nicht gelöst werden. Nach dem Brand ist das Metallgerüst besonders anfällig für elektrochemische Reaktionen mit der Umgebung, natürlich nicht da, wo die Keramik aufgebrannt wird, sondern da, wo keine Keramikverblendung vorgesehen ist, also z.B. an hinteren (gemäß Kassenzahnärztlicher Richtlinien) nicht zu verblendenden Brückengliedern, an Kronenrändern ohne keramische Schulter, aber auch an der Kontaktfläche von Implantaten und dem dazugehörigen Zahnaufbau.

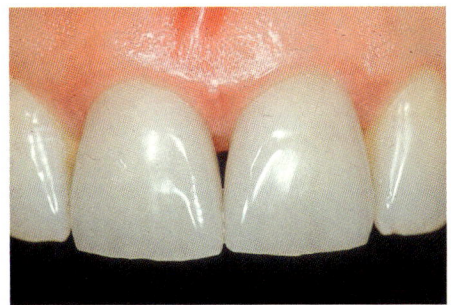

Abb. b: Ausgeheilte Zahnfleischsäume nach einwöchiger Tragezeit der Provisorien (Foto: ZTM R. Gläser, Freiburg)

Titan und Galvanotechnik

So kamen andere Entwicklungen auf Basis von Edelmetallen zur weiteren Entfaltung, allem voran aber auch Titan und die Galvanotechnik. Für implantatgetragenen Zahnersatz, so genannte Suprakonstruktionen, haben sich beide Techniken bzw. Werkstoffe als besonders geeignet herausgestellt: Titan wegen seiner Artgleichheit mit dem gängigsten Implantatwerkstoff und das Feingold der Galvanotechnik wegen der guten Passgenauigkeit der Rekonstruktionen und der Gleitfähigkeit auf Teleskopen. Beide Werkstoffe besitzen aus werkstoffkundlicher Sicht und auch gemäß

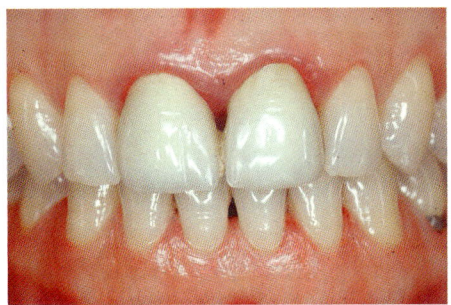

Abb. a: Verfärbte Zahnfleischsäume am marginalen Rand metallkeramischer Kronen (Foto: ZA M. Simon, ZTM R. Gläser, Freiburg)

Abb. a

Oxidierter metallischer Kronenrand mit erhöhten Korrosionsraten von den entfernten Kronen:
a) lichtmikroskopisch,
b) rasterelektronenmikroskopisch
(Foto: ZTM R. Gläser, Freiburg)

Abb. b

zahntechnischer und zahnärztlicher Erfahrung eine ausgezeichnete Korrosionsbeständigkeit und Biokompatibilität. So wie die Implantologie einen festen Platz in der Zahnheilkunde mit einem soliden Wachstumspotential einnehmen konnte, werden voraussichtlich auch beide Technologien und Werkstoffe, Titan und Feingold, zunehmend Anwendung finden.

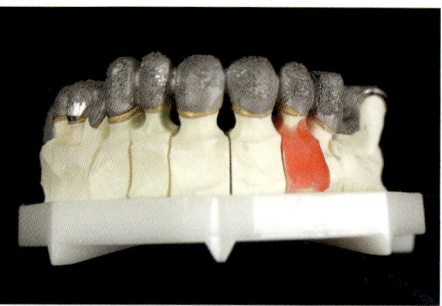

Abb. c: Ein Gerüst aus einer CoCr-Legierung gibt der Rekonstruktion die nötige Stabilität (zahntechnische Fertigung und Bildmaterial von ZTM J. Becker, D- Angerbachtal)

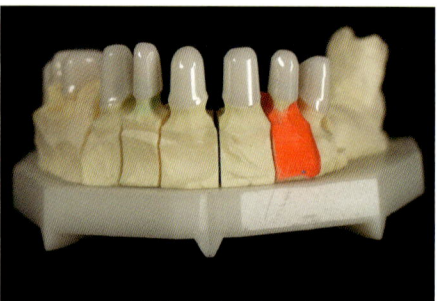

Abb. a: Der erste Schritt einer umfangreichen Galvanorestauration: Die Primär-Teleskope aus Zirkoniumoxid auf dem Modell (DC Zirkon von DCS, CH-Allschwil, zahntechnische Fertigung und Bildmaterial von ZTM J. Becker, D- Angerbachtal)

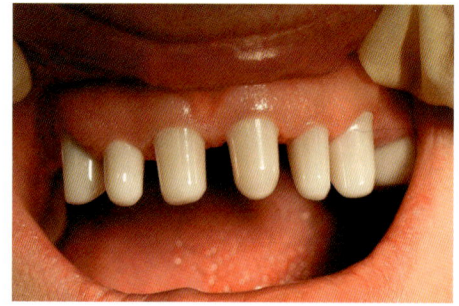

Abb. d: Die Primär-Teleskope werden auf die beschliffenen Zähne aufzementiert (zahntechnische Fertigung und Bildmaterial von ZTM J. Becker, D- Angerbachtal)

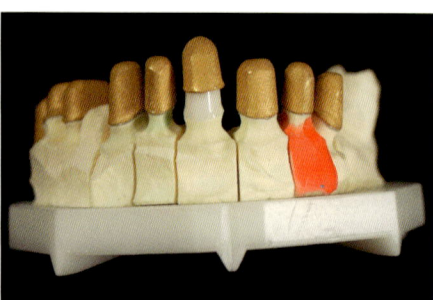

Abb. b: Auf den passgenauen Galvanokappen aus AGC Gold wird der Zahnersatz aufgebaut (Wieland, D-Pforzheim, zahntechnische Fertigung und Bildmaterial von ZTM J. Becker, D- Angerbachtal)

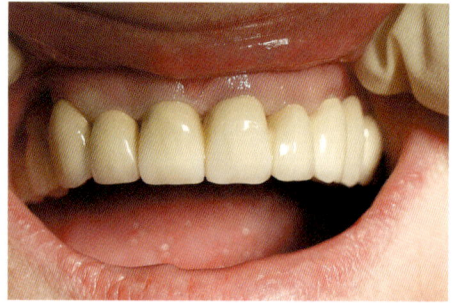

Abb. e: Das Schlussbild mit der keramisch verblendeten Teleskoparbeit (zahntechnische Fertigung und Bildmaterial von ZTM J. Becker, D- Angerbachtal)

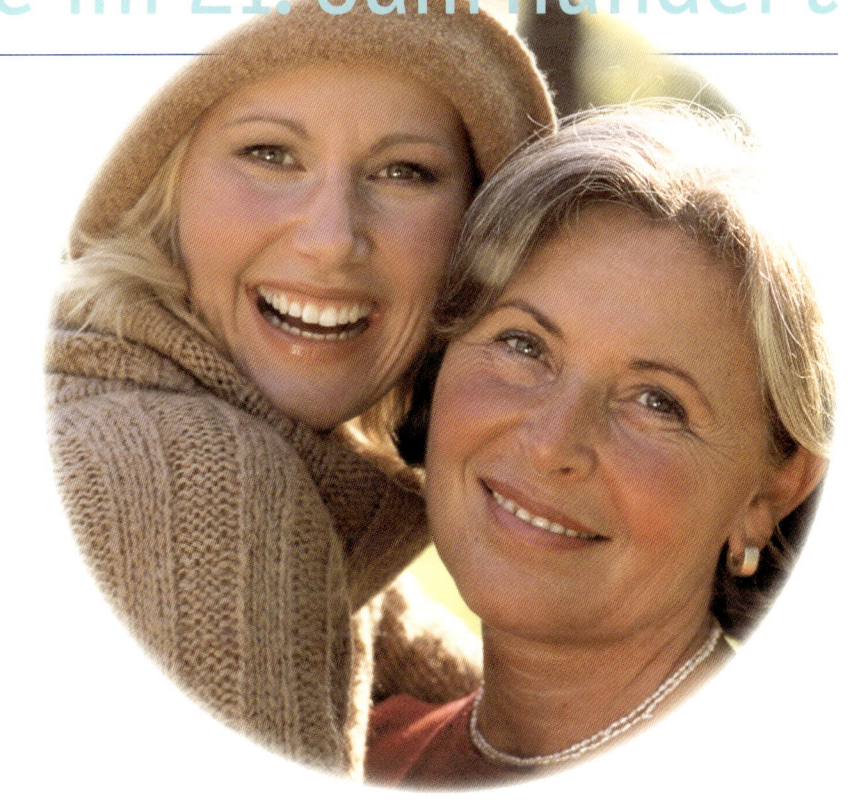

Entwicklungen bei den metallfreien Dentalmaterialien

Parallel zur Weiterentwicklung der Metalle haben die vermeintlich misslichen Erfahrungen der achtziger und neunziger Jahre eine vehemente Suche nach metallfreien Möglichkeiten für den Ersatz verlorener Zahnsubstanz ausgelöst. Neben der Triebfeder „Biokompatibilität" ist hierbei die Aussicht auf zahnfarbenen, natürlich aussehenden Zahnersatz eine zusätzliche Antriebskraft. Die Varianten Keramik und Kunststoff mit vielen verschiedenen Mischformen der keramisch optimierten Komposite (Ceromere) bis zu den organisch modifizierten Keramiken (Ormocere) mit und ohne Glasfaserverstärkung kommen hier zur mehr oder weniger erfolgreichen Anwendung.

Komposite

Komposite sind Kunststoffe mit einem hohen Anteil von Quarz-, Glas- und anderen Partikeln. Hauptproblem bei der Anwendung von Kompositen für die prothetische Versorgung mit festsitzendem Zahnersatz ist nach wie vor die im Vergleich zu Keramiken geringere Abrasions- und Farbbeständigkeit. Ansonsten ist gegen eine Einzelzahnversorgung mit Kompositen mit oder ohne Metallunterstützung nichts einzuwenden. Die Festigkeit moderner Kunststoffe reicht hierfür aus. Interessant ist der Aspekt, eine beschädigte oder farbveränderte Kompositerestauration im Munde wieder reparieren bzw. korrigieren zu können. Die Methoden und Werkstoffe hierzu müssten hierzu jedoch aufgearbeitet und optimiert werden.
Bei einer Brückenversorgung aus Kompositen ohne Metallunterstützung bestehen dagegen noch ernsthafte Bedenken.

Keramik

Schon Ende des 19. Jahrhunderts wurde mit der Herstellung von vollkeramischen Kronen begonnen. Diese so genannten Mantel- oder Jacketkronen waren bis zur Entwicklung der metallkeramischen Systeme in den 50er Jahren die einzige festsitzende ästhetische Restaurationsmöglichkeit für den Frontzahnbereich. Durch die Weiterentwicklung und Verbesserung keramisch verblendeter Metallkronen und Brücken wurde diese Technik, deren Nachteil in einer hohen Bruchwahrscheinlichkeit liegt, jedoch kaum noch angewendet. Der Grund für das häufige Bruchversagen von Jacketkronen ist in der geringen Festigkeit der Keramik und im schlechten Randschluss zu suchen.

Zu Beginn der 80er Jahre setzte die Entwicklung gießbarer keramischer Restaurationen mit dem Dicor-System ein, die zuerst in Wachs modelliert wurden und sich vor allem für die Herstellung von Einlagefüllungen bewährt haben. Durch die mangelnde Biege- und Zugfestigkeit des Materials konnten sich die Produkte nicht auf dem Markt behaupten. Außerdem wurde es allgemein als Nachteil empfunden, dass Dicor-Restaurationen lediglich weißlich transluzent waren und

für eine ästhetische Anpassung an die natürlichen Zähne nur noch oberflächlich bemalt werden konnten.

Ende der 80er Jahre wurde erstmals eine Keramik entwickelt (In-Ceram), deren Biegefestigkeit so hoch war, dass die Festigkeitswerte von Restaurationen aus diesem Werkstoff denen der Metallkeramik nahezu gleich kamen. Die Bruchfestigkeit dieser Kronen entsprach somit der von metallkeramischen Kronen. Besonders wichtig: im Verlauf des Herstellungsverfahrens zahnärztlicher Restaurationen gibt es keine Materialschrumpfung. Das Zurückziehen von Kronenrändern, das Auffüllen von Rissen und Spalten nach dem ersten, zweiten und dritten Brand war bei der Herstellung größerer Restaurationen kein Thema mehr. Passgenaue Brücken beliebiger Größe, begrenzt nur durch Festigkeitsprobleme, waren erstmals machbar.

Das fast gleichzeitige Erscheinen des IPS-Empress-Systems, Ende der 80er Jahre, tat sein Übriges zum Durchbruch des vollkeramischen Zahnersatzes. Es handelt sich dabei um eine Glaskeramik, die durch Wärmevorbehandlung in einen plastischen Zustand versetzt und dann

Seite 149

in eine Hohlform gepresst wird. Sie wird deshalb auch Presskeramik genannt.

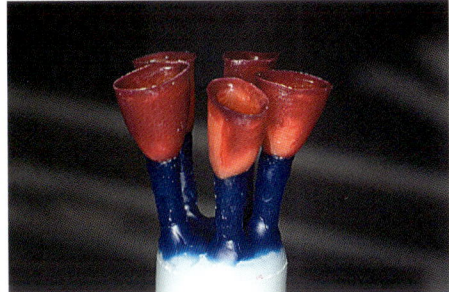

Abb. a

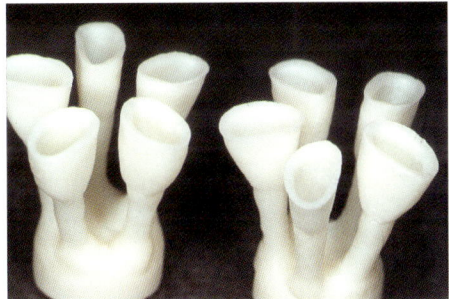

Abb. b

Maßstabsgetreue Umsetzung eines Wachsmodells (a) für Kronenkappen in die Presskeramik Empress 2 (b)

Zu den Vorteilen dieser Keramik zählt vor allem die hohe Homogenität des Materials, das heißt seine zahnähnlichen Eigenschaften. Zudem ermöglicht sie eine hohe Präzision und Transluzenz des Zahnersatzes. Dadurch wird ein großer Teil des einfallenden Lichts in die Keramik hineingeleitet. Es kommt zum so genannten „Chamäleoneffekt". Die Restauration passt sich hierbei der Umgebungsfarbe an.

Bis heute ist die Palette der vollkeramischen Systeme vielfältig angewachsen und erfüllt verschiedene Ansprüche. Sie ermöglichen nicht nur die Herstellung von Einlagefüllungen, Teilkronen, Veneers und Kronen, auch mehrspännige festsitzende Brücken können heute ganz aus zahnfarbener Keramik angefertigt werden. Unterschiede zur eigenen Zahnsubstanz sind hierbei praktisch nicht mehr erkennbar.

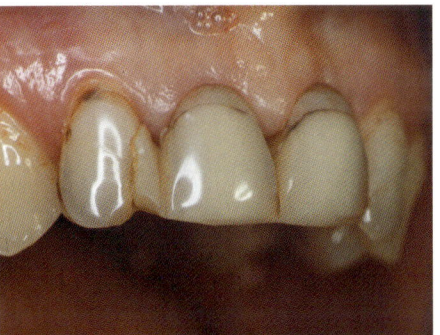

Abb. a

Ausgangssituation. Eine schadhafte Metallkeramikrestauration

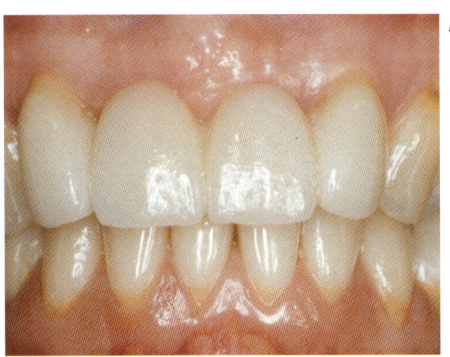

Abb. b

Endsituation. Die neue Versorgung mit Empress 2 (Ivoclar Vivadent, FL Schaan)

Neue Trends zeichnen sich derzeit bei der Herstellung von Zahnersatz ab: Wurden die Keramiken bisher durch Pressung des erwärmten Materials in die angestrebte Form gebracht, geht man heute immer mehr dazu über, die Restaurationen aus einem Keramikblock herauszuschleifen (CAD/CAM Technik). Hochfeste Oxidkeramiken und verschiedene computerunterstützte Frässysteme stehen dazu bereit.

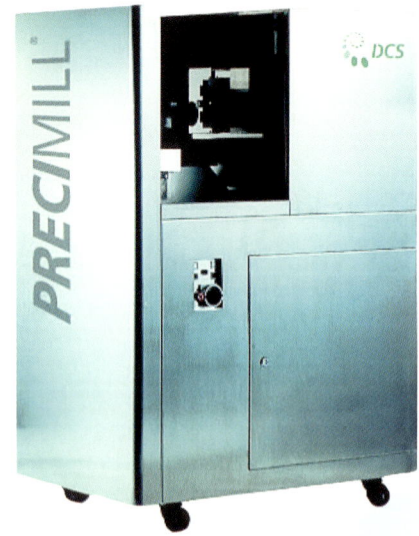

Abb. a

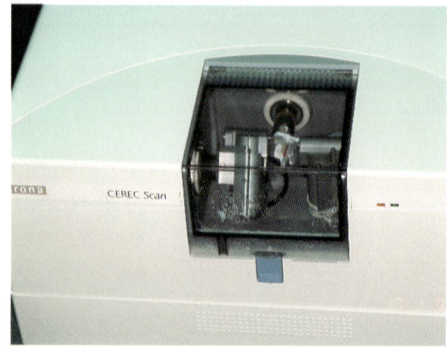

Abb. a

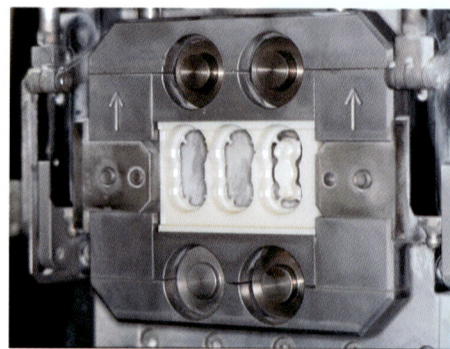

Abb. b

Schleifeinheit (Precimill, DCS Dental, CH Allschwil) (a) zur computergesteuerten Fertigung von Zahnersatz aus Zirkoniumoxid (b)

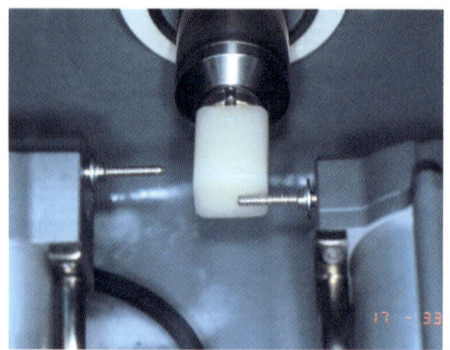

Abb. b

Abb. a und b: Scan- und Schleifeinheit CEREC-Scan (Sirona, D- Bensheim) zur Herstellung zahnärztlicher Restaurationen (a) aus vorgefertigten Keramikblöcken (b)

Seite 151

Sicher ist, dass sich hier eine rasante Entwicklung anbahnt. Fortschritt ist noch nie daran gescheitert, dass wir etwas nicht können, sondern wird nur dadurch behindert, verzögert, weil wir etwas nicht kennen. Hier sind die Vorarbeiten geleistet, das Endziel – hochfeste zahnärztliche Restaurationen, vergleichbar mit Metallkeramik, aber vorteilhaft hinsichtlich Ästhetik und Biokompatibilität – ist bekannt.

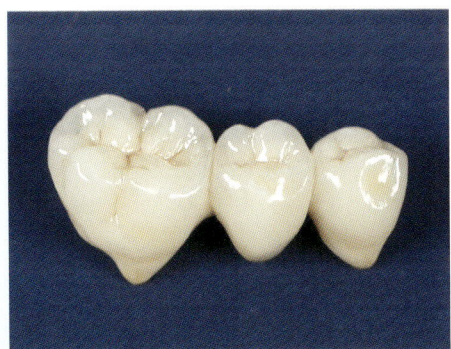

Abb. a

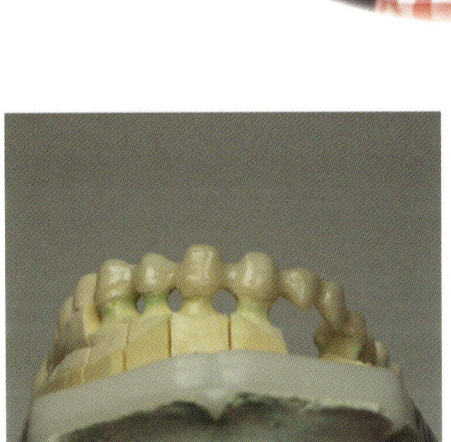

Brückengerüst für eine 7-gliedrige Brücke aus DC Zirkon (DCS Dental AG, CH Allschwil, zahntechnische Fertigung und Bildmaterial von ZTM J. Becker, D- Angerbachtal)

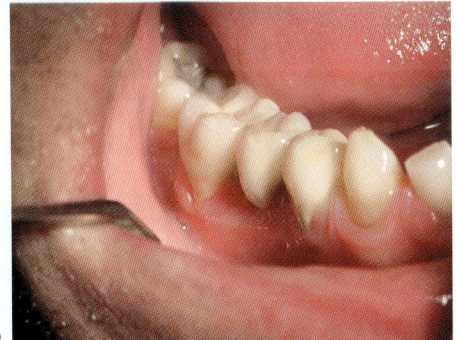

Abb. b

Zirkoniumoxidgestützte dreigliedrige Brücke für die Versorgung einer Zahnlücke im Unterkiefer nach Fertigung (a) und im Mund (b)

13

Material	Einsatzbereiche	Haltbarkeit (Verschleiß- und Bruchfestigkeit)	Mundbeständigkeit	Verträglichkeit	Ästhetik
Amalgam	Seitenzahnfüllungen	Sehr gut, auch für größere Füllungen geeignet	Bei korrekter Verarbeitung sehr gut	Umstritten aufgrund seines Quecksilberge-haltes. Im Einzelfall sind Allergien möglich	Keine
Komposit	Front- und Seitenzahnfüllungen, Veneers, Inlays, Onlays, Kronen	Materialabhängig starke Unterschiede in Verschleiß und Bruchfestigkeit	Bedingt, Hauptproblem sind (neben der Abrasion) Verfärbungen, material-spezifisch unterschiedlich	Allergien und lokal toxische Erscheinungen sind möglich, abhängig von zahntechnischer und zahnärztlicher Verarbeitung (vollständige oder unzureich-ende Polymerisation)	Gut bis sehr gut
Feingold	Inlays, Teil- und Vollkronen, auch Galvanokronen für die Seitenzähne, mit Keramik- oder Kunststoffverblendung, teleskopierende Primär- und Sekundärteile	Anfällig für Verformung und Abrasion, darum nur mit Verblendung anwendbar (außer Stopfgold als Zahnhalsfüllung)	Gut	Sehr gut, dennoch ist eine allergische Sensibilisierung auf Gold möglich (ebenso wie auch im Schmuckbereich)	Mit Verblendung gut
Titan	Kronen- und Brückengerüste mit Kunststoff- oder Keramik-verblendung, Suprakonstruk-tionen auf Implantaten, herausnehmbarer Zahnersatz	Gut	Gut	Sehr gut, auch hier sind allergische Reaktionen denkbar, bisher kaum beobachtet	Mit Verblendung gut
Dentallegierungen	Inlays, Teil- und Vollkronen, Vollgussbrücken, Kronen- und Brückengerüste mit Kunststoff- oder Keramik-verblendung, Suprakonstruk-tionen auf Implantaten, herausnehmbarer Zahnersatz (je nach Festigkeitstyp I – IV)	Unter Berücksichtigung der empfohlenen Indikation für verschiedene Festigkeitstypen sehr gut	Gut, einige Legierungen neigen zu Ver-färbungen, abhängig von Zusammensetzung und zahntechnischer Qualitätsarbeit	Gut bis sehr gut, abhängig von Zusammensetzung und zahntechnischer Qualitätsar-beit (Gießtechnik, Löten, Oxidieren, Keramikbrand, Ausarbeiten)	Mit Verblendung gut
Keramik	Inlays, Veneers, Teil- und Vollkronen sowie Brücken für den Front- und Seitenzahn-bereich. Auch als Verblendung für metallgetragenen Zahnersatz (Kronen und Brücken)	Unter Berücksichtigung der material-spezifischen Eigen-schaften (Festigkeit) und Ein-haltung der dafür vorgesehenen Indikation, Präparation, Design und Befestigung (konventionell/ adhäsiv) sehr gut	Sehr gut	Sehr gut	Sehr gut

* Veränderung der Oberfläche von Metallen durch chemische oder elektrochemische Reaktion mit ihrer Umgebung.

Schlusswort von Dr. Michael Leistner, Merzhausen

Die modernen Vollkeramiken: Nahe am Ideal

Die steigende Nachfrage der Patienten nach zahnfarbenen, haltbaren und gleichzeitig verträglichen Dentalmaterialien hat in den vergangenen Jahren und Jahrzehnten zu einer rasanten Entwicklung geführt. Zugegeben: Ein vollwertiger Ersatz für verlorene Zahnsubstanz steht noch aus. Aber es gibt inzwischen verschiedene Materialien und Produkte, die sehr nahe an dieses Ideal heranreichen. Allem voran die Keramiken und hier insbesondere die Silikatkeramiken (Presskeramiken). Durch ihre zahnähnlichen, licht-optischen Eigenschaften zeichnet sie sich durch eine Ästhetik aus, die mit keiner anderen Keramik erreicht werden kann. Bei fachgerechter Verarbeitung geben diese Keramiken ebenso den gewünschten Langzeiterfolg. Bei lediglich 96 von insgesamt 5000 Empress-Restaurationen, die in meinem praxis-eigenen Labor angefertigt wurden, kam es über einen Zeitraum von 12 Jahren zu Misserfolgen. Dabei umfassen die 5000 Restaurationen auch keramische Stiftaufbauten und Seitenzahn-brücken. Bessere Langzeiterfolge sind auch mit metallkeramischem Zahnersatz nicht zu erreichen.

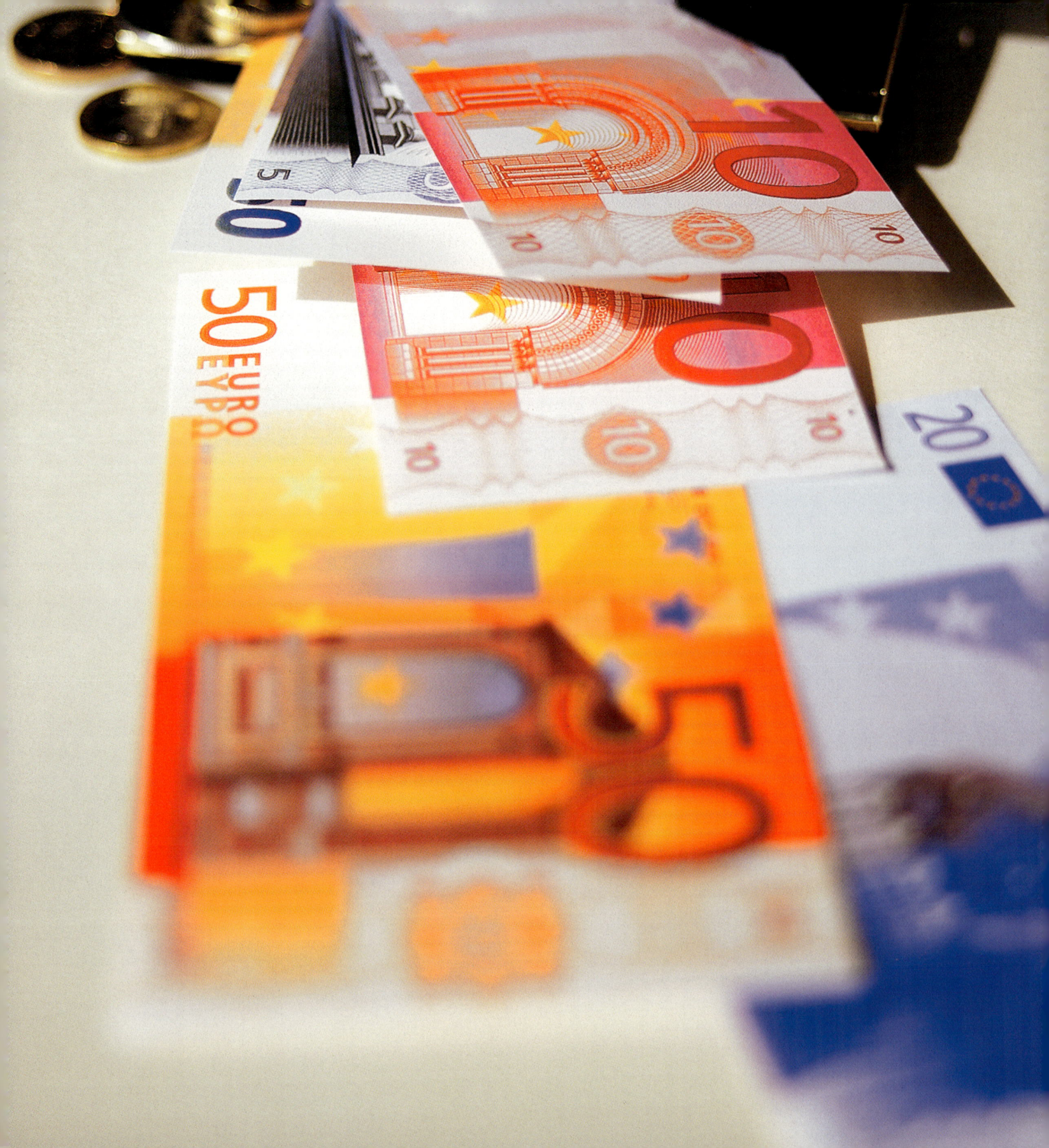

Wie werden
Privat-
leistungen
abgerechnet?

Autor
Dr. Diether Reusch,
Westerburg

Wie werden Privatleistungen abgerechnet?

Wenn es um die Überlegung einer aufwändigen ästhetischen Zahnbehandlung geht, spielt natürlich immer auch die Frage nach den Kosten und möglichen Erstattungen eine Rolle. Um eines vorwegzunehmen: Die ästhetische Optimierung des aus medizinischer Sicht völlig intakten Gebisses – z.B. durch Veneers oder ein Bleaching – ist ähnlich wie eine Schönheitsoperation eine rein private Investition in die Lebensqualität. Die Versicherungen und Krankenkassen zahlen hier nicht. Erfahrungsgemäß ist diese Situation allerdings auch eher die Ausnahme. In der Regel geht es in der ästhetischen Zahnheilkunde darum, Erkrankungen und Schäden des Kausystems auf höchstem medizinischen Niveau so zahnsubstanzschonend wie möglich zu behandeln und dabei völlig natürlich wirkende Ergebnisse zu erzielen; das Gesicht und die Ausstrahlung durch die Therapie gegebenenfalls aufzuwerten. Unter diesen Voraussetzungen können privatversicherte Personen davon ausgehen, dass die Kosten für die Behandlung je nach Aufwand und Vertragslage zumindest zu einem Teil erstattet werden. Bei den gesetzlichen Krankenkassen, die eine „zweckmäßige und wirtschaftliche" Behandlung fordern, ist dies hingegen eher die Ausnahme. Um sich Klarheit über die Sachlage und dementsprechend über die Höhe der Eigeninvestition zu verschaffen, sollten sowohl gesetzlich- wie auch privatversicherte Patienten vor der Behandlung den Heil- und Kostenplan ihres Arztes bei der Kasse bzw. Versicherung einreichen.

Abrechnungsstellen ermöglichen bequeme Zahlungsbedingungen

Völlig unabgängig von einer möglichen Kostenerstattung sind die Maßnahmen der Ästhetischen Zahnmedizin generell Privatleistungen, die direkt mit dem Patienten abrechnet werden. Viele Zahnärzte stellen die Rechnung heute allerdings nicht mehr selbst, sondern beauftragen damit zur Entlastung ihrer Praxisverwaltung ein externes Dienstleitungsunternehmen. Absender und Zahlungsempfänger ist in dem Fall also nicht der Zahnarzt, sondern eine unabhängige Abrechnungsstelle, die sich professionell um die gesamte Abwicklung kümmert.

Für manchen Patienten ist es zunächst zwar möglicherweise etwas irritierend, wenn bei der Abrechnung plötzlich ein Dritter ins Spiel kommt, doch letztlich überwiegen die Vorteile: Zunächst wird die Praxis in erheblichem Maße von Verwaltungsaufgaben entlastet und hat hierdurch mehr Zeit für den einzelnen Patienten. Darüber hinaus können Abrechnungsstellen sehr viel bequemere Zahlungsbedingungen einräumen, als es selbst großen Praxen oder Kliniken möglich wäre, zumal Zahnärzte keine Ratenzahlungen anbieten dürfen

– zumindest nicht mit der üblichen Verzinsung. Bei der Abrechnungsstelle kann die Zahnarztrechnung, wie es beim Kauf von Autos und anderen Dingen des täglichen Lebens schon lange gang und gäbe ist, nach vorheriger Vereinbarung in bequemen Monatsraten gezahlt werden. Die Angebote der Marktführer reichen von vier bis 36 monatlichen Teilzahlungen. Bei vier Raten fallen für den Patienten keine zusätzlichen Kosten an.

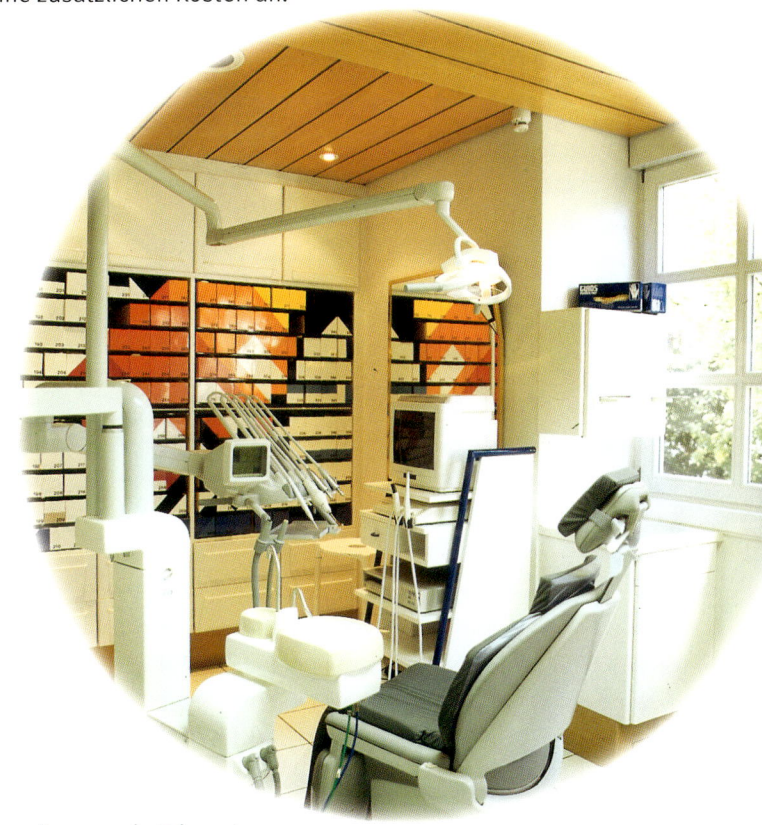

Immer mehr Zahnarztpraxen beauftragen mit der Abrechnung externe Dienstleistungsunternehmen

Einfacher und unbürokratischer Vertragsabschluss

Teilzahlungsvereinbarungen können direkt über den Zahnarzt oder die Praxismanagerin getroffen werden. Doch Geld ist bekanntlich ein sensibles Thema. Und je enger und persönlicher der Kontakt zum Zahnarzt und zum Praxisteam, desto größer sind oft auch die Hemmungen der Patienten offen über mögliche Finanzierungshilfen zu sprechen. Die meisten Teilzahlungsvereinbarungen werden deshalb direkt mit den Finanzdienstleistern getroffen. Anders als man es sonst bei Kreditverträgen kennt, ist dies in der Regel heute unbürokratisch und ohne Einkommensnachweis oder Schufa-Auskunft möglich. Viele Zahnärzte lassen dem Patienten bereits mit dem Kostenplan entsprechendes Informationsmaterial zukommen oder legen es in der Praxis aus, so dass bereits vor Beginn der Behandlung dezent eine Kontaktaufnahme mit der Abrechnungsstelle möglich ist.

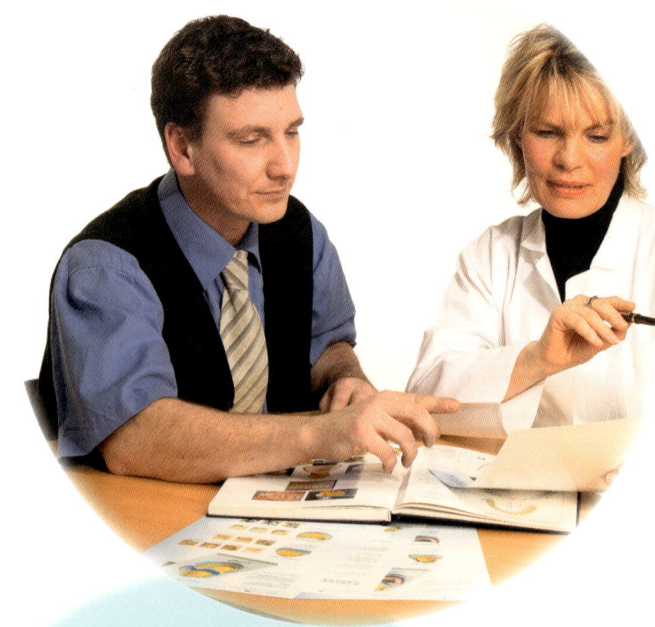

Ratenzahlungen

Ratenzahlungsmöglichkeiten werden immer häufiger auch – oder gerade – von zahlungskräftigen Patienten in Anspruch genommen. Im 1. Halbjahr 2003 haben Ratenzahlungen gegenüber dem Vorjahr

- 24% mengenmäßig
- 31% wertmäßig zugenommen
- 36% der Ratenzahlungen haben die Patienten im Vorfeld mit der Praxis besprochen
- 64% der Ratenzahlungen wurden direkt mit den Rechenzentren vereinbart.

(Quelle: Zahnärztliche Rechenzentren der Firmengruppe Dr. Güldener, Stuttgart)

Schlusswort von Volker Däuble, Dipl.-Betriebswirt

Ratenzahlungsangebote werden zunehmend gefragt

Um die Kosten ärztlicher Behandlung hat sich der Patient lange Zeit keine Gedanken machen müssen. Viele Leistungen wurden in hohem Umfang von den Krankenversicherungen und -kassen erstattet. Inzwischen hat sich die Situation grundlegend geändert. Speziell bei Zahnbehandlungen sind die Erstattungen und Leistungen der Krankenversicherungen und -kassen immer schmaler geworden, zum Teil sogar auf Null gesunken. Gleichzeitig haben sich die Möglichkeiten der Zahnheilkunde enorm entwickelt, was wiederum zu einem Anstieg der Patientenansprüche geführt hat. Mit zweckmäßigem und nach Kassendefinition wirtschaftlichem und ausreichendem Zahnersatz, der in aller Regel auf Anhieb als solcher zu erkennen ist, wollen sich heute immer weniger Menschen bescheiden. Stattdessen werden von Zahnärzten hochwertige ästhetische Lösungen verlangt, die dauerhaft Wohlbefinden und Sicherheit im Umgang mit anderen Menschen geben.

Die Ratenzahlungsangebote der Abrechnungsstellen machen diese Wünsche für den Patienten finanzierbar und werden deshalb zunehmend in Anspruch genommen. Die gebühren- und zinsfreie Begleichung der Rechnung in vier Monatsraten wird dabei auch von zahlungskräftigen Patienten gerne in Anspruch genommen. Zumal die Ratenvertragsvereinbarung einfach und unbürokratisch direkt mit der Abrechnungsstelle geschlossen werden kann. Mehr als 60 % aller Ratenzahlungsverträge werden inzwischen auf diesem Wege abgeschlossen. Unterstützt werden Patienten und Praxen durch das Rechenzentrum auch, wenn es um den zeitraubenden und nervenzehrenden Schriftverkehr hinsichtlich der Kostenbeteiligung der Krankenversicherungen geht. Es bestätigt dem Patienten, dass alle Leistungen korrekt abgerechnet wurden und unterstützt ihn bei der Durchsetzung berechtigter Erstattungsansprüche gegenüber seiner privaten Krankenkasse.

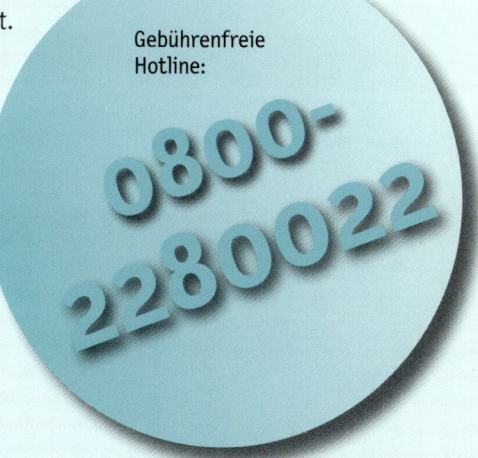

Volker Däuble, Dipl. Betriebswirt, Mitglied der Geschäftsleitung der zur Dr. Güldener Firmengruppe gehörenden zahnärztlichen Rechenzentren.

Gebührenfreie Hotline:

0800-2280022

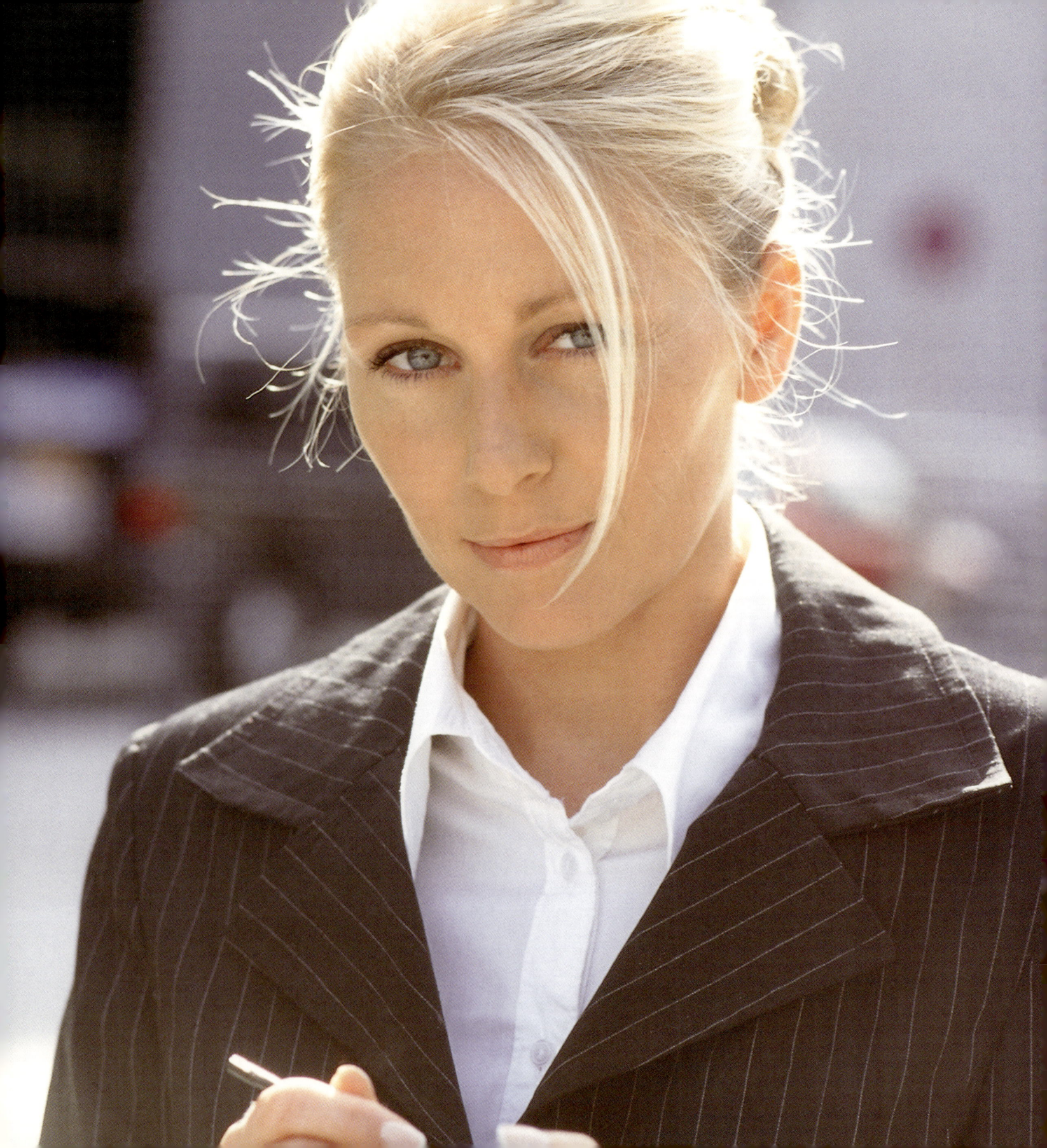

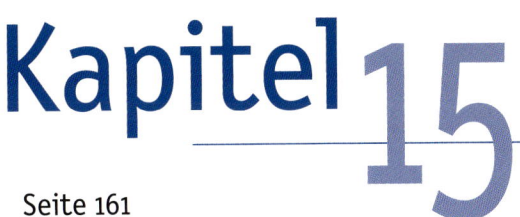

Wie und wo finde ich den
Ästhetik-
Spezialisten?

Autor
Linda Jacobs,
Ratingen

Wie und wo finde ich den Ästhetik-Spezialisten?

Die Suche nach dem richtigen Arzt: Wo immer spezielle Kenntnisse gefragt sind, ist sie unvermeidlich.

Vor dem Problem der Arztwahl steht man nicht nur, wenn es um den Ästhetik-Spezialisten geht. Wo immer in der Zahnheilkunde spezielle Behandlungsmethoden gefragt sind, wird man damit konfrontiert. Vom „Zahnarzt um die Ecke" sollte man nicht zu viel erwarten. Er kann zum Beispiel sicher auch ein Keramikinlay legen, doch für komplexere Behandlungen fehlen ihm meist Erfahrung, Kenntnisse und das nötige Equipment. Das heißt nicht, dass der „Zahnarzt um die Ecke" schlecht sein muss, doch wer höchste Ansprüche an das Ergebnis der Behandlung stellt, ist hier mit hoher Wahrscheinlichkeit an der falschen Adresse. Achten Sie deshalb bei der Wahl Ihres Zahnarztes auf die Qualifikation und Fortbildung für den ästhetischen Bereich im Allgemeinen und für minimal invasive Behandlungsmethoden im Besonderen. Oft gibt die Homepage hierzu schon die entsprechenden Auskünfte. Fragen Sie

im Zweifelsfall konkret nach. Wer auf „Nummer sicher" gehen will, ist gut beraten, sich an eine entsprechende Fachgesellschaft zu wenden, die auf Anfrage ihre Mitgliederlisten versenden oder konkrete Adressen in Wohnortnähe nennen. Vertrauen Sie allerdings auch hier nicht blind auf Kompetenz. Es gibt in Deutschland recht viele dieser Organisationen, die unterschiedlich strenge Qualitäts- und Aufnahmebedingungen an ihre Mitglieder stellen. Seriöse Fachgesellschaften unterziehen ihre Mitglieder einer strengen Überprüfung ihrer Qualifikation. In der Deutschen Gesellschaft für Ästhetische Zahnheilkunde (DGÄZ), zum Beispiel, müssen die Mitglieder vor Aufnahme ihre Praxisphilosophie sowie mindestens zwei Behandlungsdokumentationen (mit spezieller ästhetischer Problematik) vorweisen. Außerdem müssen sie zahlreiche Fortbildungen auf dem gesamten Gebiet der Ästhetischen Zahnheilkunde nachweisen.

Zertifizierte Ästhetik-Spezialisten

Führende Fachgesellschaften bieten ihren Mitgliedern zudem die Möglichkeit der Zertifizierung an, so dass der Arzt dem Patienten seine Qualifikation sogar schwarz auf weiß nachweisen kann. Zertifizierte Ästhetik-Spezialisten findet man in der Deutschen Gesellschaft für Ästhetische Zahnheilkunde. Die offizielle Bezeichnung dieser Ärzte und Zahntechniker lautet: Spezialist für Ästhetische Zahnheilkunde in der DGÄZ und Spezialist für Rekonstruktion, Funktion und Ästhetik in der EDA (European Dental Association). Wer diese Bezeichnung mittels Urkunde (siehe Abb.) nachweisen kann, hat sich einer höchst anspruchsvollen Zertifizierung unterzogen. Die Bewerber müssen der strengen Zertifizierungskommission eine mindestens 5-jährige Berufserfahrung und eine sehr hohe Zahl für die Ästhetische Zahnheilkunde relevante Fortbildungen vorweisen können. Wesentlicher Bestandteil der eigentlichen Prüfung ist die lückenlose Dokumentation von 10 umfangreichen ästhetischen Restaurationen aus verschiedenen Gebieten der Ästhetischen Zahnheilkunde – sowohl die rote als auch die weiße Ästhetik betreffend –, wovon eine mindestens fünf Jahre zurückliegen muss. Nach Begutachtung und Beurteilung wird ein behandelter Patient vorgestellt. Anschließend erfolgt ein abschließendes einstündiges Fachgespräch mit der Prüfungskommission. Nur wenn die hohen Anforderungen der Kommission erfüllt wurden, erhält der Zahnarzt oder der Zahntechniker das Zertifikat.

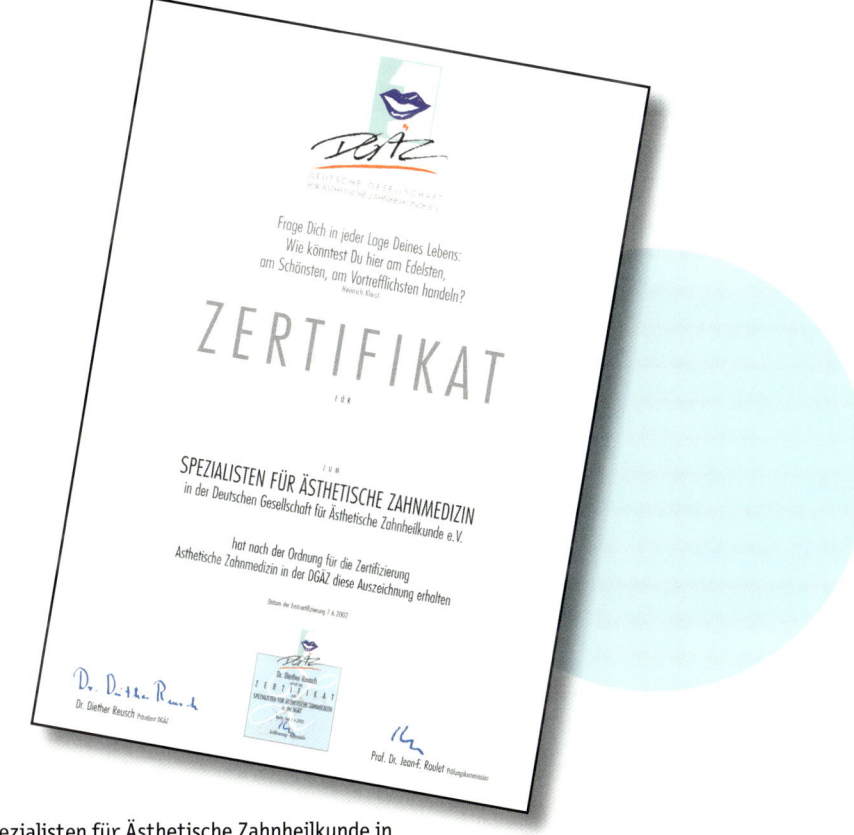

Spezialisten für Ästhetische Zahnheilkunde in der DGÄZ und Spezialisten für Rekonstruktion, Funktion und Ästhetik in der EDA (European Dental Association) haben sich einer anspruchsvollen Zertifizierung unterzogen und können das mit einer solchen Urkunde nachweisen.

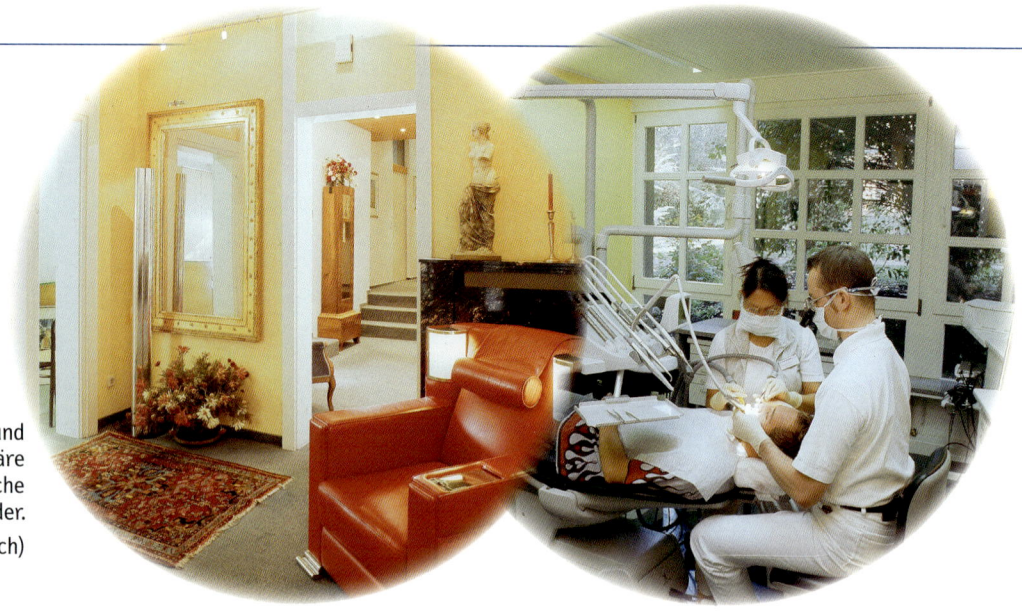

Eine freundliche und angenehme Praxisatmosphäre spiegelt die ästhetische Behandlungsphilosophie wider.
(Bild: Dr. D. Reusch)

Zertifizierte Spezialisten für andere Teilbereiche der Zahnmedizin (z.B. Implantologie, Kieferorthopädie oder Parodontologie) findet man in entsprechend orientierten Fachgesellschaften – zum Beispiel in der Deutschen Gesellschaft für Zahnärztliche Implantologie (DGZI), im Bundesverband der implantologisch tätigen Zahnärzte Europas (BDIZ/EDI) oder in der Deutschen Gesellschaft für Parodontologie (DGParo)*. Im Internet finden sich dazu zahlreiche weitere Informationen.

Machen Sie sich Ihr eigenes Bild

Wenn Sie schließlich einen Arzt in die engere Wahl gezogen haben, sollten Sie sich unabhängig von möglichen Fachverbandszugehörigkeiten und Zertifizierun-

* Die Adressen dieser und weiterer Fachgesellschaften finden Sie im Anhang.

gen ein eigenes Urteil über das Niveau der Praxis bilden. Auch wenn die fachliche Leistungsfähigkeit für den Laien in der Regel nicht auf Anhieb erkennbar ist, gibt es doch bestimmte Anhaltspunkte, die zumindest auf eine Qualitäts- und Ästhetik orientierte Praxisphilosophie schließen lassen:

• Der erste Telefonkontakt:

Einen ersten Eindruck gewinnen Sie bereits beim ersten Telefonkontakt zur Terminvereinbarung für ein Beratungsgespräch. Bringen Sie Ihren ästhetischen Anspruch klar zum Ausdruck. Geht Ihr Gesprächspartner darauf nicht ausreichend ein oder reagiert er gar mit Unverständnis, sollten Sie es vielleicht besser woanders versuchen.

• Der erste Praxisbesuch

Weitere Aufschlüsse gewinnen Sie beim ersten Besuch der Praxis. Man sollte keinen Palast erwarten. Sie sollten aber voraussetzen, dass sich ein ästhetisch orientierter Zahnarzt ein Umfeld schafft, dass seiner Behandlungsphilosophie gerecht wird.

• Das Wartezimmer

Trotz möglicherweise anspruchsvollem Ambiente: Ein „rappelvolles" Wartezimmer spricht weniger für die Qualitäten eines Zahnarztes als vielmehr für ein schlecht organisiertes Terminsystem. Wenige oder gar keine wartenden Patienten bedeuten deshalb nicht, dass es dem Arzt an Zuspruch mangelt, im Gegenteil. Ästhetik-Spezialisten richten sich auf zeitintensive Erstgespräche ein und koordinieren die darauf folgenden Termine dementsprechend.

• Beratung

Die umfassende Beratung ist Grundlage für jede Planungs- und Behandlungsmaßnahme. Der Arzt sollte dabei nicht nur seine eigenen Vorstellungen vom möglichen Behandlungsergebnis darlegen, sondern auch Ihre individuellen Wünsche ermitteln und berücksichtigen. Lifestyle-Magazine, Zeitschriften etc.

können dabei hilfreich sein. Lassen Sie sich in jedem Falle möglichst mehrere Patientendokumentationen (Vorher-Nachher-Fotos) des Arztes aus eigener Praxis zeigen. Wirken die Ergebnisse natürlich? Stimmt die Interpretation von Ästhetik mit Ihrem Schönheitsempfinden überein?

• Zahntechnik

Erkundigen Sie sich unbedingt nach der Zusammenarbeit mit dem Zahntechniker. Idealerweise kommt dieser zur Farbabstimmung, Anprobe und für Wax-ups etc. in die Praxis. Falls das nicht möglich ist, sollten Sie das Dentallabor jedoch aufsuchen können.

• Behandlungs- und Kostenplan

Vor Beginn der eigentlichen Behandlung erstellt jeder seriöse Zahnarzt einen detaillierten Kostenplan. Auch die zeitlichen Abläufe sollten für alle erforderlichen Maßnahmen so genau wie möglich festgelegt werden.

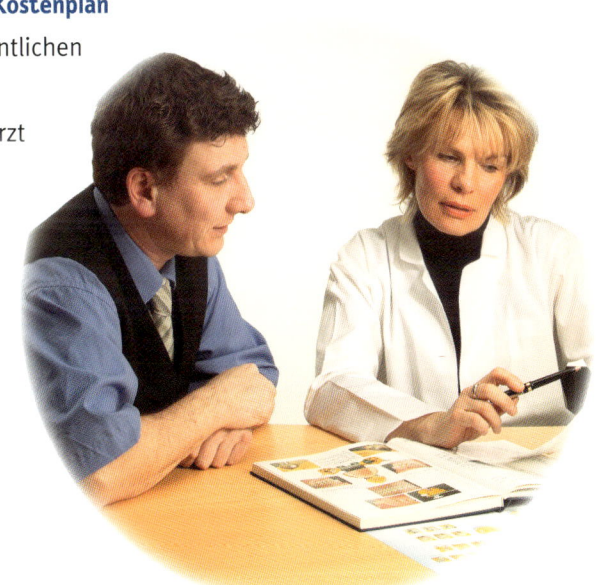

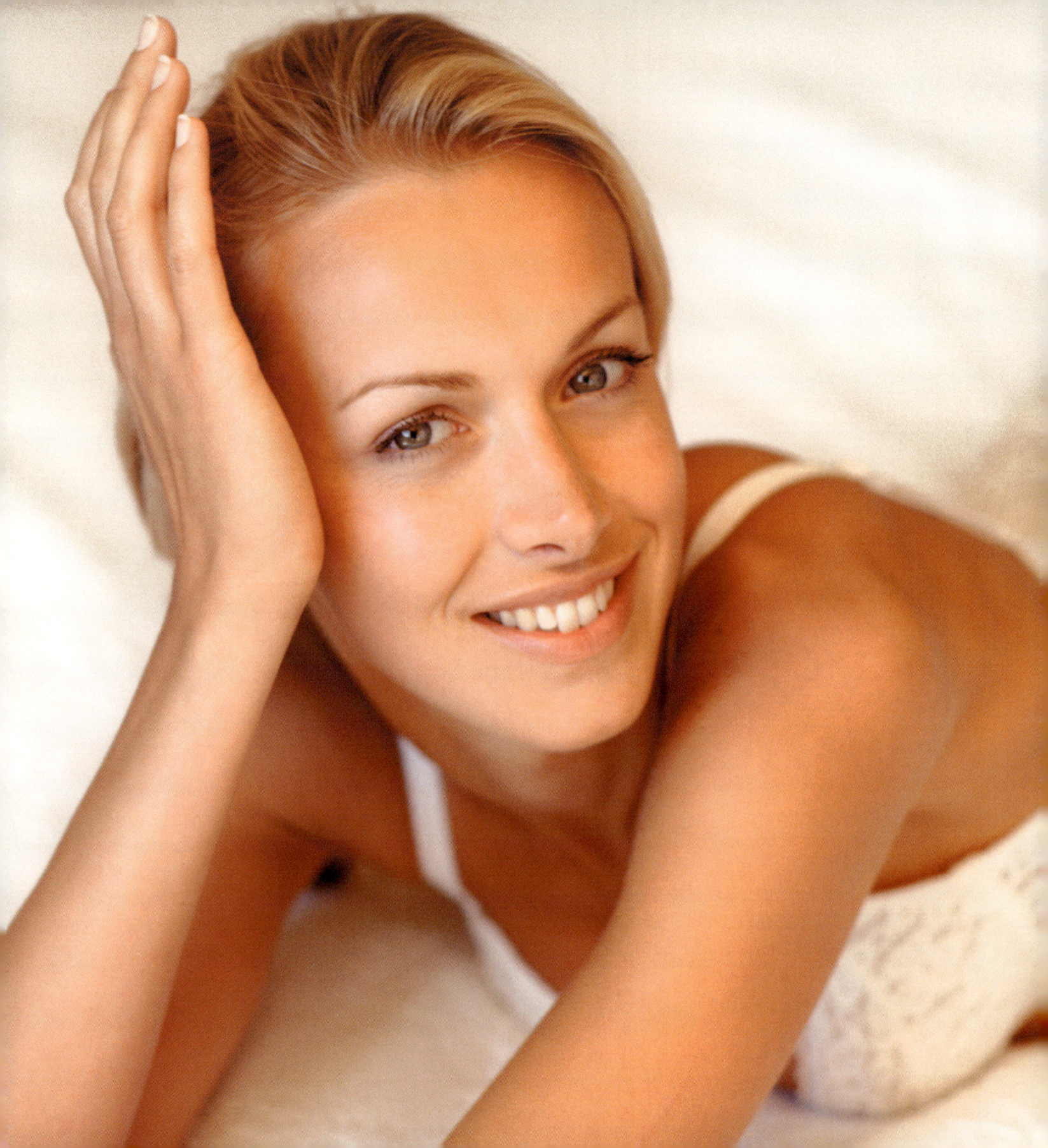

Extraorale Ästhetik
– Lösungen bei Falten und fehlendem Volumen

Autor
Dr. Peter K. Filzmayer,
Neu-Isenburg

Extraorale Ästhetik – Lösungen bei Falten und fehlendem Volumen

Die Zähne und die knöchernen Struktu-ren des Kausystems bilden das tragende Fundament für den Hautmantel in der Mundregion. Jede Veränderung im Mund schlägt sich deshalb immer auch an der Ge-sichtshaut nieder. Zu kurze oder fehlende Zähne verursachen Falten und las-sen Lippen oder Wangen einfal-len, das Gesicht wirkt älter. Umge-kehrt stellen Pati-enten nach der per-fekten Wiederherstel-lung ihrer Zahnreihen fest, dass Falten verschwunden sind, die Mundwinkel höher stehen oder Wangen und Lippenrot voller erscheinen. Das Gesicht erfährt durch die Korrektur der Zähne einen regelrechten Lifting-Effekt, der sich mit ergänzenden Maßnahmen der Ästhetischen Medizin heute beliebig optimieren und auf andere Gesichtsregi-onen erweitern lässt.

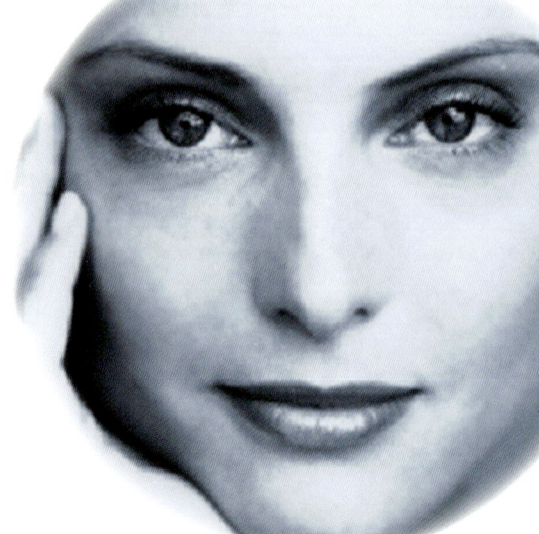

Eine umfassende Sanierung der Zahnreihen wirkt an sich schon wie ein kleines Lifting.
Mit den modernen Methoden der Ästhetischen Medizin kann der Effekt heute beliebig optimiert werden.

(Bild: Inamed/Collagen Aesthetics)

Faltenunterspritzung – effizient und schonend

Die effizienteste und gleichzeitig schonendste Methode, um Falten und Runzeln der Gesichtshaut zu beseitigen oder einzelne Partien aufzumodellieren, ist mit Abstand die Faltenunterspritzung. Die Behandlung bewirkt ohne auffällige oder schmerzhafte Begleiterscheinun-gen sofort sichtbare Resultate. Selbst tiefe mimische Falten, die das Gesicht schnell traurig oder sogar griesgrämig wirken lassen, verschwinden innerhalb von Minuten.

Die Wirkungsweise der Methode ist schnell erklärt: Mit einer feinen Injek-tionsnadel wird eine zähflüssige Subs-tanz in den betreffenden Hautbezirk eingearbeitet und das eingesunkene Gewebe somit angehoben. In örtlicher Betäubung, wie sie jeder von einer normalen Zahnbehandlung kennt, geschieht dies in der empfindlichen Mundregion völlig schmerzfrei. Alterna-tiv kann der Arzt den zu behandelnden Bereich aber auch mit einer Ober-flächenanästhesie betäuben.

Um Schwellungen zu vermeiden, wird die Haut nach der Unterspritzung für 10 Minuten gekühlt. Je nach Empfindlichkeit sind an den Einstichstellen vorübergehend leichte Rötungen zu sehen, die sich aber ohne Probleme überschminken lassen. Berufliche oder gesellschaftliche Ausfälle müssen also nicht eingeplant werden.

Die Füllstoffe für Falten

Zur Unterspritzung der Haut stehen heute verschiedene Substanzen mit unterschiedlichen Vor- und Nachteilen zur Verfügung:

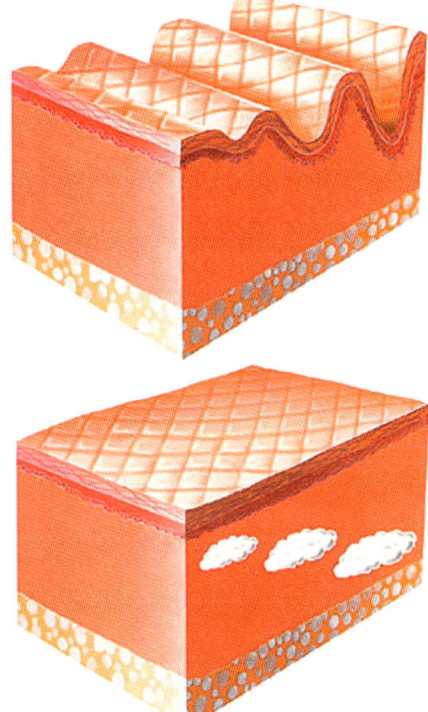

Das Wirkungsprinzip der Faltenunterspritzung mit Collagen oder Hyaluronsäure.
(Bilder: Inamed/Collagen Aesthetics)

• Kollagen

Die seit über 20 Jahren bewährten Kollagenpräparate sind ohne Frage der Klassiker unter den „Falten-Fillern". Zwar bietet die Industrie ständig neue Präparate an, doch die Vorteile von Kollagen sind bisher ungeschlagen. Insbesondere gilt dies für die Haltbarkeit: Die Ergebnisse der Unterspritzung bleiben über Monate stabil, bevor der Körper das Collagen langsam wieder abbaut. Mit einer kleinen Wiederholungsbehandlung kann man den Effekt dann problemlos auffrischen. Der bei Erstbehandlungen mit Kollagen vorgeschriebene Allergietest ist bei Auffrischungen nicht mehr nötig.

• Hyaluronsäure

Als Alternative zum bewährten Kollagen bieten sich Hyaluronsäure-Präparate an. Die körperidentische Substanz kann ohne vorherigen Allergietest unterspritzt werden. Besonderer Beliebtheit erfreuen sich die Präparate deshalb bei denjenigen, die allergisch auf Kollagen reagieren oder sich ganz spontan zu einer Faltenunterspritzung entscheiden und nicht erst auf das Ergebnis eines Allergietests warten möchten.

• **Permanente Substanzen**

Eine der jüngsten Entwicklungen der Industrie sind sogenannte permanente Flüssigimplantate. Diese Substanzen enthalten winzige Kunststoffpartikel, die sich dauerhaft in das Bindegewebe einbauen. Das Ergebnis der Unterspritzung bleibt also ohne Wiederholungsbehandlungen zeitlebens stabil.

Was den abbaubaren Substanzen gegenüber oft als Vorteil dargestellt wird, kann sich unter Umständen auch als Nachteil erweisen. Das gilt insbesondere für Trend abhängige Verschönerungen, wie dem Aufpolstern von Lippen. Denn: Sollte das Ergebnis der Unterspritzung doch nicht so vorteilhaft ausfallen, wie man es sich vor der Behandlung ausgemalt hat, können die kleinen Kunststoffpartikelchen, wenn überhaupt, nur mit großem chirurgischen Aufwand wieder entfernt werden.

Die typischen Problemstellungen für eine Unterspritzung

Die Faltenunterspritzung ist besonders gut geeignet, um einzelne stärker ausgeprägte Mimikfalten zu glätten. Typische Beispiele sind die sogenannten Nasolabialfalten, die sich entlang der Wangen bis zu den Mundwinkeln in die Haut graben, oder die Zornesfalten an der Stirn. Außerdem können durch Unterspritzen sehr gut feine Knitterfältchen um den Mund oder unerwünschte Krähenfüßchen um die Augen beseitigt werden. Neuerdings wird die Methode auch immer häufiger angewandt, um Wangen oder dem Lippenrot mehr Kontur und Fülle zu geben.

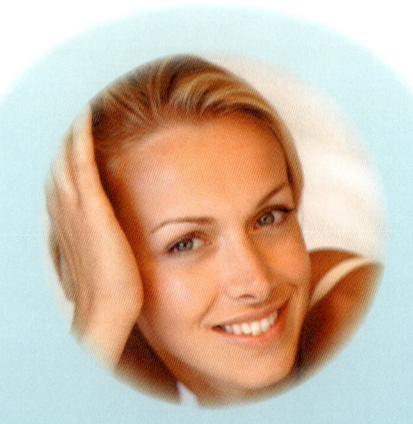

Die Vorteile der Faltenunterspritzung auf einen Blick:

- Gezielte Glättung einzelner störender Hautfalten
- Sofort sichtbare Ergebnisse
- Keine auffälligen oder schmerzhaften Begleiterscheinungen
- Äußerst risikoarme Vorgehensweise

Seite 171

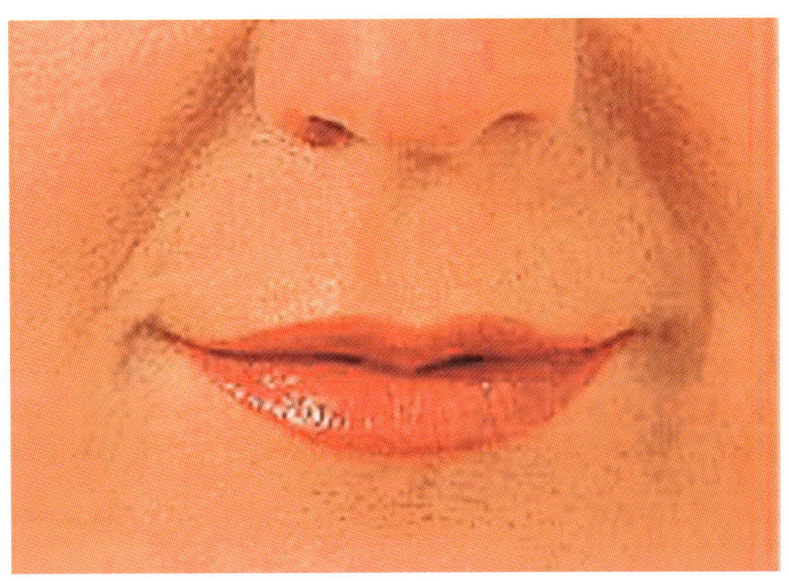

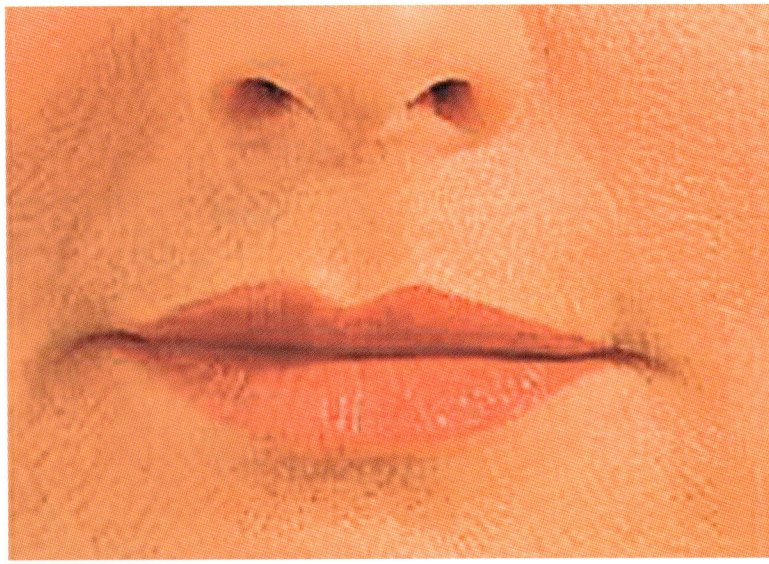

Oberlippe und
Nasolabialfalten vor
und nach der Falten-
unterspritzung

(Bilder:
Inamed/Collagen Aesthetics)

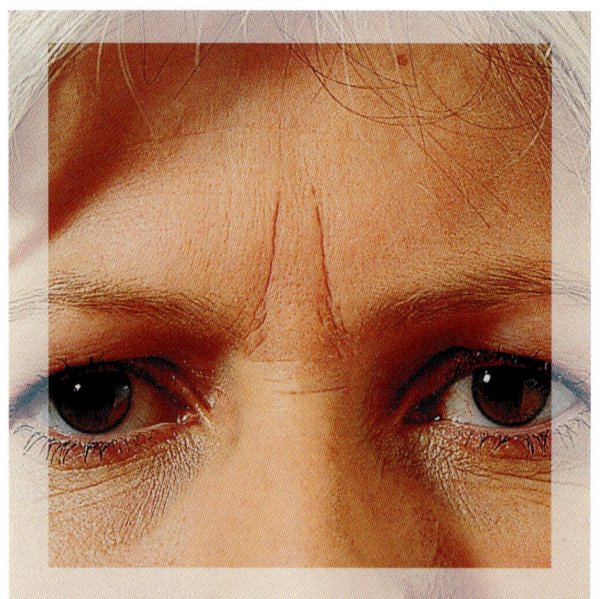

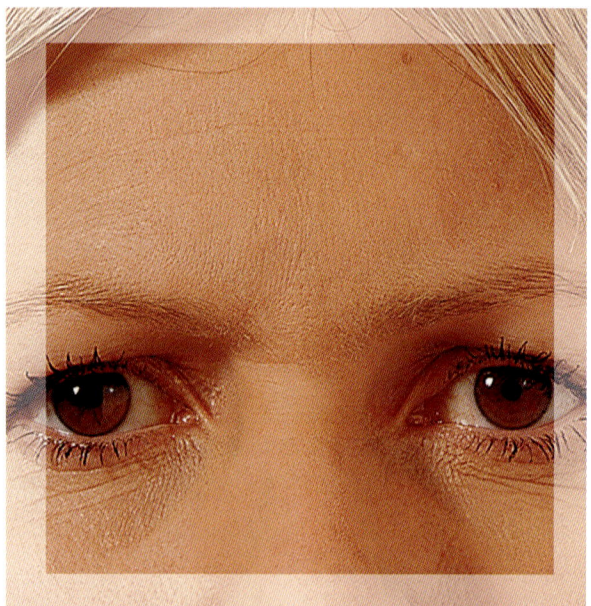

Stirnfalten vor und nach der Faltenunterspritzung

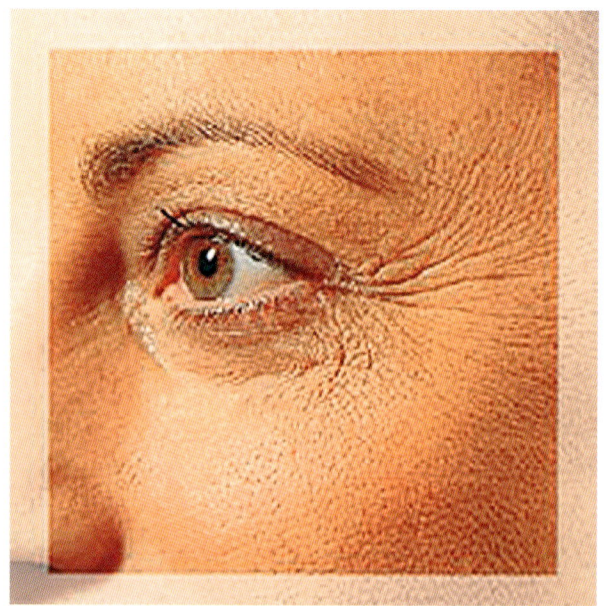

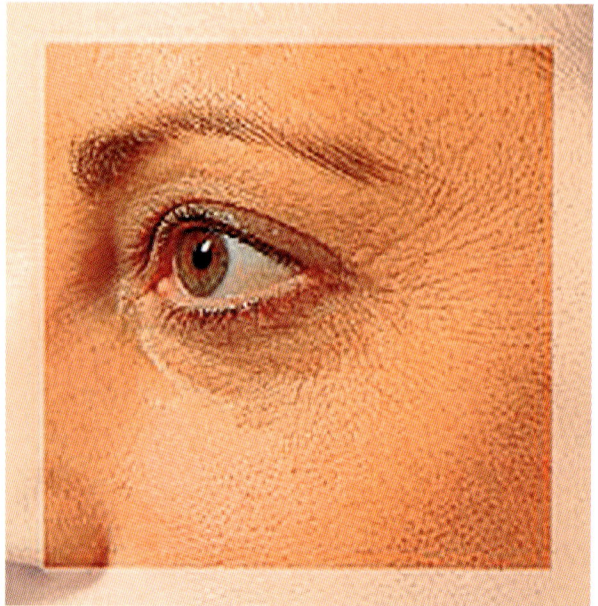

Krähenfüße „Craves" vor und nach der Modellage durch
Unterspritzen
(alle Bilder: Inamed/Collagen Aesthetics)

Botulinum Toxin – die Alternative bei mimischen Falten

Als Alternative zur Unterspritzung von mimischen Falten bieten heute viele Ärzte die Behandlung mit Botulinum Toxin an. Das Wirkungsprinzip der Behandlung beruht darauf, dass die Muskulatur im betroffenen Bereich vorübergehend gelähmt und damit die Ursache für die störenden Falten eliminiert wird. Die Haut entspannt, so dass sich auch tiefe Runzeln von selbst glätten.

BTX ist ein pharmazeutisches Produkt, dass mit einer feinen Kanüle gezielt in einzelne Muskelstränge injiziert wird. Im Allgemeinen ist die Stelle bereits eine Stunde später wieder unauffällig und kann sofort überschminkt werden. Der volle Behandlungseffekt tritt nach mehreren Tagen ein und hält etwa vier bis sieben Monate an.

Wer führt die Behandlung qualifiziert durch?

Faltenbehandlungen führen nicht nur Zahnärzte nach entsprechender Schulung durch, sondern auch verschiedene andere Fachärzte: Plastische Chirurgen, Mund-Kiefer-Gesichtschirurgen, Dermatologen – um nur einige Beispiele zu nennen. Der Zahnarzt verfügt neben seiner manuellen Geschicklichkeit jedoch über ein Equipment, das eine schmerzfreie und sehr präzise Behandlung erlaubt. Mit der Möglichkeit einer örtlichen Betäubung der Mundregion zählen dazu zum Beispiel auch Lupenoptiken, die eine exakte Sicht der feinen Linien im Gesicht bieten. Außerdem verfügen gerade Zahnärzte über hervorragende anatomische Kenntnisse des Kopfes, die weit über das Wissen anderer medizinischer Fachbereiche hinausgehen.

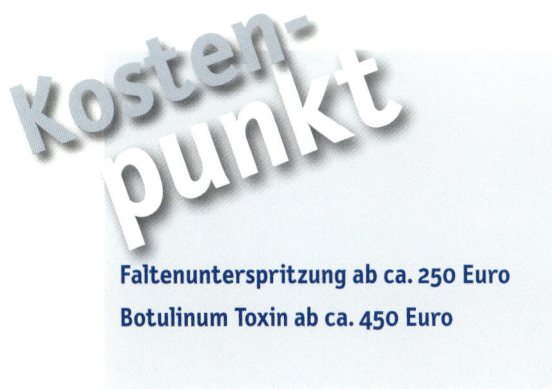

Kosten-punkt

Faltenunterspritzung ab ca. 250 Euro
Botulinum Toxin ab ca. 450 Euro

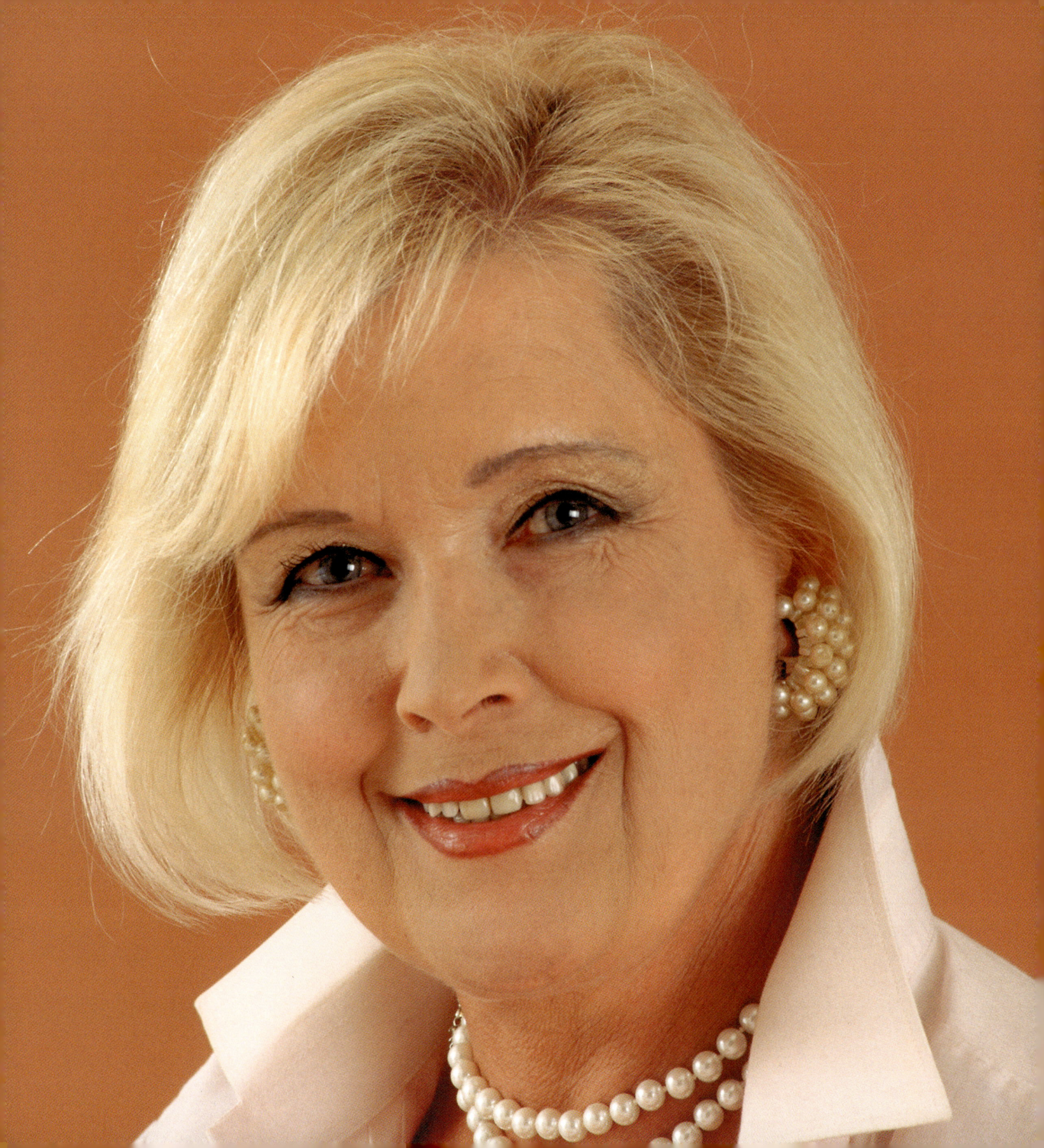

Extraorale Ästhetik
– gesichtsverjüngende Operationen

Autoren
Dr. Clemens Schreckenberger,
Köln
Dr. Raffael Peinado-Meyer,
Köln

Extraorale Ästhetik – gesichtsverjüngende Operationen

Einzelne störende Falten können heute gezielt durch Unterspritzung verschiedener „Füllstoffe" korrigiert werden. Wenn es jedoch darum geht, die im Zuge des Alterungsprozesses abgesunkenen Gesichtspartien wieder anzuheben und die jugendliche Ausstrahlung des Gesichtes zurück zu gewinnen, ist das Face-Lift die Methode der Wahl.

Der typische Interessent für diesen Eingriff ist meist weiblich, sehr körperbewusst, um 45 Jahre und kann die störenden Veränderungen des Gesichtes sehr konkret benennen. Als häufigstes werden die erschlafften Wangen („Hamsterbäckchen"), der abgesunkene Hals („Truthahnhals") und die eingesunkene Nasen-Lippen-Falte beklagt. Allesamt Zeichen des alternden Gesichtes. Doch vom Alterungsprozess ist immer das ganze Gesicht betroffen. Durch die nachlassende Elastizität des Bindegewebes sinken alle Bereiche des Gesichtes der Schwerkraft zufolge nach unten ab (Abb. a, rechts):

Die Augenbraue, in der Jugend deutlich über dem knöchernen Rand der Augenhöhle gelegen, sinkt nach unten. Dadurch wird die Erschlaffung des Lides (Schlupflid) noch verstärkt. Gleichzeitig wandert der Haaransatz nach oben und es graben sich tiefe, bleibende Falten in die Stirn. Das Gewebe des Unterlides lockert sich, bildet zunehmend Falten und das Fettgewebe der Augenhöhle wölbt sich in Form von Tränensäcken hervor. Ebenso geht durch Abbau von Fettgewebe – in erster Linie seitlich vom Oberlid, an Jochbein, Wange und den Seiten des Kinns – die jugendliche Gesichtsfülle verloren. Die Wange schiebt sich an den Seiten des Kiefers auf, so dass Hamsterbäckchen entstehen. Am Hals lockern sich die Bindegewebshüllen der Muskeln, die Längsstränge werden deutlich und die Querfalten nehmen zu.

All diese Veränderungen müssen mit dem Patienten besprochen und bei der Planung und Durchführung des Faceliftes ggf. berücksichtigt werden – und zwar auf allen vom Alterungsprozess betroffenen Ebenen: Nicht nur der Hautmantel altert,

Seite 177

sondern auch die darunter liegenden Muskel- und Bindegewebsstrukturen. Um eine optimales, haltbares und gleichzeitig „unoperiert" wirkendes Aussehen zu erreichen, müssen sie bei einem Lifting mit angehoben werden. Lediglich Haut straffende Faceliftings, die oft als „Mini-, Midi- oder Biolift" bezeichnet werden, stellen daher nur scheinbare Alternativen zum bewährten Vorgehen dar. Wird nur Haut gestrafft, liegt auf ihr die gesamte Last des abgesunkenen Muskel- und Bindegewebes. Das Ergebnis wirkt unnatürlich „gespannt" und ist in der Regel nur von kurzer Haltbarkeit. Der Vorteil des „kleinen" Liftings ist genauer betrachtet deshalb mehr als fraglich. Nicht ein kurzes Strohfeuer, sondern ein langfristig stabiles Operationsergebnis über Jahre muss das Ziel des Eingriffs sein.

Ein natürlich wirkendes, über Jahre stabiles Ergebnis ist das Ziel des Faceliftings

Wie wird ein Facelift durchgeführt?

Das Facelift wird unter Vollnarkose durchgeführt, wobei heute in der Regel jedoch keine Narkosegase mehr verwendet werden. Diese „totale intravenöse Anästhesie" (TIVA) bietet neben einer guten Steuerbarkeit den Vorteil, dass Nebenwirkungen, wie z.B. Übelkeit oder ähnliches, fast gar nicht mehr vorkommen.

Der erforderliche Hautschnitt (und gleichzeitig auch die spätere Narbe) beginnt im behaarten Bereich oberhalb des Ohres, wird in einem kleinen Bogen vor dem Ohr weitergeführt und endet unsichtbar hinter dem Ohr mit einem kleinen Schwenk in den Nackenhaaransatz aus. Anschließend wird der Hautmantel „freipräpariert" und die tieferen Schichten entsprechend den individuellen Erfordernissen korrigiert.

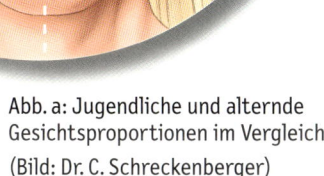

Abb. a: Jugendliche und alternde Gesichtsproportionen im Vergleich. (Bild: Dr. C. Schreckenberger)

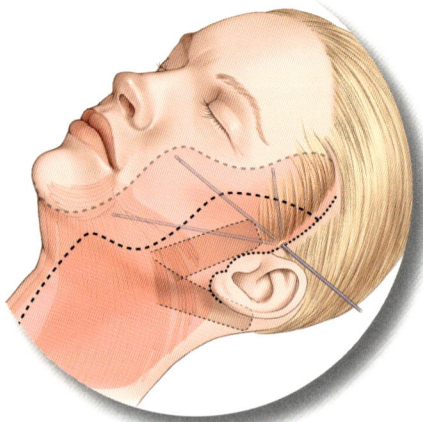

Abb. b: Geringere Präparation (schwarze Linie) mit Absaugung von Fettgewebe und daraus resultierender innerer Straffung des Hautmantels (im Bereich der blauen Linie) bei beginnenden Alterszeichen.

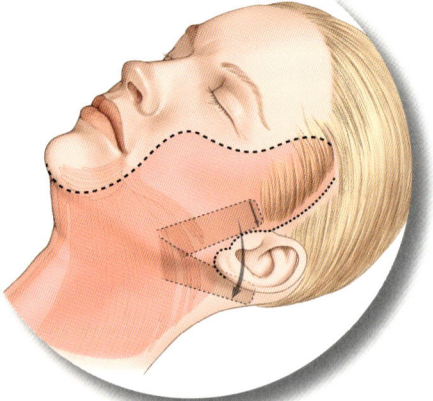

Abb. c: Ausgedehnte Präparation (schwarze Linie) bei fortgeschrittener Alterung. Der dunkel schraffierte Bereich zeigt auf beiden Abbildungen die Anhebung der Muskulatur.
(Bilder: Dr. C. Schreckenberger)

Bei fortgeschrittener Alterung ist dabei eine umfangreiche Präparation erforderlich (siehe Abb. b). Bei weniger ausgeprägten Alterszeichen können stattdessen zentrale Anteile des Gesichtes durch Absaugen korrigiert werden (siehe Abb. c). Hierdurch wird nicht nur Fettgewebe entfernt, sondern gleichzeitig eine innere Straffung des Hautmantels bewirkt. Zudem kann das gewonnene Fett nach entsprechender Aufbereitung an anderen Stellen des Gesichtes wieder eingepflanzt werden – jugendliche Fülle ist das Ziel des Eingriffs.
Nach Korrektur der tieferen Schichten wird die Haut ohne Spannung wieder ausgebreitet und der neuen Kontur angepasst. Der Chirurg entfernt über-schüssige Haut und verschließt die

Wundränder mit feinen kosmetischen Nähten.
Je nach Ausgangssituation und Planung wird das Lifting im gleichen oder einem weiteren Eingriff, z.B. um ein Stirnlift oder eine Augenlidkorrektur, ergänzt.

Und nach dem Facelift?
Je nach Größe des Eingriffs sollten ein bis drei Tage Klinikaufenthalt einkalkuliert werden. Schwellungen und Blutergüsse, die sich am nächsten Tag zeigen, sind völlig normal. Sie klingen innerhalb kurzer Zeit von alleine wieder ab. Leichte Bewegung unterstützt den Abheilprozess. Ein leichtes Taubheits- und Spannungsgefühl ist ebenfalls eine „normale" Begleiterscheinung des Eingriffs, das sich jedoch meist nach Entfernung der Fäden normalisiert.

Seite 179

Nach 7 bis 14 Tagen sind in der Regel alle Spuren des Eingriffs verschwunden, so dass man problemlos seine beruflichen und gesellschaftlichen Aktivitäten wieder aufnehmen kann. Die feinen Narben sind zu diesem Zeitpunkt bereits so gut wie unsichtbar.

Wer führt ein Facelift qualifiziert durch?

So genannte Schönheitsoperationen darf in Deutschland jeder Arzt auch aus fachfremden Gebieten durchführen. Eine solide und intensive Ausbildung für diese Eingriffe hat jedoch nur der Facharzt für Plastische Chirurgie. Man sollte sich daher zur eigenen Sicherheit davon überzeugen, dass der Arzt der Wahl den Facharzttitel führt und gleichzeitig über viel Erfahrung mit dem Facelift oder anderen gewünschten Eingriffen verfügt.

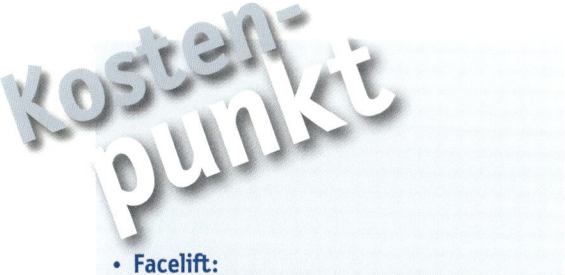

Kosten-punkt

- **Facelift:**
  Je nach Ausdehnung ab 6000 Euro.
- **Stirnlift: ab 4000 Euro.**
- **Augenlidkorrektur: ab 1400 Euro.**

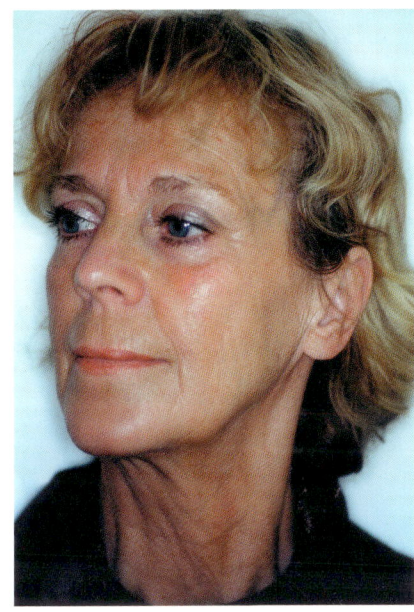

Abb. d: Ausgangssituation: Typische altersbedingte Veränderungen der Proportionen insbesondere im Bereich der Wangen und des Halses.

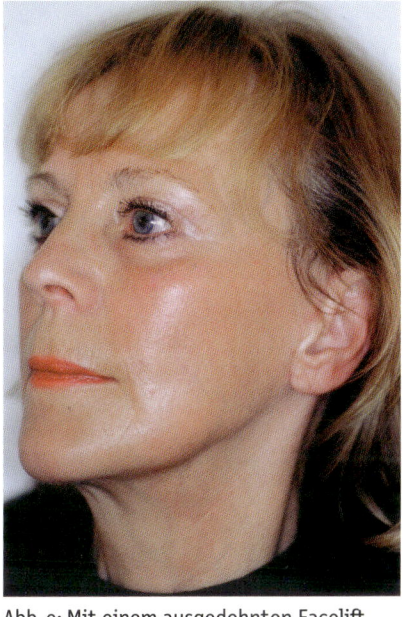

Abb. e: Mit einem ausgedehnten Facelift wurden die jugendlichen Konturen zurück gewonnen. Zusätzliche Maßnahmen, wie Stirnlift oder Augenlidkorrektur, waren nicht erforderlich.

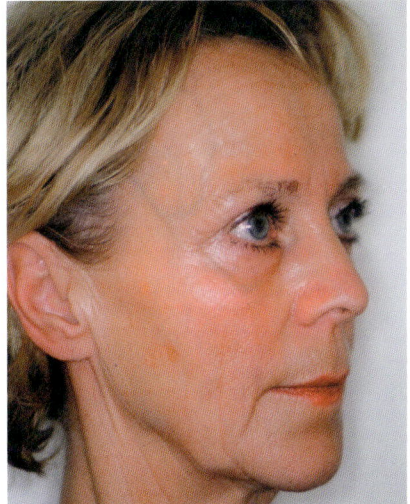

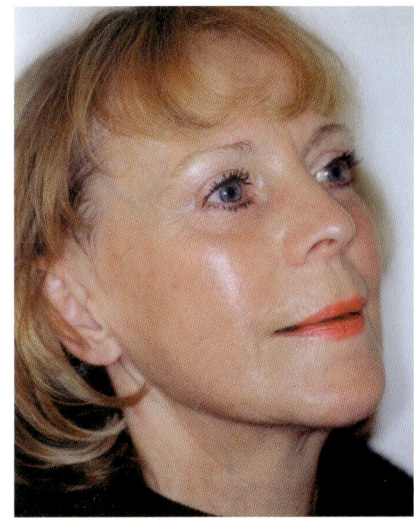

Abb. f und g: Die vorher-nachher Situation noch einmal im Vergleich.

(alle Bilder: Dr. C. Schreckenberger)

Stichwortregister

In alphabetischer Reihenfolge finden Sie die Stichworte für die
Fallbeispiele der folgenden Seiten.

Rote Ästhetik – schönes und gesundes Zahnfleisch

Freiliegende Zahnhälse
- Mikrochirurgische Deckung (Rezessionsdeckung)

Freiliegende Zahnhälse
- Mikrochirurgische Deckung (Rezessionsdeckung)

Freiliegende Zahnhälse
- Mikrochirurgische Deckung (Rezessionsdeckung)

Seite 183

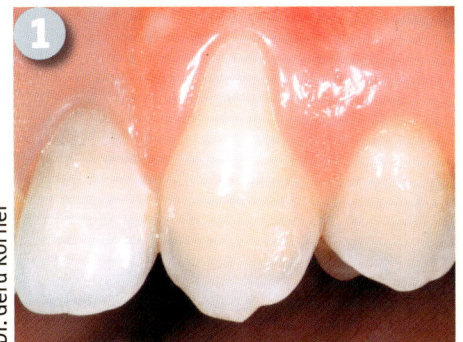

Dr. Gerd Körner

Ausgangssituation: freiliegender Zahnhals am Eckzahn.

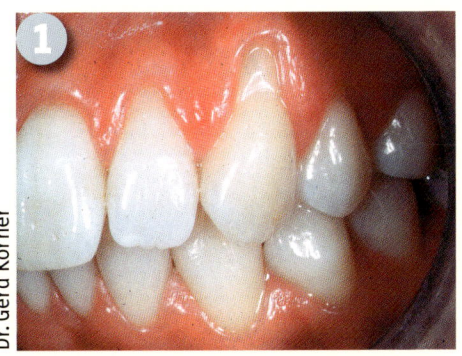

Dr. Gerd Körner

Ausgangssituation: freiliegende Zahnhälse am zweiten Schneidezahn und am Eckzahn.

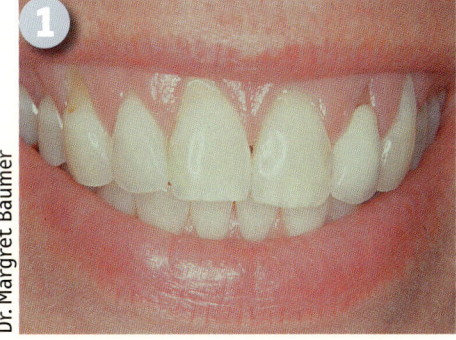

Dr. Margret Bäumer

Massiver Zahnfleischrückgang bedingt durch falsche Putztechnik bei dünnem Gewebe.

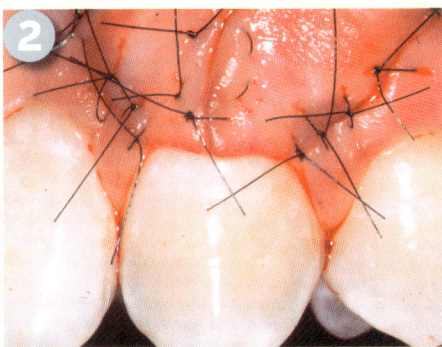

Situation nach mikrochirurgischer Rezessionsdeckung.

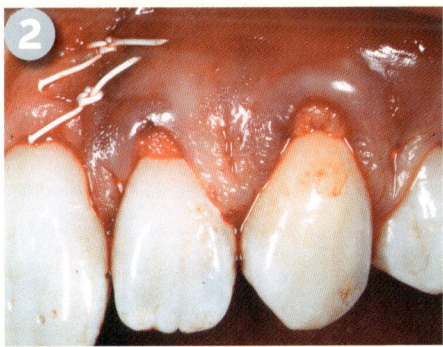

OP-Situation: Mobilisation des Zahnfleisches zur Deckung der Rezession.

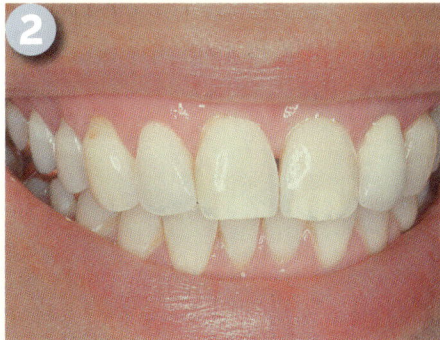

Mikrochirurgische Operationstechniken bei der Transplantation von Zahnfleisch führen zur Korrektur der Rezessionen.

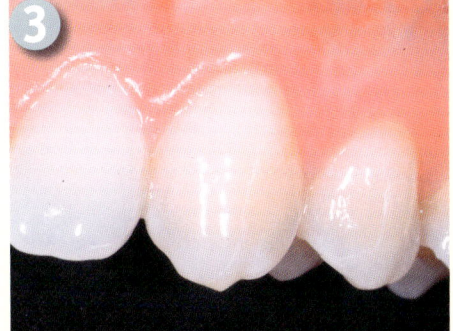

Zustand nach Ausheilung: perfekter Zahnfleischverlauf.

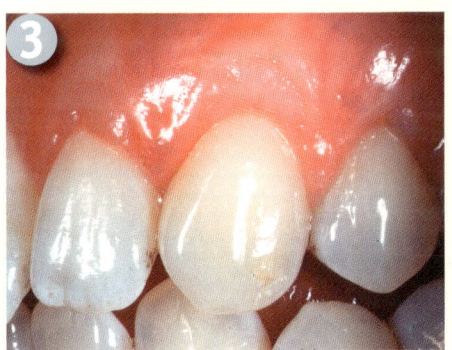

Situation nach Ausheilung.

Zuviel sichtbares Zahnfleisch (Gummy-Smile), zu kurze Frontzähne

- Kronenverlängerung
- vollkeramische Kronen

Seite 184

Dr. Gernot Mörig

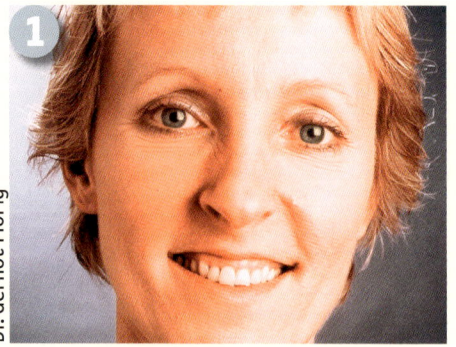

1 Die Patientin wünschte sich eine ästhetische Optimierung ihrer Zähne bzw. Kronen und ihres Zahnfleisches. Sie wurde ständig auf ihre ‚falschen Zähne' angesprochen.

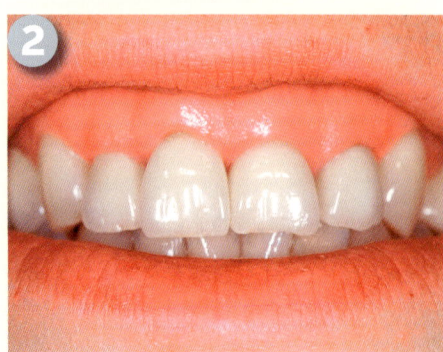

4 Der Modellplanung entsprechend wurden im Labor zunächst dünne Facetten aus Kunststoff erstellt.

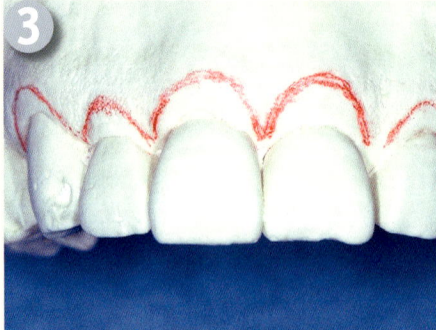

7 Nach Entfernung der alten Kronen wurden im Labor anhand von Abformungen neue Keramikkronen – hier aus der Initial-Keramik der Firma GC – erstellt und eingegliedert.

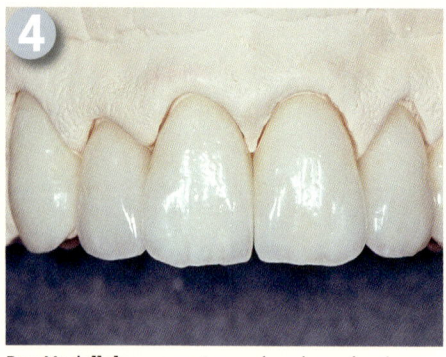

2 Konkret bemängelte sie die viel zu kurzen und unterschiedlich langen Kronen und das zu dominante Zahnfleisch.

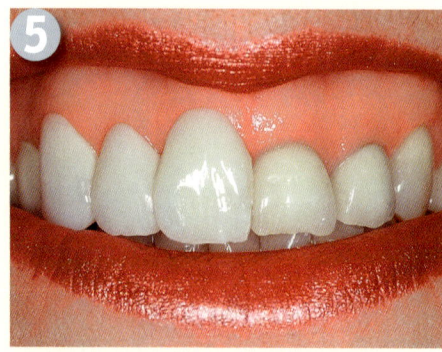

5 Im nächsten Behandlungsschritt wurden die dünnen Facetten auf die Zähne aufgelegt (links), um einen Eindruck von dem zu erwartenden ästhetischen Ergebnis zu bekommen.

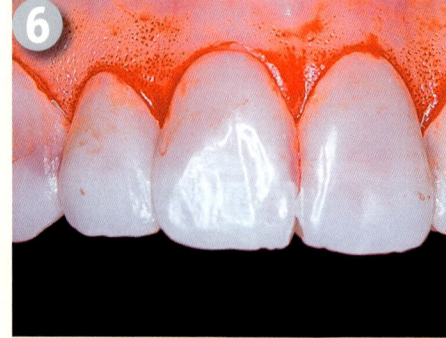

8 Zusätzlich wurden die Eckzähne mit hauchdünnen Keramikveneers aus dem gleichen Material versorgt.

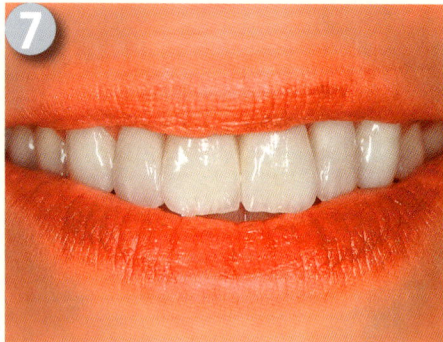

3 Als Erstes wurde zusammen mit der Patientin und dem Zahntechnikermeister auf einem Gipsmodell der erwünschte obere Verlauf der späteren Kronen angezeichnet.

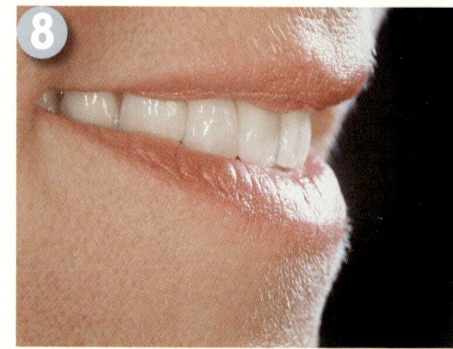

6 Um die Konturen des Zahnfleisches umzugestalten, war ein kleiner chirurgischer Eingriff nötig. Die Vorgabe für den harmonischeren Verlauf lieferten die erneut auf die alten Kronen aufgelegten Facetten.

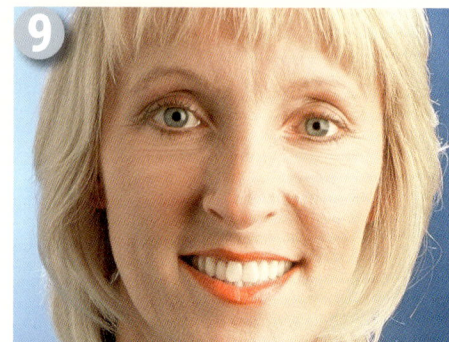

9 Das Ergebnis entspricht hundertprozentig der Erwartungshaltung der Patientin, die heute mit einem völlig neuen Selbstbewusstsein auftritt.

Zahnfleischverlauf, zu kurze Frontzähne
- Kronenverlängerung
- Vollkeramische Kronen

Schleimhautverfärbung, Zahnfehlstellung
- Vollkeramische Kronen
- Schleimhautabtragung

Seite 185

Dr. Jürgen Benz/Dr. Gerd Körner

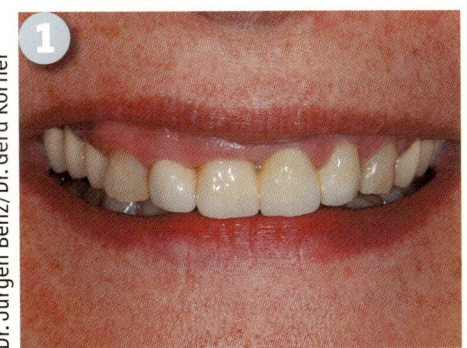

Den Patienten stören die zu kurzen Kronen sowie der unregelmäßige, deutlich sichtbare Zahnfleischverlauf.

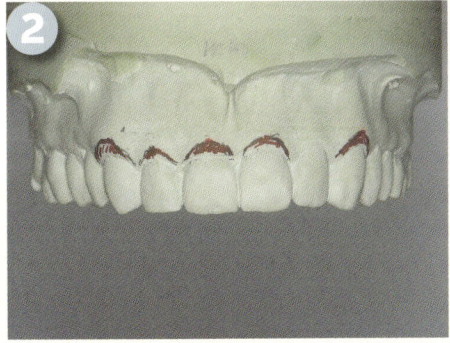

Die Situation nach der Operation und vor der Neuüberkronung.

Dr. Marcus Striegel

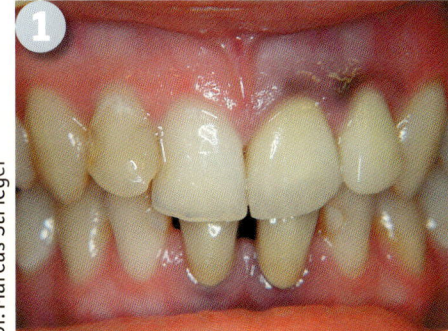

Ausgangssituation: stark störende dunkle Zahnfleischanteile, vorhandene und als solche erkennbare Kronen und unschöne Stellung der Ober- und Unterkieferfrontzähne.

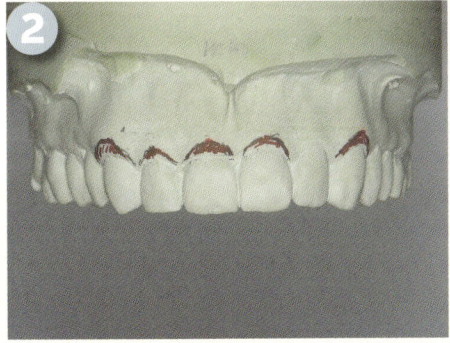

Visualisierung und Planung der Kronenverlängerung am Gipsmodell.

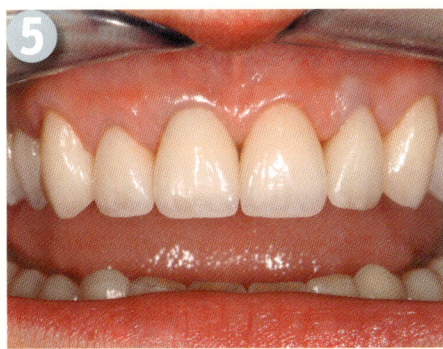

Natürlich wirkendes Aussehen nach Eingliederung von Vollkeramikkronen.

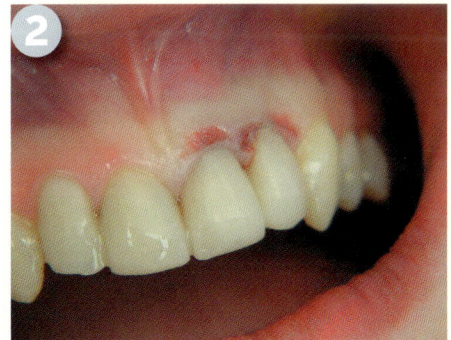

Die Situation nach der Abtragung von Schleimhaut und Eingliederung von Provisorien.

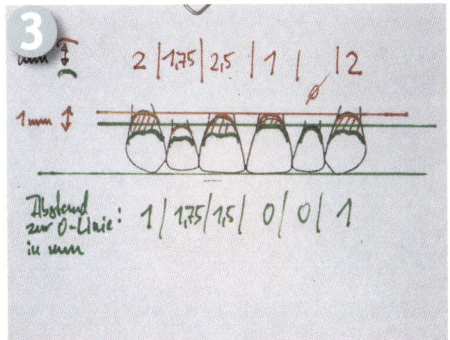

Übermittlung der OP-Planung an den Chirurgen.

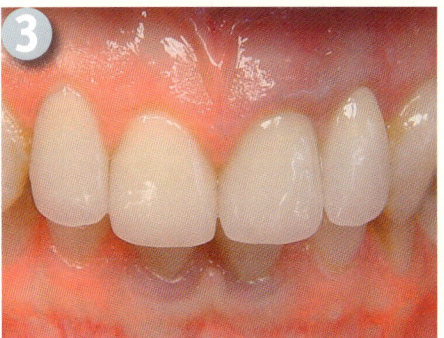

Situation vier Monate nach der adhäsiven Befestigung der vollkeramischen Kronen.

Freiliegende Zahnhälse, schlechte Brücke
- Korrektur Zahnfleischverlauf
- Einzelzahnimplantat

Zahnfleischverlauf, Zahnfehlstellungen
- Korrektur Zahnfleischverlauf
- Vollkeramische Teilkronen, Veneers

Seite 186

Dr. Margret Bäumer

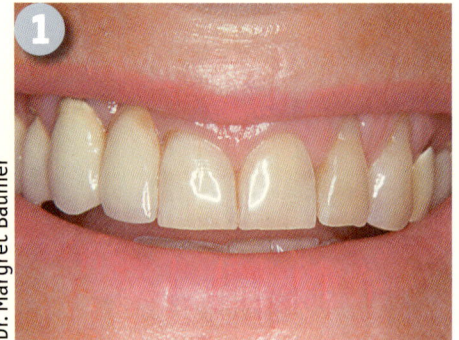

Fehlender rechter seitlicher Schneidezahn, ersetzt durch ästhetisch unzureichende Brückenkonstruktion, und freiliegende Zahnhälse links verursachen eine ungleiche Lachlinie.

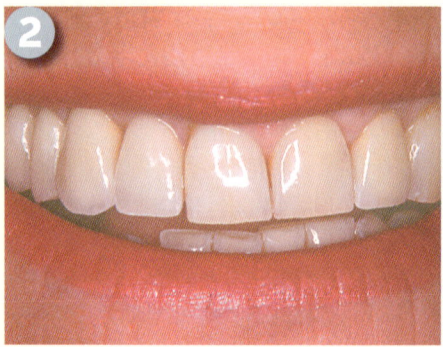

Nach Ersatz des seitlichen Schneidezahnes durch eine Implantatkrone sowie chirurgischer Korrektur der freiliegenden Zahnhälse ergibt sich eine harmonische Lachlinie.

Dr. Marcus Striegel

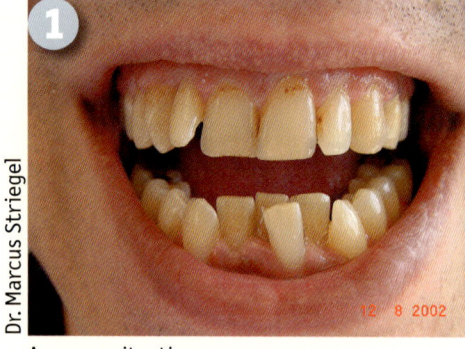

Ausgangssituation:
Oberkiefer: Frontzahnfehlstellungen, Erosionen im Zahnhalsbereich,
Unterkiefer: stärkster Engstand.

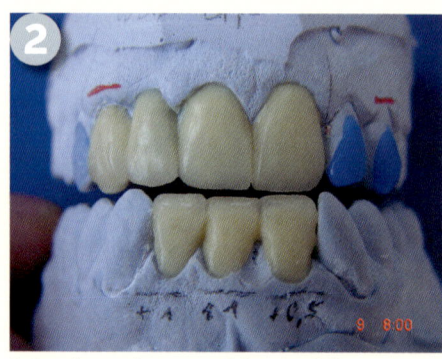

Behandlungsplanung auf dem Modell.

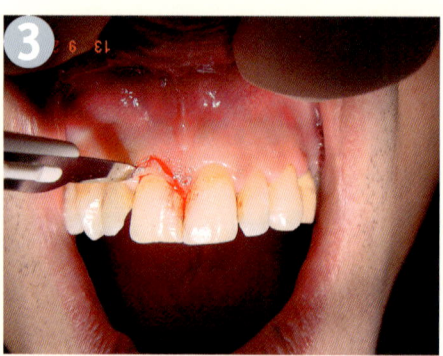

Chirurgische Korrektur des Zahnfleischverlaufes.

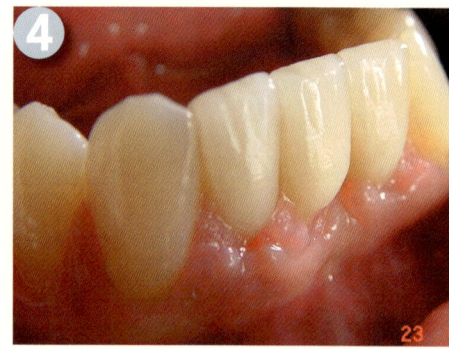

Situation nach Rekonstruktion der Unterkieferzähne mit Veneers und der Korrektur des Zahnfleisches.

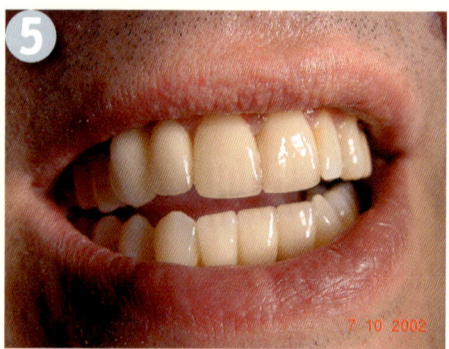

Situation nach Rekonstruktion der Oberkieferzähne mit keramischen Teilkronen und chirurgischer Korrektur des Zahnfleisches.

Brückengliedeinlagerung, abgebrochener Brückenpfeiler
- Zahnfleischausformung
- Zahnfarbener Stiftaufbau
- Vollkeramikbrücke

Zahnfleischverlauf, schadhafter Zahnersatz
- Brückengliedeinlagerung
- Brücke, Kronen

Seite 187

ZA Wolfgang-M. Boer

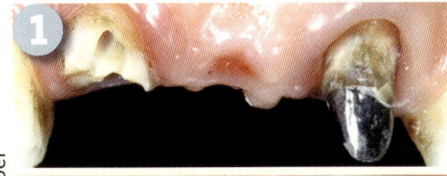
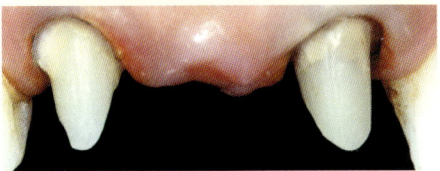

Welch ein Schreck! Eine alte Frontzahnbrücke hatte sich gelöst und ein Zahn war dabei ganz abgebrochen. Erst einmal wurde der Stiftaufbau aus dem wurzelbehandelten mittleren Schneidezahn entfernt und anschließend beide Pfeilerzähne wieder mit Glasfaserstiften aufgebaut.

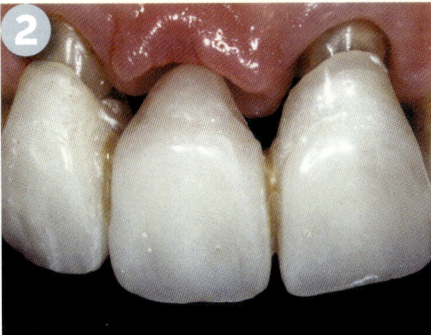

Das Zahnfleisch wird über mehrere Wochen mit einem speziellen Provisorium ausgeformt, damit ein perfektes Ergebnis möglich wird.

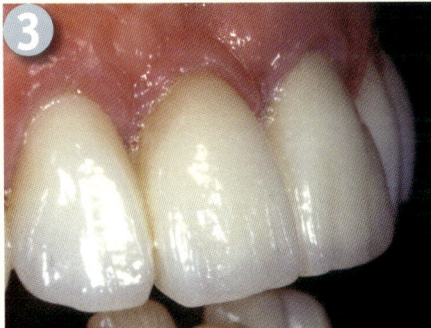

Auch von der Seite betrachtet, erscheint der ersetzte Zahn ganz natürlich aus dem Zahnfleisch zu entspringen. Die Oberfläche der Keramikbrücke erscheint lebendig und gibt der Patientin das gute Gefühl, dass diese Brücke ein Geheimnis zwischen ihr und ihrem Zahnarzt bleiben wird.

ZA Wolfgang-M. Boer

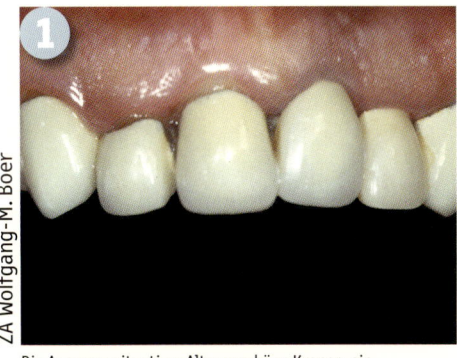

Die Ausgangssituation: Alte, unschöne Kronen, ein unharmonischer Zahnfleischverlauf mit freiliegenden Kronenrändern und ein fehlender Zahn seitlich. Dieses Schicksal muss man nicht hinnehmen!

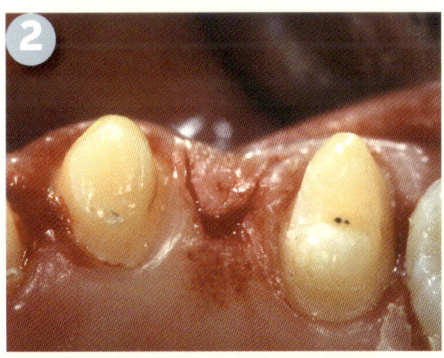

Auch in diesem Fall sollte der fehlende Zahn durch eine Brücke ersetzt werden, aber so, dass er nicht als aufgesetztes Brückenglied erkennbar ist. Dazu wird ein kleiner U-förmiger Einschnitt am Zahnfleisch gemacht und das so gelöste Hautläppchen nach vorne eingeschlagen.

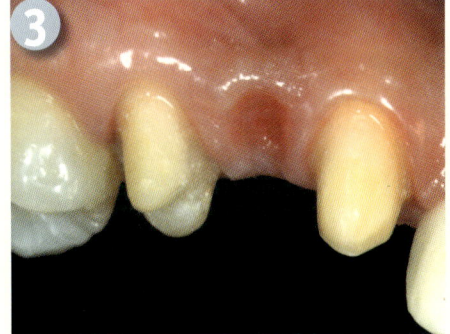

Über ein spezielles Provisorium wird anschließend die Schleimhaut zu einer leichten Mulde ausgeformt, in die sich das Brückenglied später perfekt einfügt.

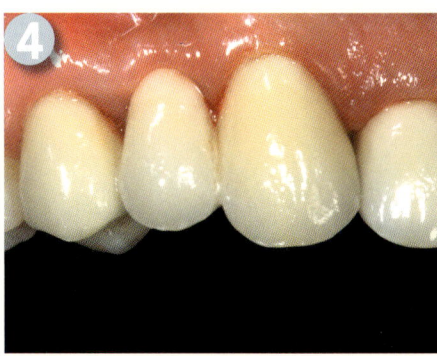

Nach dem Einsetzen der Brücke scheint der ersetzte Zahn ganz natürlich aus dem Zahnfleisch gewachsen zu sein: Diese spezielle Brückenform nennt man „Ovate Pontic"

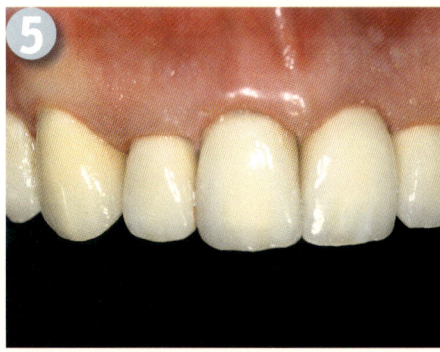

Nach der Harmonisierung des Zahnfleischverlaufs und dem Einsetzen der neuen Kronen und Brücken ist das gesamte Erscheinungsbild wieder ansprechend und passt zur Persönlichkeit der Patientin.

Zahnfleischverlauf, schadhafter Zahnersatz
- Brückengliedeinlagerung
- Vollkeramikbrücke

Knochenverlust durch Parodontitis
- Kieferkammaufbau

Seite 188

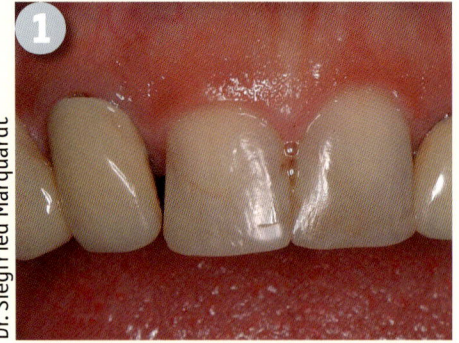

Ausgangssituation: Schadhafter und unschöner Zahnersatz muss erneuert werden.

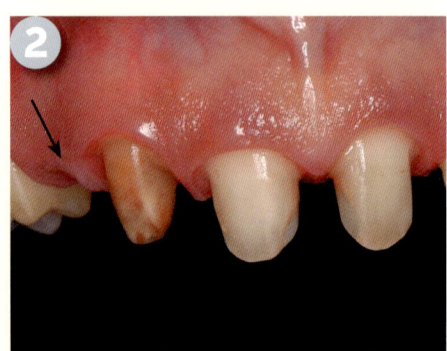

Das Brückenglied des neuen vollkeramischen Zahnersatzes wurde so gestaltet, dass es sich völlig natürlich in das Zahnfleisch integriert.

Seite 188

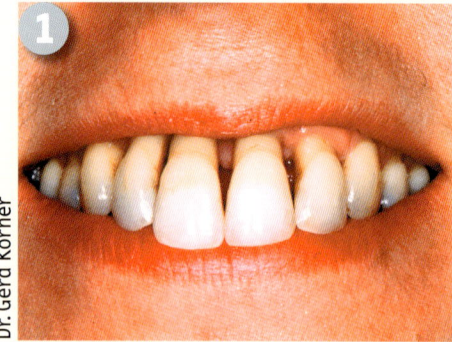

Die stärkst parodontal geschädigten Schneidezähne müssen entfernt werden. Die Parodontitis führte zu einem Geweberverlust im Bereich des Kieferkamms.

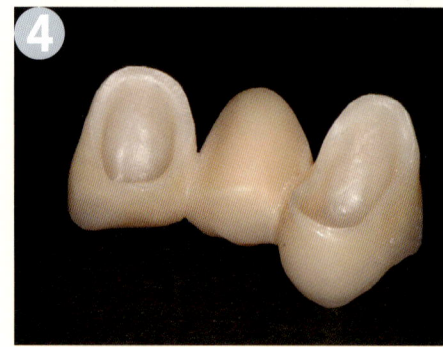

Nach Entfernung des alten Zahnersatzes zeigt sich ein unregelmäßiger Zahnfleischverlauf. An der Stelle eines fehlenden Zahnes (Pfeil) hat sich das Zahnfleisch unnatürlich entwickelt. Chirurgisch soll der Zahnfleischverlauf optimiert werden und der zahnlose Kieferabschnitt für eine natürlichere Wirkung der neuen Brücke gestaltet werden.

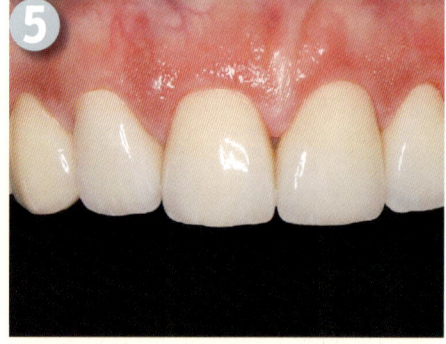

Das Endergebnis nach individueller Fertigstellung der Brücke.

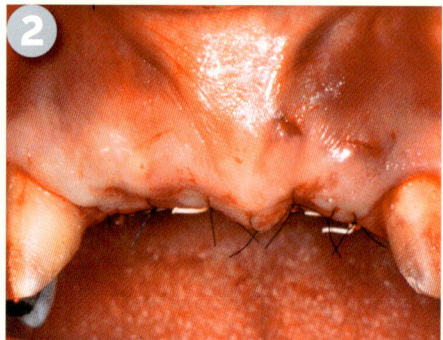

Zustand nach operativem Aufbau der Kieferkammdefekte.
Um eine natürlich wirkende Brücke einzugliedern, müssen die Papillen aufgebaut und ausgeformt werden.

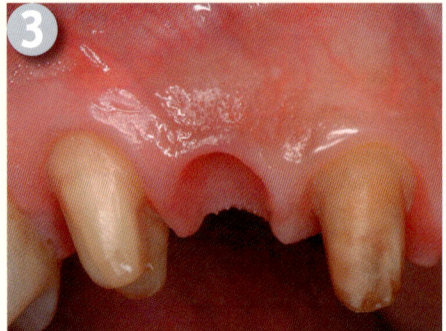

Nach dem Eingriff und 3-monatiger Tragezeit eines Provisoriums ist das Zahnfleisch perfekt ausgeformt.

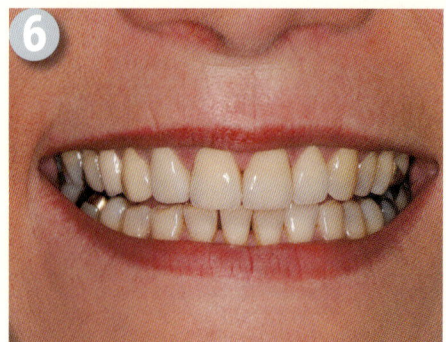

Eine strahlende Patientin.

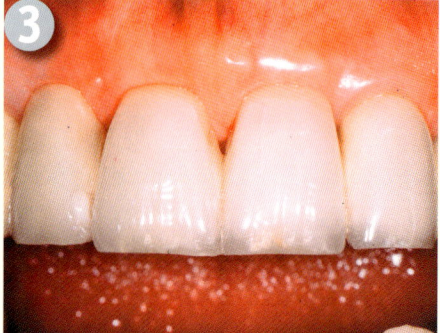

Mit Hilfe eines Langzeitprovisoriums werden die Weichgewebe ausgeformt.

Dr. Siegfried Marquardt

Dr. Gerd Körner

Seite 189

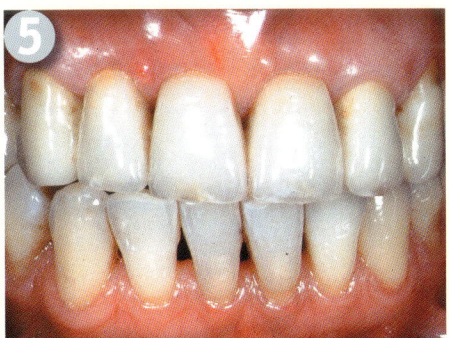

Der Aufbau des Kieferkamms und die erzielten Einlagerungen und „gezüchteten" Papillen sind die beste Voraussetzung für unsichtbaren Zahnersatz.

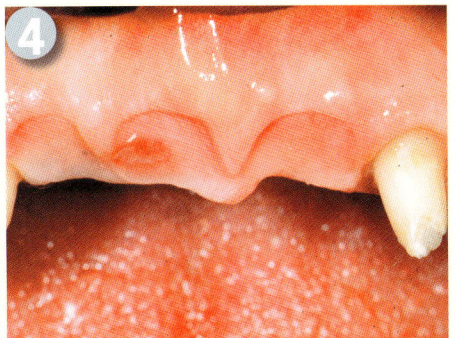

Dr. Margret Bäumer

Schwere aggressive Parodontitis und Gummy-Smile. Der rechte obere Schneidezahn ist unfallgeschädigt.

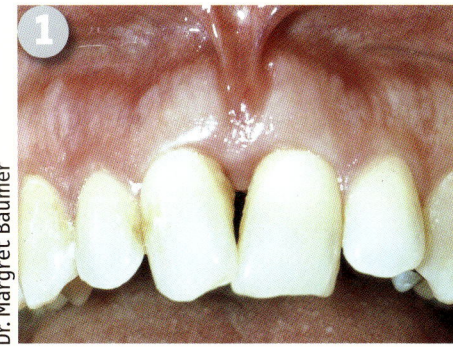

Dr. Margret Bäumer

Fehlende Papilla zwischen den Frontzähnen.

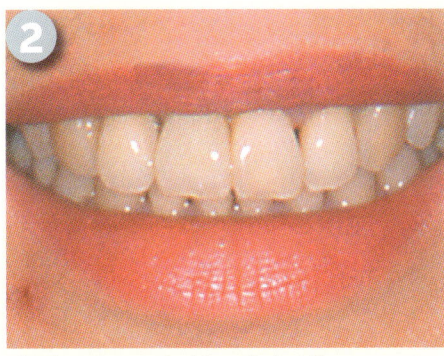

Natürliche Zähne oder Zahnersatz?

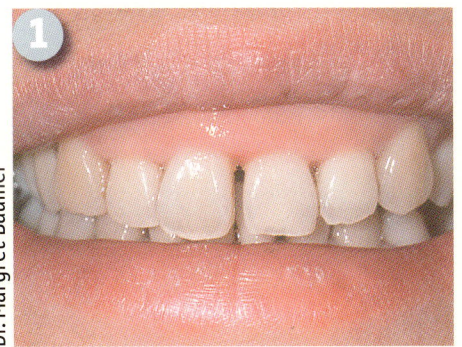

Die Situation nach chirurgischer Kronen-verlängerung bzw. Zahnfleischverkürzung und Implantatrekonstruktion des entfernten Schneidezahnes.

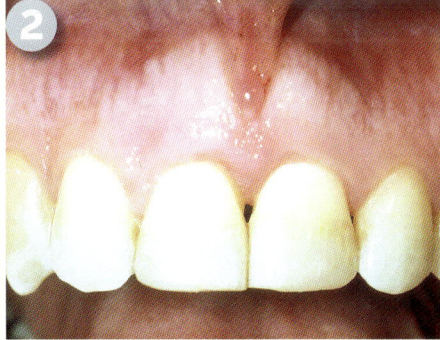

Therapie durch nicht-chirurgische Kürettage/ Wurzelglättung und kieferorthopädische Behandlung.

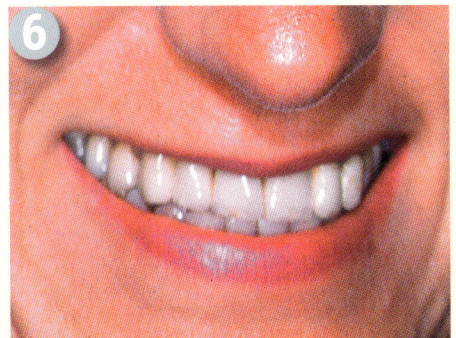

Das Ergebnis lässt die Patientin alle Mühen vergessen.

Veneertechnik mit Komposit (direkte Technik)

lückige Unterkieferfront
- Lückenschluss mit Komposit

Unregelmäßige Zahnkanten, Verfärbungen
- Korrektur mit Komposit

Seite 190

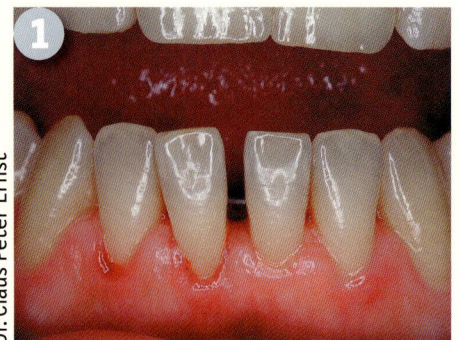

Den Patienten stört die Lücke zwischen den beiden Schneidezähnen.

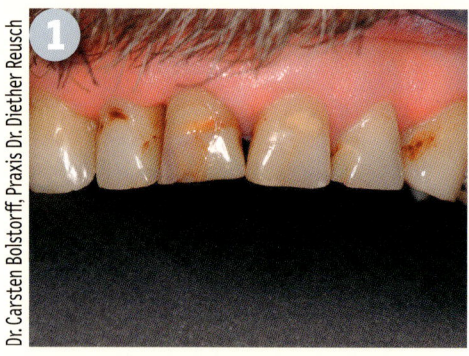

Ausgangssituation Oberkiefer: Den Patienten stören der unregelmäßige Verlauf der Inzisalkanten sowie die Verfärbungen.

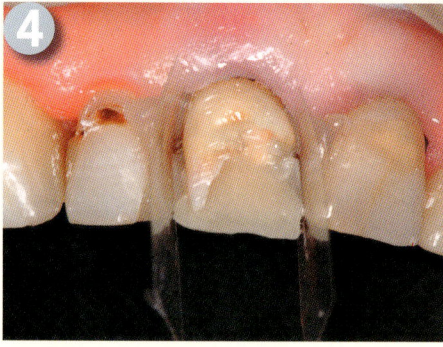

Schrittweiser Aufbau der Dentin- und Schmelzmassen.

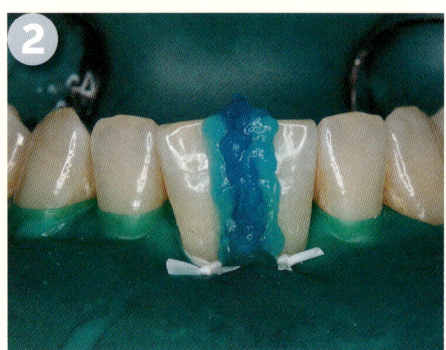

Spanngummi (Kofferdam) hält Speichel ab. Die zu verbreiternden Flächen werden, um einen perfekten Verbund zu erhalten, konditioniert.

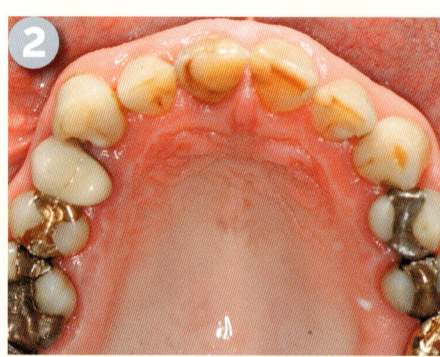

Aufsicht Ausgangssituation Oberkiefer.

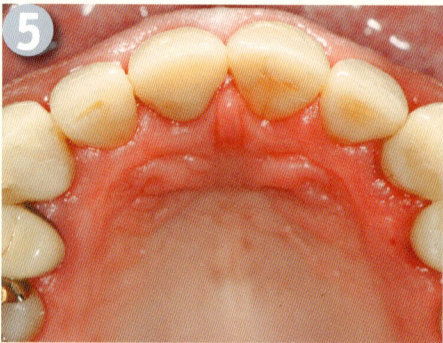

Aufsicht auf den Oberkiefer nach Versorgung mit direktem Veneer (Material von 3M ESPE AG).

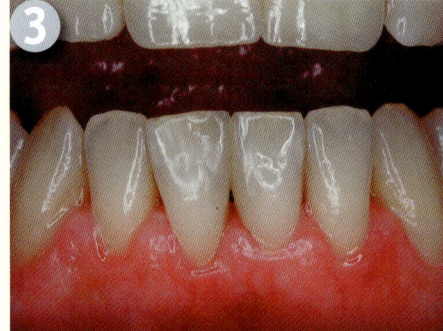

Natürlich wirkender Lückenschluss mit Komposit.

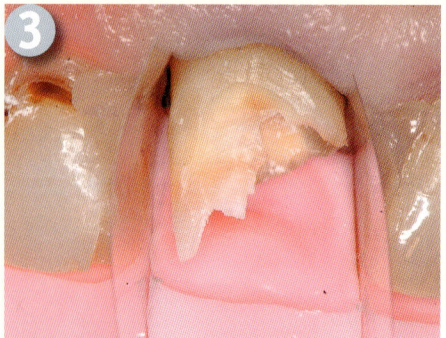

Situation nach Entfernung der alten Füllungen. Aufbau der Komposit-Verblendung mit Hilfe eines Silikonschlüssels.

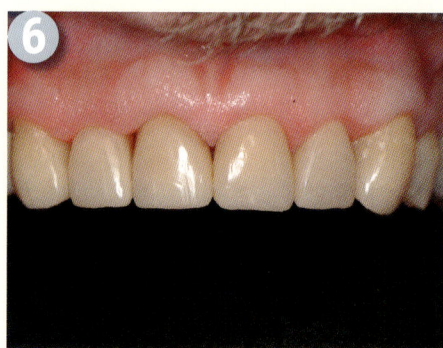

Ansicht nach Politur.

Dr. Claus Peter Ernst

Dr. Carsten Bolstorff, Praxis Dr. Diether Reusch

Seite 191

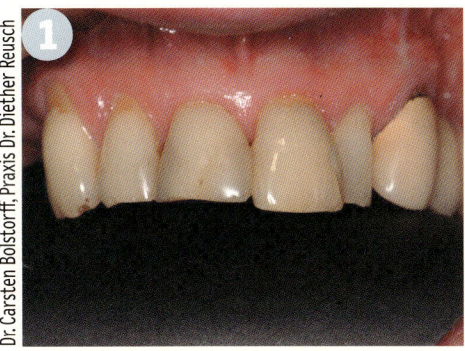

Ausgangssituation Oberkiefer-Front: Den Patienten stören der unregelmäßige Inzisalkantenverlauf, die Verfärbungen der vorhandenen Füllungen und die unregelmäßige Stellung.

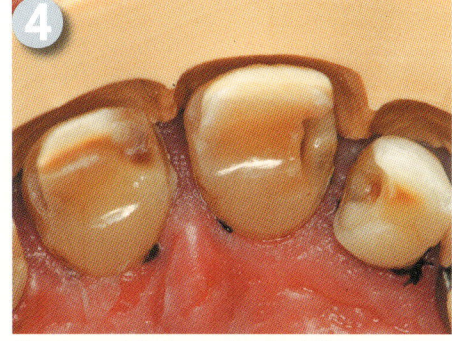

Situation nach Entfernen der alten Füllungen und der Karies. Kontrolle der Form des aufzutragenden Komposits mittels eines Silikonschlüssels, der auf dem aufgewachsten Modell angefertigt wurde.

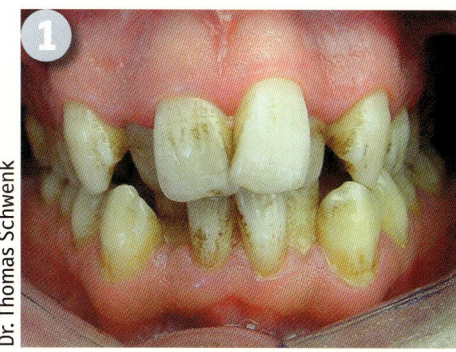

Unschöne, stark störende Zahnfehlstellung.

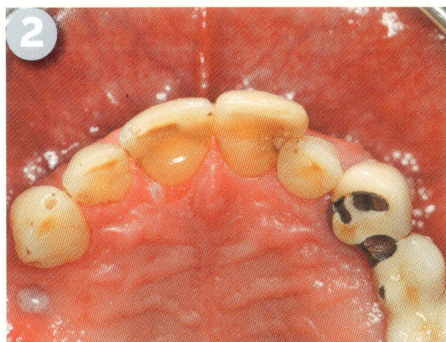

Aufsicht Ausgangssituation Oberkiefer-Front.

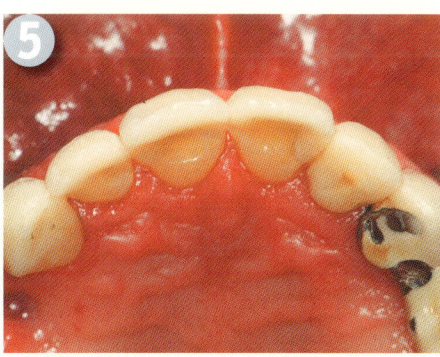

Situation nach Stellungskorrektur mit direkten Veneers.
(GC-Gradia)

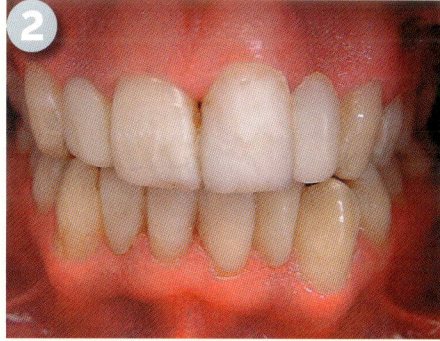

Der Patient ist nach dem Ausgleich der Fehlstellung mit direkt im Mund aufgebrachtem Komposit (direkte Veneers) sehr zufrieden.

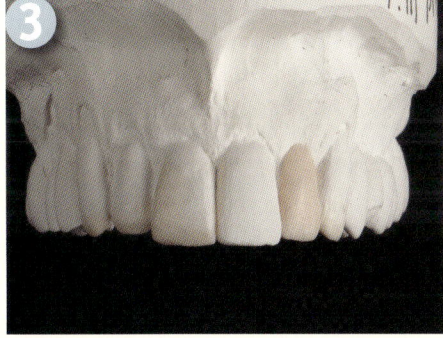

Aufwachsung der geplanten Versorgung auf dem Situationsmodell.

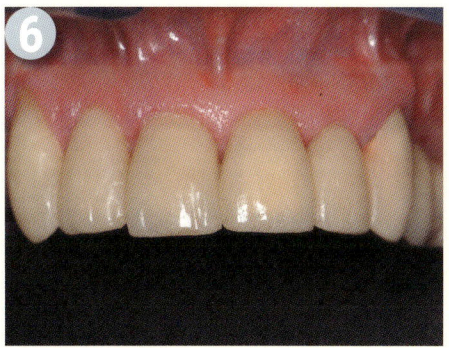

Situation nach Politur:
perfektes, natürliches Aussehen.

Dr. Carsten Bolstorff, Praxis Dr. Diether Reusch

Dr. Thomas Schwenk

Veneers aus Keramik (indirekte Technik)

Geschädigte Zahnkanten
- Korrektur mit Veneers

Zu kurze Zähne, geschädigte Zahnkanten
- Korrektur mit Veneers

Seite 192

Dr. Diether Reusch

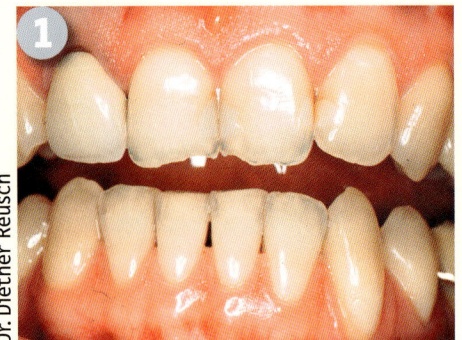

1 Ausgefranzte „dünne Inzisalkanten".

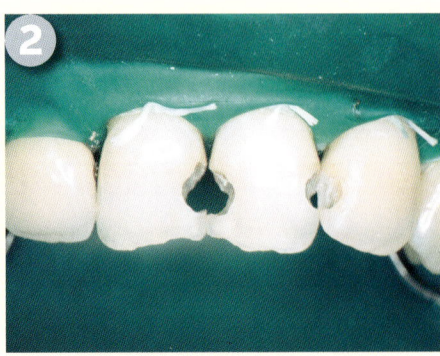

2 Die vorhandenen Füllungen werden erneuert. Somit ist es nicht notwendig, die Präparationsgrenze in dem Bereich der Zahnhartsubstanz zu legen. Eine Vollkronenpräparation kann vermieden werden.

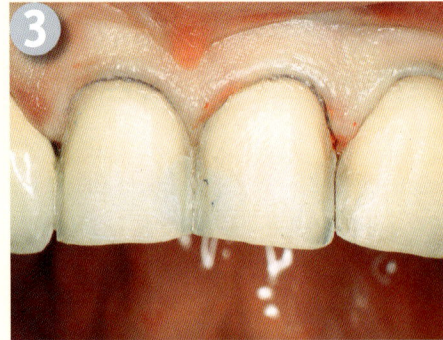

3 Minimalinvasive Veneerpräparation (0,3 - 0,5 mm Präparationstiefe).

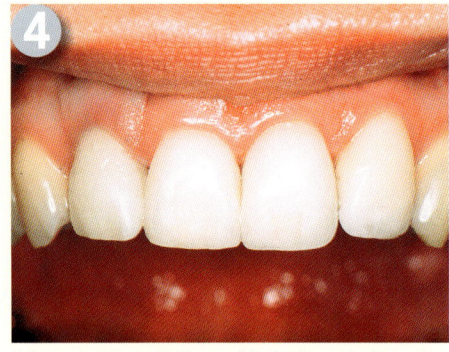

4 Zahnarzt, Zahntechniker und Patient erarbeiten mit zahnfarbenem Wachs die Funktion und die Ästhetik.

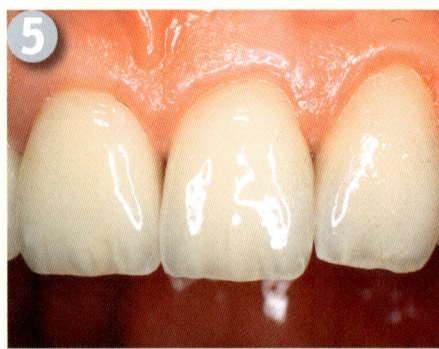

5 Natürlich wirkender Zahnersatz nach adhäsiver Befestigung.

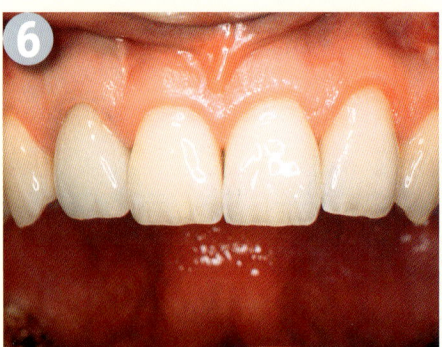

6 Ein ästhetisch wirkender Zahnersatz bei minimaler Zahnhartsubstanzabtragung.

Dr. Thomas Schwenk

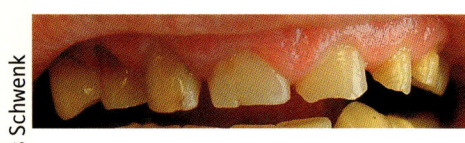

1 Die Frontzähne haben im Verlauf vieler Jahre mehr als 50% ihrer Zahnkrone verloren.

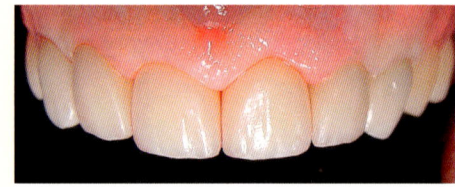

2 Situation nach Eingliederung von Veneers.

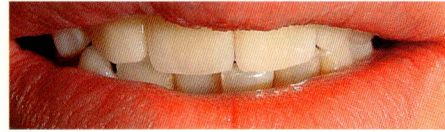

3 Ein Lächeln wie 20 Jahre zuvor.

Seite 193

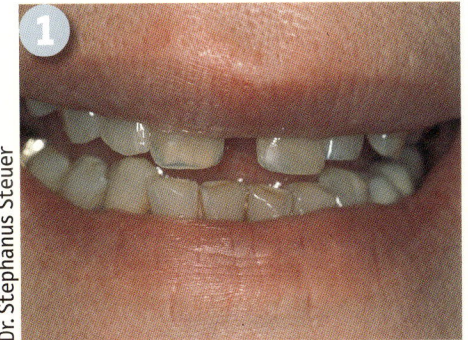

Dr. Stephanus Steuer

Diastema Oberkiefer Frontzahn.

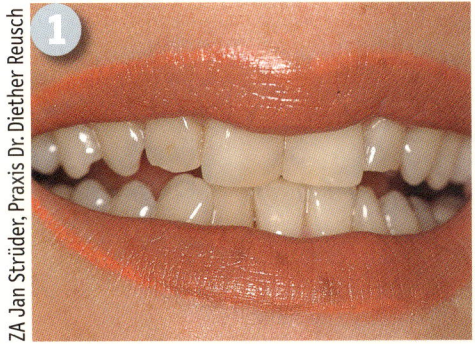

ZA Jan Strüder, Praxis Dr. Diether Reusch

Unregelmäßige Frontzahnstellung und abradierte Inzisalkanten werden von der Patientin als sehr störend empfunden.

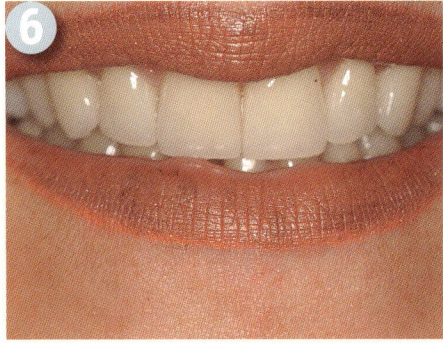

Mit Veneers korrigierte Zahnfehlstellung.

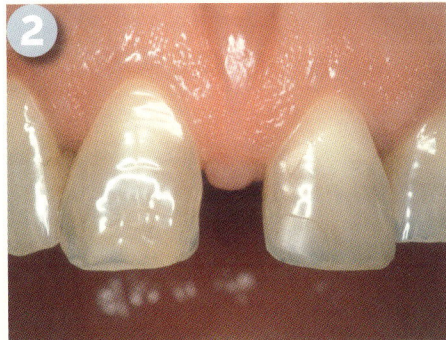

Detailansicht.

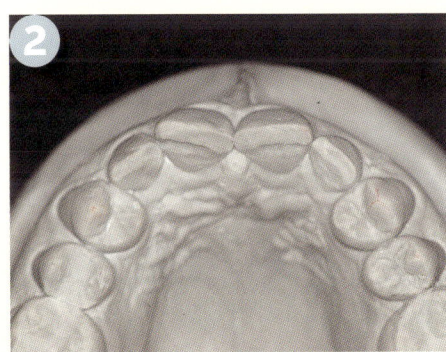

Aufsicht auf Modell
– die Eckzähne waren nicht angelegt, die Zahnkanten der Schneidezähne sind abradiert.

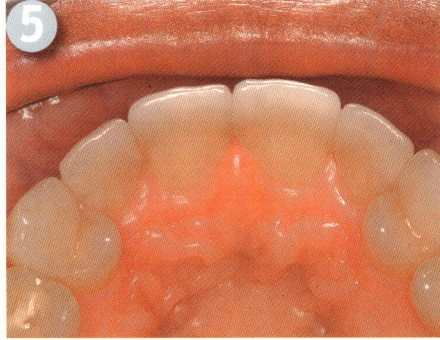

Aufsicht: Man sieht deutlich die hauchdünnen Schalen.

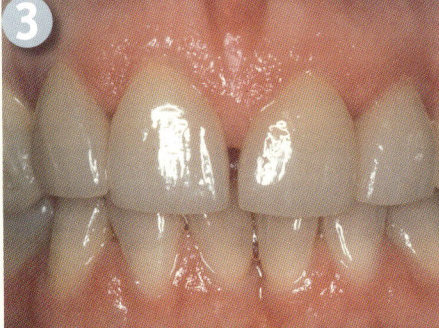

Perfekter Lückenschluss mit Keramikteilkronen.

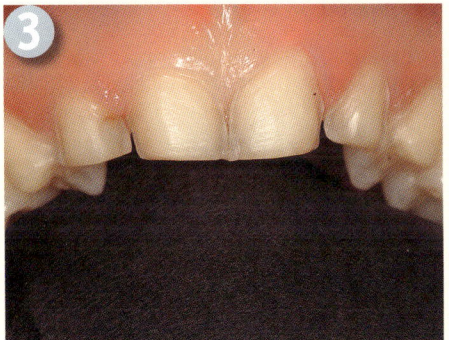

Minimalinvasive Veneerpräparation.

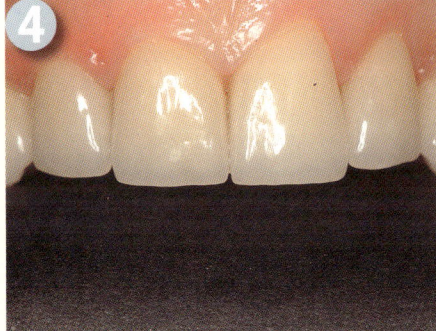

Die Patientin schaut wieder gerne in den Spiegel.

Veneers aus Keramik (indirekte Technik)

Fehlstellung der Oberkieferzähne, „schwarze Dreiecke"
- Bleaching
- Korrektur mit Veneers
- Wax-up

Seite 194

Dr. Stephanus Steuer

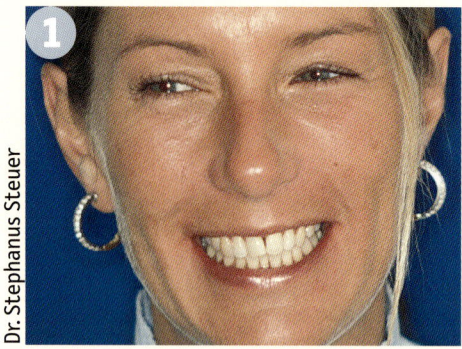

1 Die Patientin wünscht sich eine Korrektur ihrer schief stehenden Frontzähne mit Hilfe von Veners.

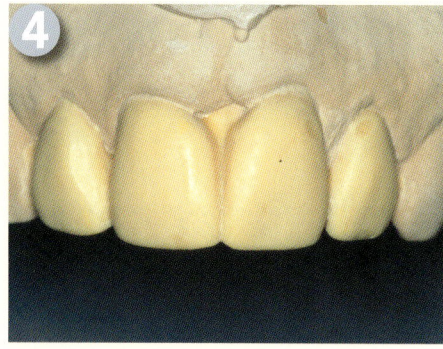

4 Die Behandlung mit keramischen Veneers wurde mit Wachs zunächst auf dem Modell simuliert (Wax-up).

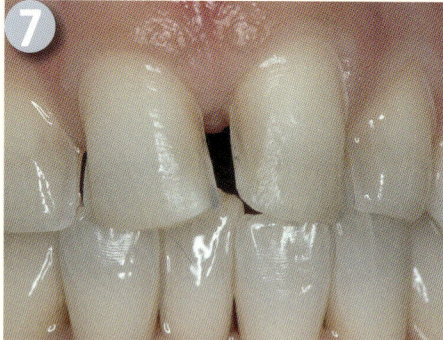

7 Im Anschluss wurden die Zähne mit Hilfe des Silikonschlüssels minimal angeschliffen und bis zur Fertigstellung der Veneers mit einem Provisorium versorgt.

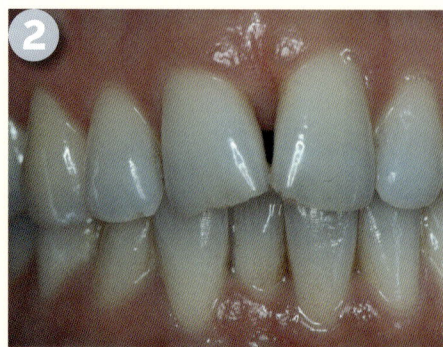

2 Eine kieferorthopädische Behandlung kam für die Patientin aufgrund der langen Behandlungsdauer nicht in Frage.

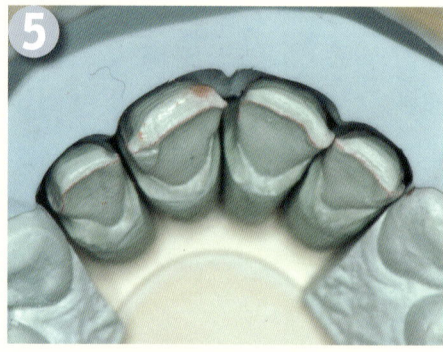

5 Für eine größtmögliche Schonung der natürlichen Zahnsubstanz wird die Präparation der Zähne exakt geplant. Um die Präparation später kontrollieren zu können, wird ein Silikonschlüssel (blau) angefertigt.

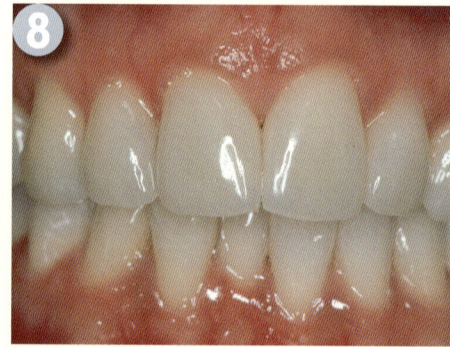

8 Wenige Tage später wurden die feinen Veneers mit der Adhäsiv-Klebetechnik auf den Zähnen befestigt.

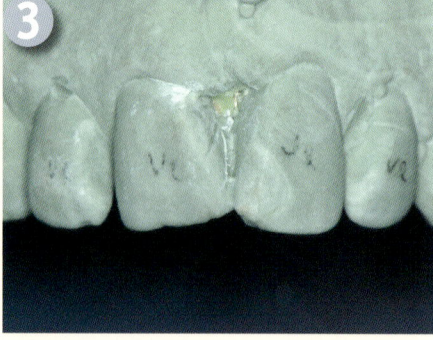

3 Das Gipsmodell der Zahnreihe ist wichtige Grundlage der Behandlungsplanung.

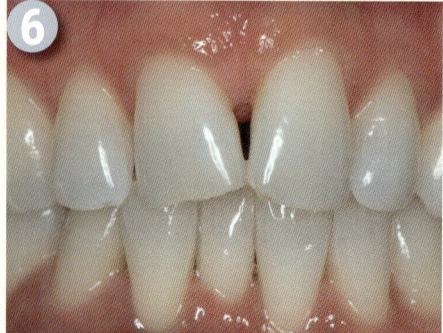

6 Um mit den hauchdünnen Schalen eine ästhetische Farbwirkung zu erzielen, wurden die Zähne zunächst gebleacht.

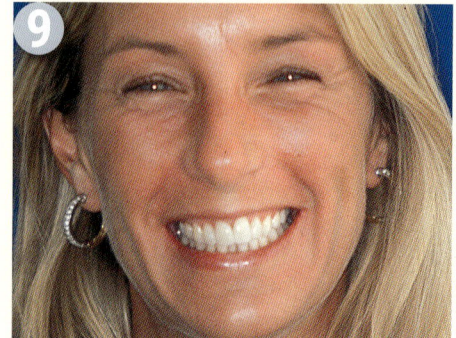

9 Das Ergebnis: Ein strahlendes Lächeln mit regelmäßigen und deutlich helleren Zähnen.

Unregelmäßige Zahnstellung
- Korrektur mit Veneers

Diastema, „abgeknirschte", zu kurze Zähne
- Korrektur mit Veneers (Front)
- Keramikteilkronen (Seitenzahnbereich)

Seite 195

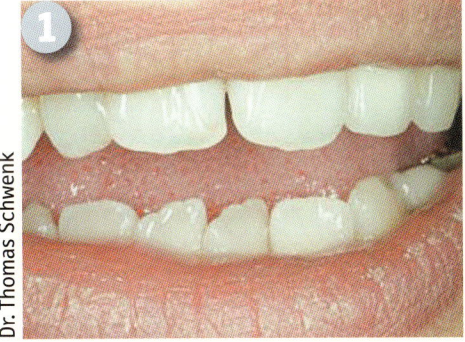

Dr. Thomas Schwenk

Unregelmäßige Zahnstellung und Lücke zwischen den beiden Schneidezähnen.

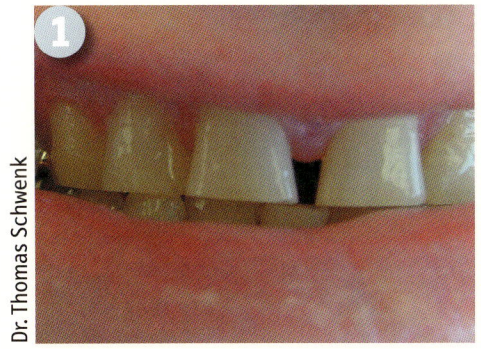

Dr. Thomas Schwenk

Viele Jahre haben Gebrauchsspuren hinterlassen.

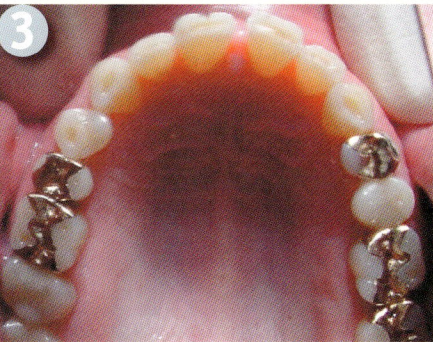

Die Seitenzähne sind mit vielen metallfarbenen Füllungen versorgt.

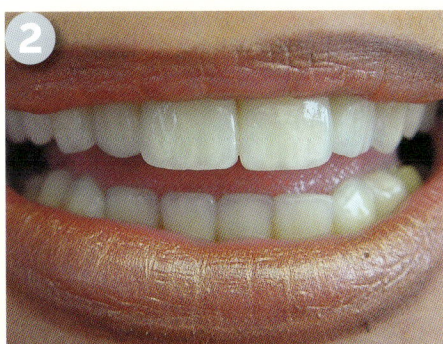

Versorgung mit hauchdünnen Keramikschalen.

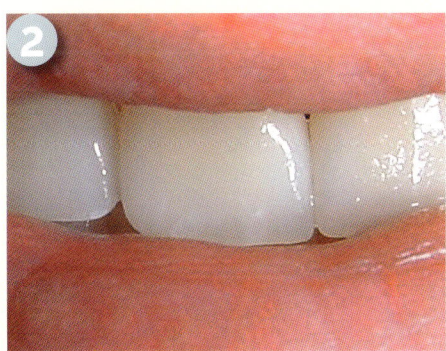

Dünne Keramikschalen führen zu neuer Lebensqualität.

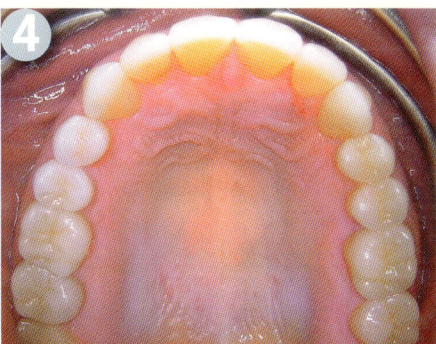

Zähne wie neu nach Versorgung mit vollkeramischen Teilkronen.

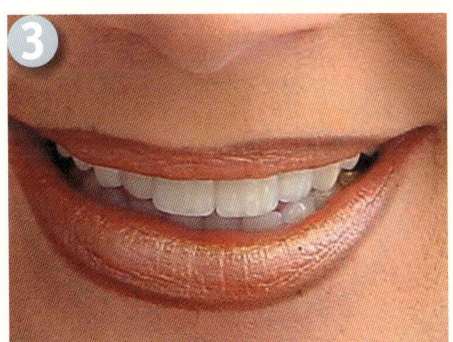

Ein natürliches ansprechendes Lächeln.

Veneers aus Keramik (indirekte Technik)

Fehlstellung
- Korrektur mit Veneers

Fehlstellung
- Veneers und Kronen (Unterschied: Veneer- und Kronenpräparation)

Seite 196

Dr. Diether Reusch

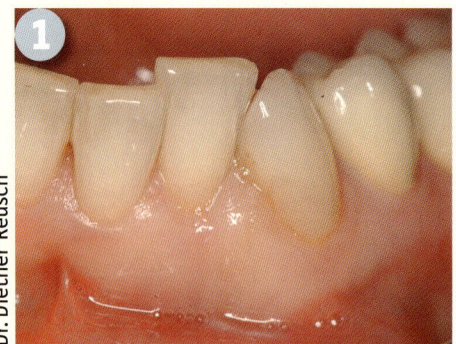

Ästhetisch störende Fehlstellung der unteren zweiten Schneidezähne.

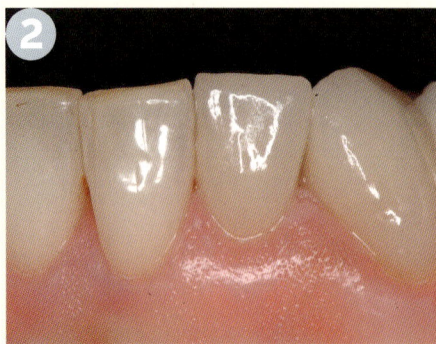

Ein adhäsiv befestigtes Veneer verbessert das Aussehen ohne Verlust von Zahnhartsubstanz.

Dr. Stephanus Steuer

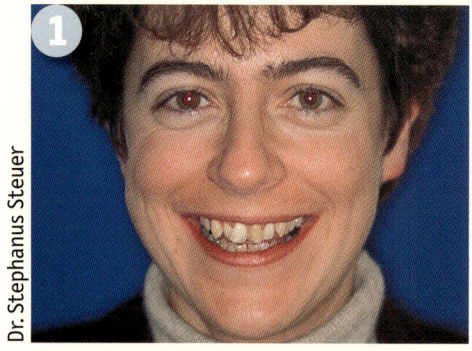

Die unschönen und gleichzeitig schadhaften Frontzähne bedurften der Korrektur. Die Patientin wünschte eine vollkeramische Lösung.

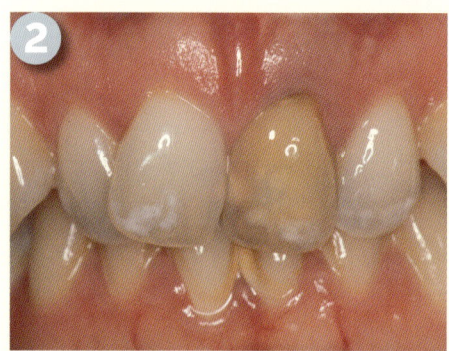

Ein wurzelgefüllter Schneidezahn war stark verfärbt und musste mit einem so genannten Walking-Bleach zunächst aufgehellt werden.

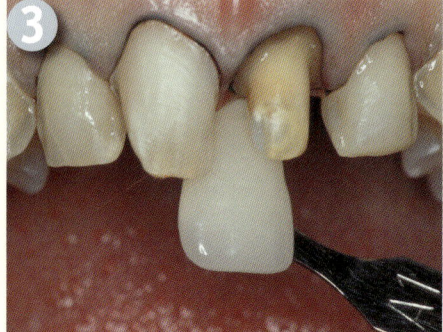

Für die geplante Restauration mit Veneers wurden die Zähne minimal angeschliffen. Lediglich der wurzelgefüllte Zahn benötigte eine Vollkrone und musste entsprechend umfangreicher abgeschliffen werden.

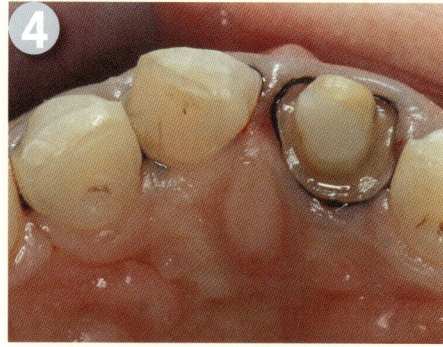

Die Aufsicht zeigt deutlich die Unterschiede der Präparationen.

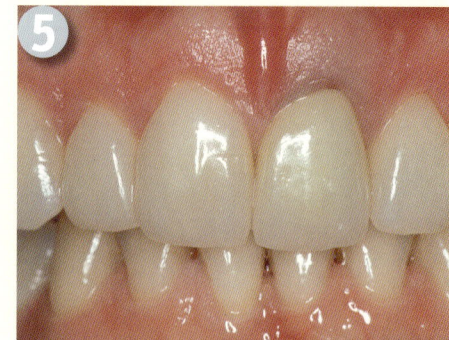

Nach Anfertigung im Dentallabor wurden die vollkeramischen Veneers und die Krone mit der Adhäsiv-Klebetechnik dauerhaft auf die Zähne aufgebracht.

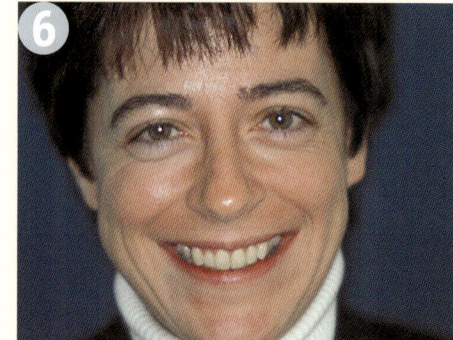

Niemand erkennt den Unterschied zur natürlichen Zahnhartsubstanz.

Keramikchips (Zahnergänzung aus Keramik)

| **Verfärbte Zähne**
- Korrektur mit Veneers | **Zahnfraktur**
- Korrektur mit Veneers | **Zahnfraktur**
- Keramikchips |

Seite 197

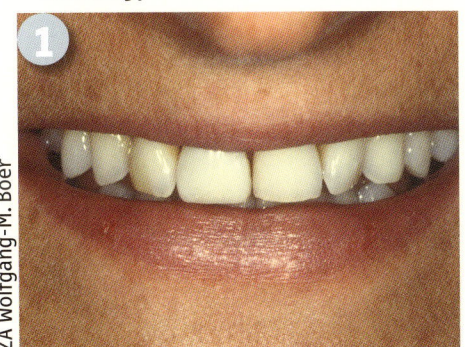

ZA Wolfgang-M. Boer

Diese Patientin störte ihr Lächeln: Die Zähne waren abgeknirscht, zu dunkel und sahen „alt" aus.

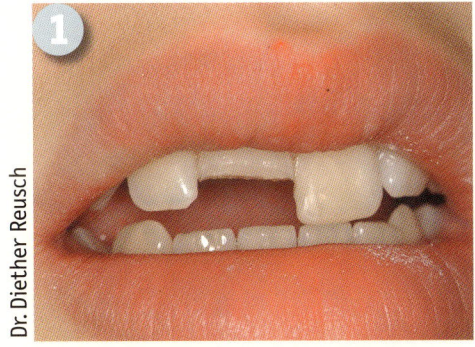

Dr. Diether Reusch

Zahnfraktur mittlerer Schneidezahn rechts Der linke Schneidezahn ist mit einem sehr großen Komposit-Eckenaufbau versorgt

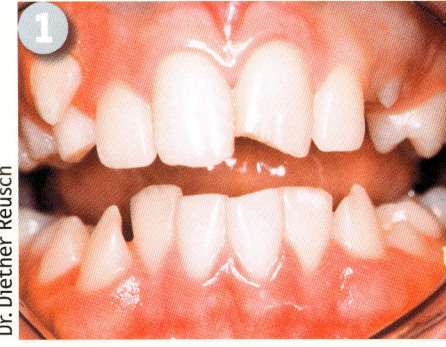

Dr. Diether Reusch

Durch Unfall frakturierte Schneidekante bei einem Kind.

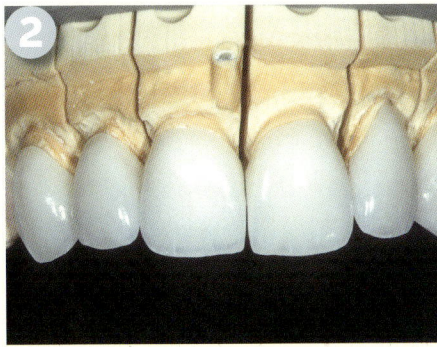

Die natürlichen Zähne werden durch „Bleaching" aufgehellt. Zahnform und Stellung durch Veneers verbessert. Hier sieht man die Keramikschalen (= Veneers) auf dem Modell.

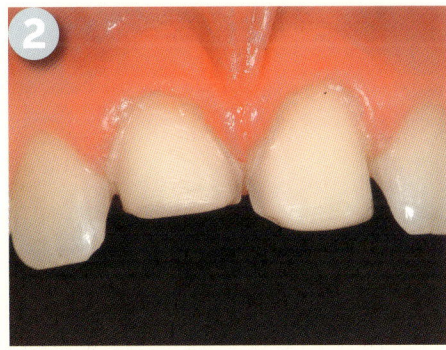

Minimalinvasive Präparation.

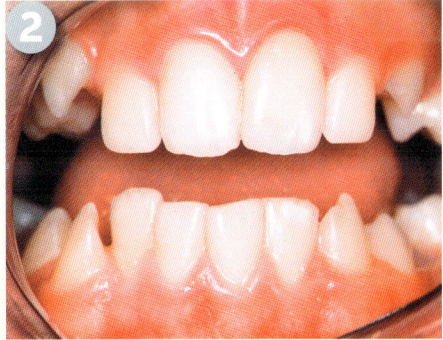

Dauerhafte unsichtbare Reparatur durch Aufkleben eines gepressten Keramikteils.

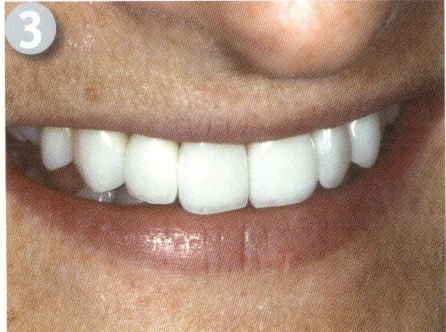

Nach dem Einkleben der Veneers sind diese genau so fest wie der eigene Zahn und die Patientin kann sorgenfrei kraftvoll zubeißen mit ihren neuen perfekten Zähnen.

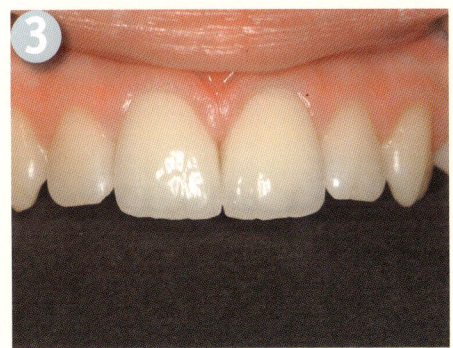

Adhäsiv befestigte Veneers.

Keramikchips (Zahnergänzung aus Keramik)

„Abgeknirschte" Eckzahnspitze
- Keramikchip (Veneer)

„Weggeknirschte" Schneidekanten
- Keramikchips (Veneers)

Seite 198

Dr. Diether Reusch

ZA Jan Strüder

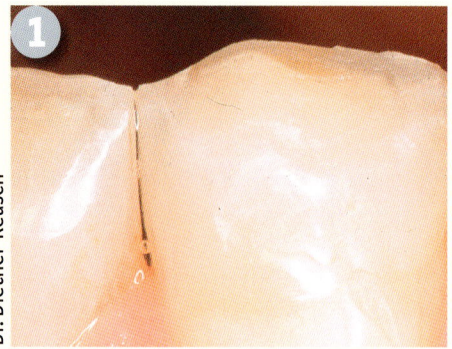

1 Die Eckzahnspitze ist nach jahrelanger parafunktioneller Aktivität nicht mehr vorhanden. Dies führt zu funktionellen Problemen.

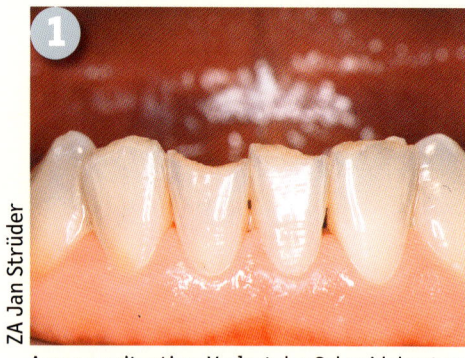

1 Ausgangssituation: Verlust der Schneidekanten durch Zähneknirschen.

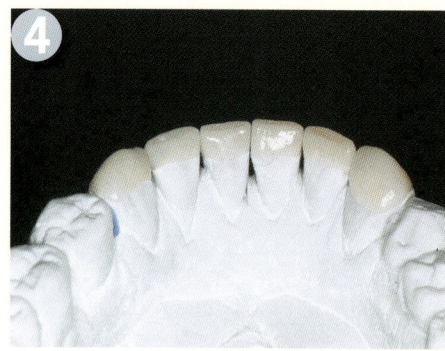

4 Keramik-Chips auf Modell.

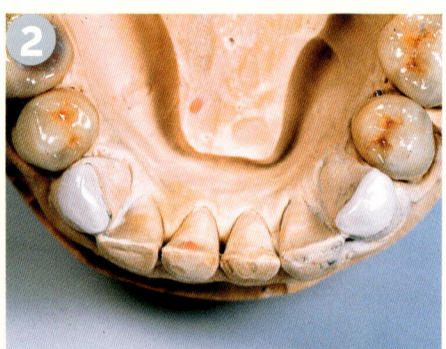

2 Hauchdünne Keramikteile werden gepresst.

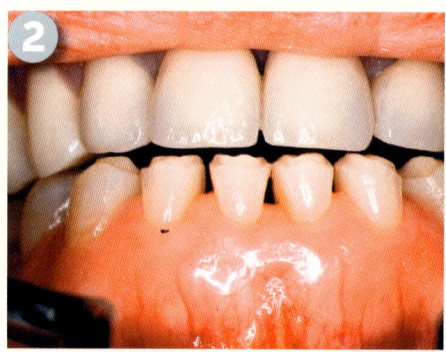

2 Minimalinvasive Präparation.

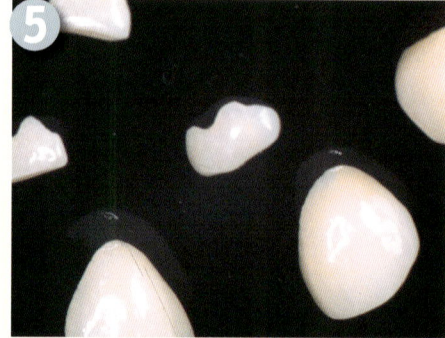

5 Hauchdünne Keramik-Zahnergänzungsteile.

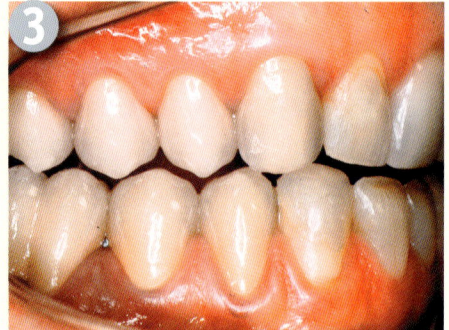

3 Perfekte Funktion nach Aufkleben der Eckzahnspitzen aus Keramik.

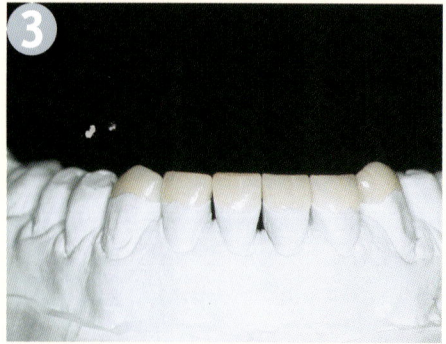

3 Keramik-Chips auf dem Modell in Frontansicht.

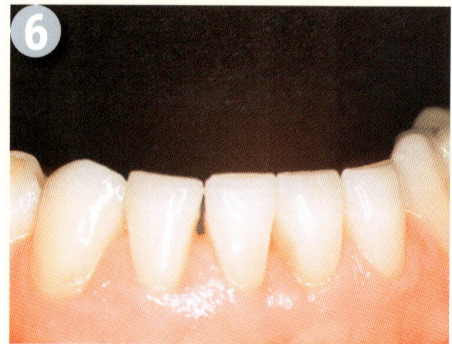

6 Die Schneidekanten der Zähne wirken mit den adhäsiv befestigten Chips völlig unversehrt.

Abgebrochene Eckzahnspitze
- Keramikchip (Veneer)

Schadhafte Füllungen
- Keramikinlays (Keramikteilkronen)

Schadhafte Füllungen
- Keramikinlays (Keramikteilkronen)

Seite 199

Dr. Diether Reusch

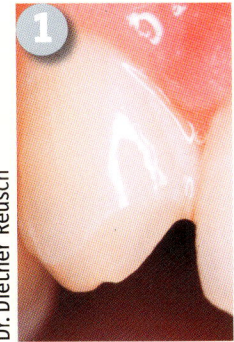

Die Eckzahnspitze wurde durch ein Trauma beschädigt. Eine minimalinvasive Präparation wird durchgeführt.

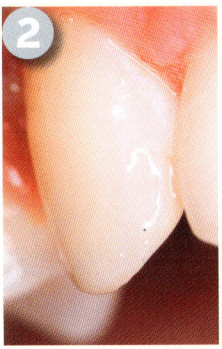

Eine aus Presskeramik hergestellte Eckzahnspitze stellt die natürliche Zahnform wieder her.

Dr. Stephanus Steuer

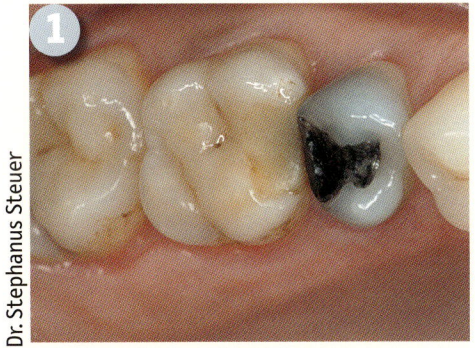

Aufsicht auf linken Oberkieferquadranten: Eine schadhafte Komposite-Füllung am Molaren und eine Amalgamfüllung am Prämolaren müssen ersetzt werden.

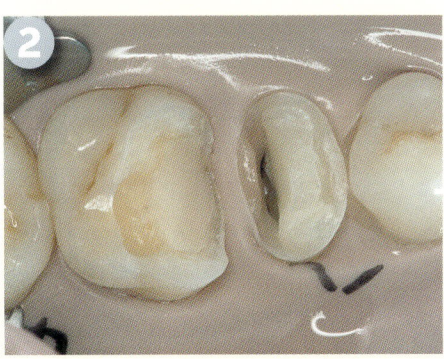

Gesäuberte minimalinvasive Präparationen für eine Teilkrone am Prämolar und ein Inlay am Molar.

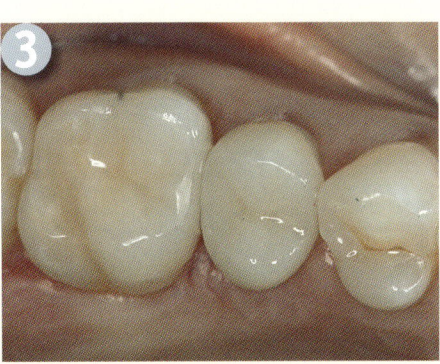

Ansicht von occlusal unmittelbar nach Entfernen des Kofferdams – perfekter, natürlicher, langlebiger Ersatz verlorengegangener Zahnhartsubstanz.

Dr. Diether Reusch

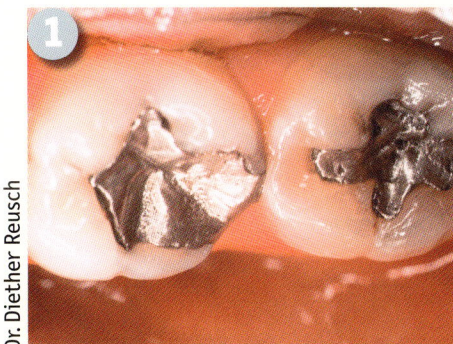

Schadhafte Amalgamfüllungen an beiden Molaren.

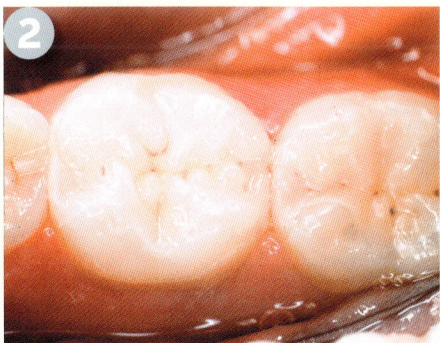

Ersatz der Füllungen durch Keramikinlays. Besser kann man die Natur nicht kopieren.

Keramikchips (Zahnergänzung aus Keramik)

Unregelmäßiger Schneidekantenverlauf, Schmelzflecken
- Keramikchips (Veneers)
- Visualisierung des Behandlungsergebnisses

ZA Jan Strüder, Praxis Dr. Diether Reisch

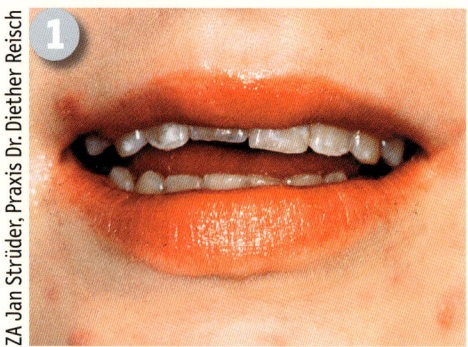

1 Zustand nach misslungener kieferorthopädischer Behandlung. Der unregelmäßige Schneidekantenverlauf sowohl im Ober- als auch Unterkiefer und die weißen Schmelzflecken wurden von der Patientin als sehr störend empfunden.

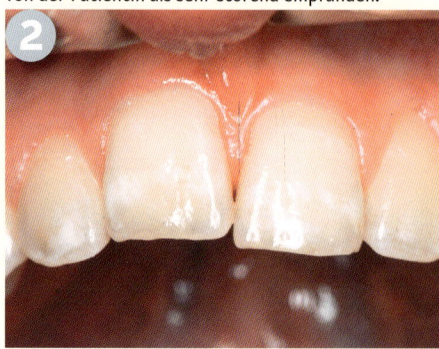

2 Die Korrektur soll im Oberkiefer mit Veneers, im Unterkiefer mit Chips erfolgen.

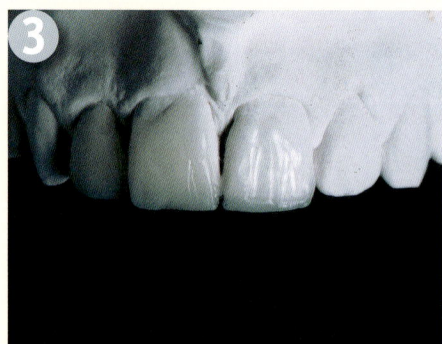

3 Visualisierung des möglichen Behandlungsergebnisses auf dem Oberkiefermodell mit Ästhetik-Wachs.

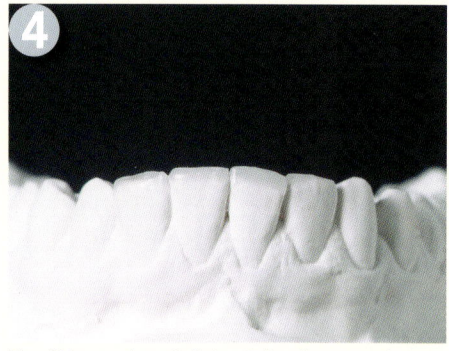

4 Visualisierung des möglichen Behandlungsergebnisses auf dem Unterkiefermodell mit Ästhetik-Wachs.

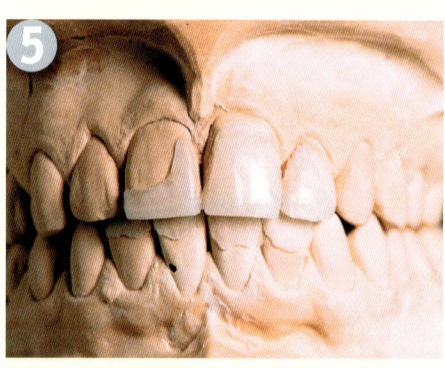

5 Damit sich die Patientin ein genaues Bild von der geplanten Keramikrestauration machen kann, wurden zunächst Kunststoffchips und -veneers angefertigt.

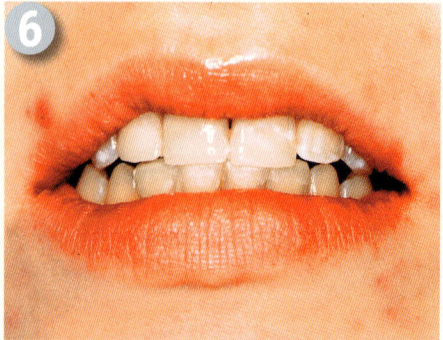

6 Die Kunststoffteile wurden auf die Zähne aufgesetzt. Die Patientin ist sehr mit dem zu erwartenden Ergebnis einverstanden.

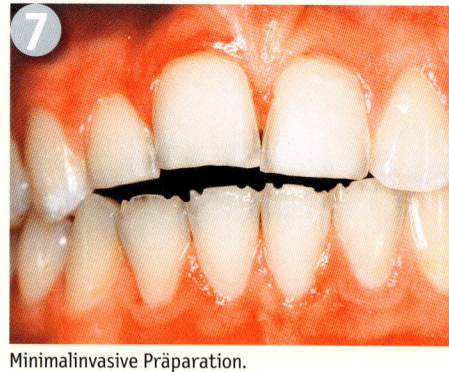

7 Minimalinvasive Präparation. Oberkiefer: Veneers 0,3 mm, Unterkiefer: Inzisalkanten-Chips.

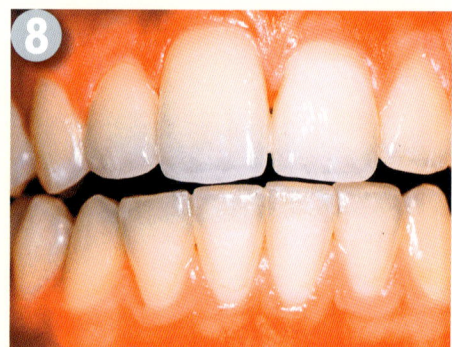

8 Adhäsiv befestigte Restaurationen.

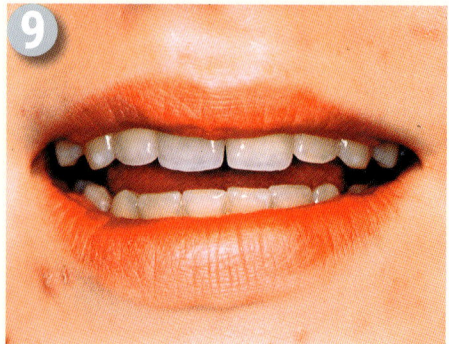

9 Fertige Restaurationen.

Kronen und Brücken – ästhetischer Ersatz der Zahnsubstanz

Unschöne Schneidezahnkrone
- Ersatz durch Metallkeramikkrone

Auffälliger und schadhafter Kronenzahnersatz
- Ersatz durch Metallkeramikkronen

Auffälliger und schadhafter Kronenzahnersatz
- Ersatz durch Vollkeramikkrone
- Zahnfarbener Stiftaufbau

Seite 201

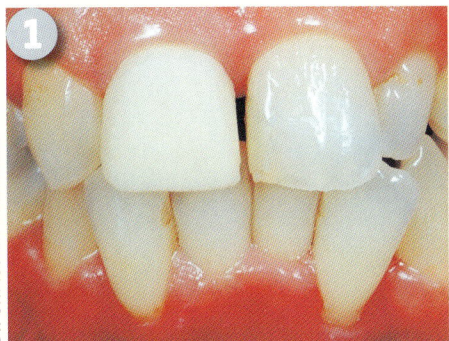

Dr. Christian Schimmel

Unschöne Krone auf dem rechten oberen Schneidezahn. Sie soll durch eine Metall-keramikkrone ersetzt werden.

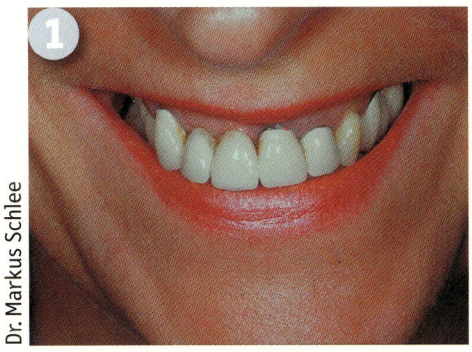

Dr. Markus Schlee

Die vorhandene Rekonstruktion ist als solche sofort zu erkennen. Form, Stellung, Farbe und unschöne Kronenränder lassen keine Harmonie aufkommen.

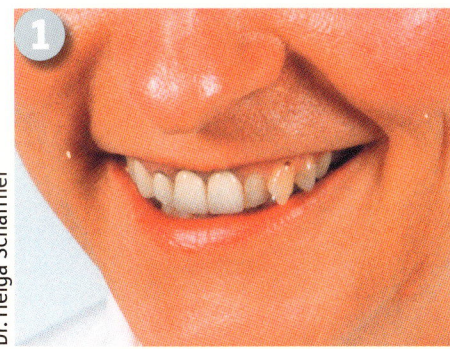

Dr. Helga Schaffner

Dass die Frontzähne überkront sind, fällt sofort ins Auge.

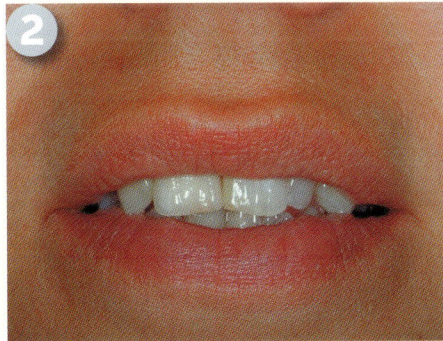

Obwohl dies eine der schwierigsten Aufgabenstellungen für den Zahntechniker ist, ...

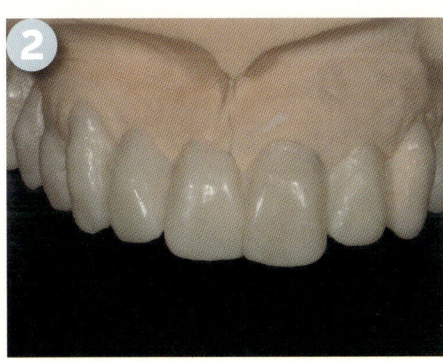

Die Funktions- und Ästhetikplanung mit zahnfarbenem Wachs auf dem Modell ...

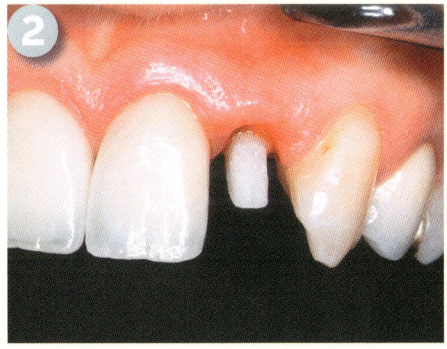

Der wurzelbehandelte zweite Schneidezahn wurde mit einem zahnfarbenen Stiftaufbau wieder hergestellt.

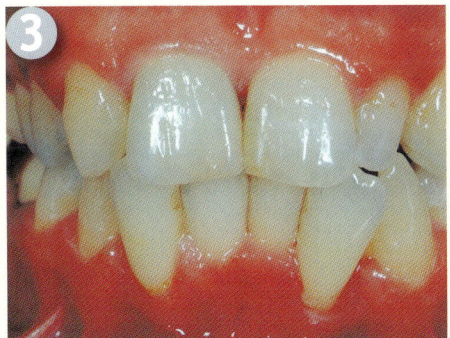

... wurde sie 100%ig gemeistert.

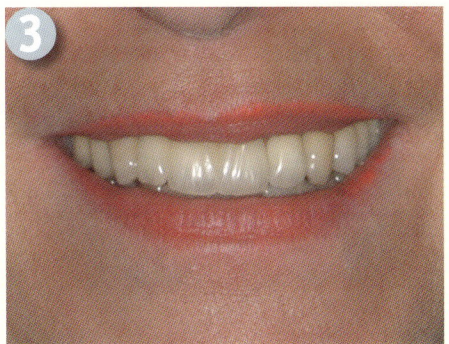

... wurde mit Metall naturidentisch am Patienten umgesetzt.

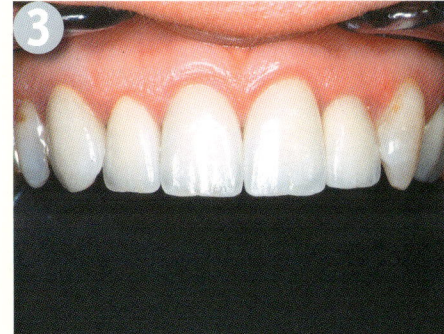

So ist es möglich, die komplette Front mit vollkeramischen Kronen zu versorgen.

Seite 202

Dr. Alexandra Kreisl

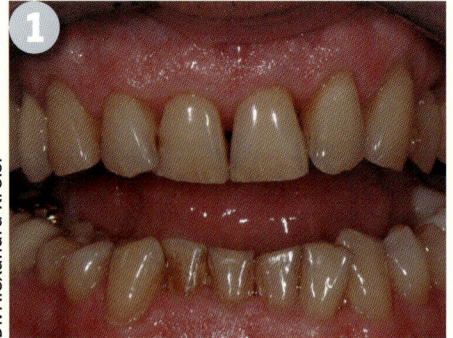

Ausgangssituation: Abradierte Front- und Seitenzähne sowie „schwarze Dreiecke" im Oberkiefer-Frontbereich.

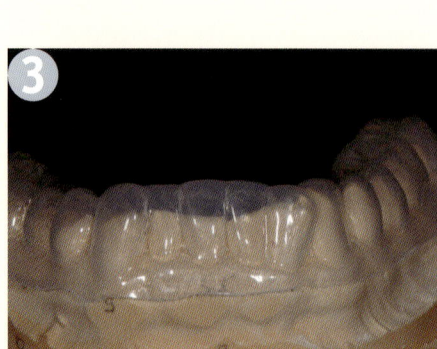

Aufwachsung zur Planung der Form-Stellungskorrektur sowie der Bisshöhe.

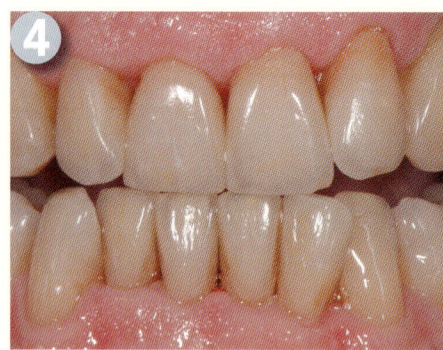

Die Folie zeigt die geplante Zahnverlängerung.

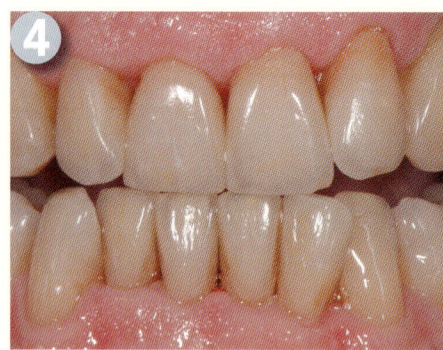

Eingegliederte naturidente, altersgerechte Vollkeramikkronen.

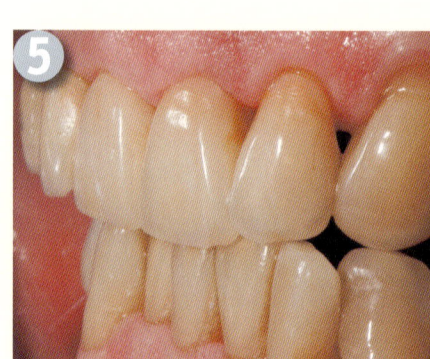

Detailansicht Frontzähne: Kronen oder Zähne?

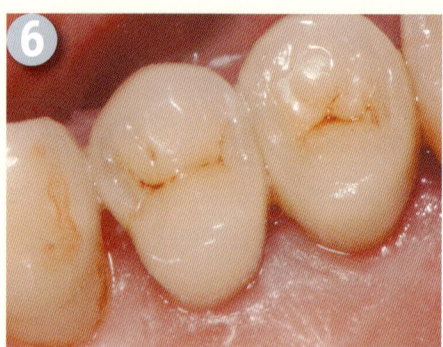

Detailansicht Seitenzähne: Geht es noch besser?

Dr. Wolfgang-M. Boer

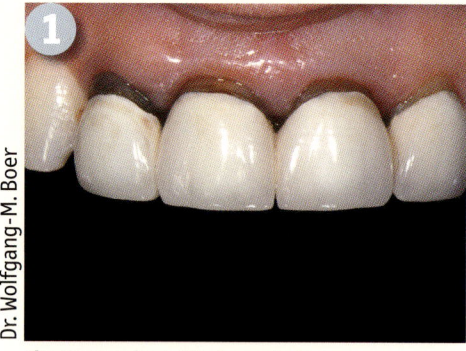

Alte Kronen, deren Ränder nach einer Zahnfleischerkrankung frei liegen. Die Parodontitis wurde inzwischen erfolgreich behandelt. Allergie gegen Bestandteile des Metallgerüstes der alten Kronen. Eine neue Versorgung wurde geplant.

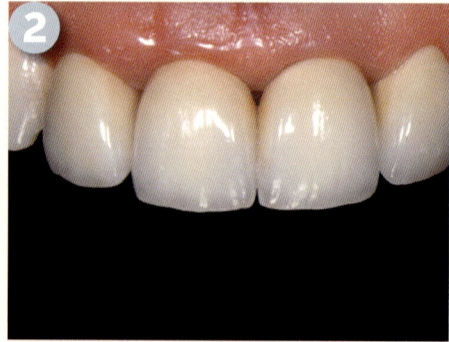

Nach der Neuversorgung mit vollkeramischen Kronen (ohne jedes Metallgerüst) fällt das Lächeln gleich wieder leichter. Das Zahnfleisch ist gesund.

Dr. Diether Reusch

Seite 203

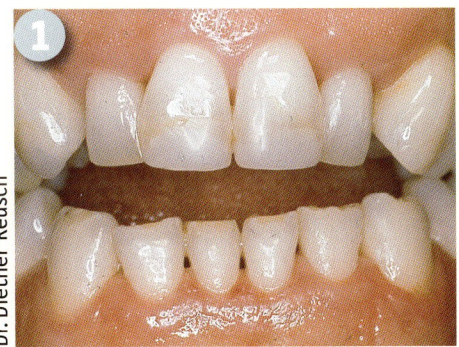

Der offene Biss macht Probleme beim Kauen, Sprechen und ist unschön anzusehen. Die Patientin möchte jedoch keine kieferorthopädische Therapie.

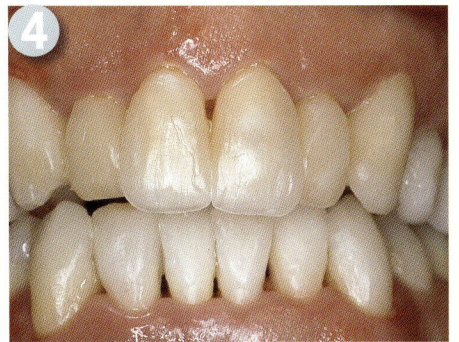

Zahnarzt und Zahntechniker erarbeiten mittels zahnfarbenem Wachs zusammen mit der Patientin auch in diesem sehr schwierigen Fall eine ästhetische Lösung.

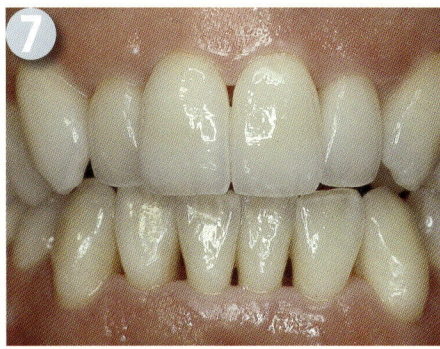

Fertig eingegliederte Rekonstruktion aus adhäsiv befestigten Keramikteilkronen. Die Patientin ist hoch zufrieden.

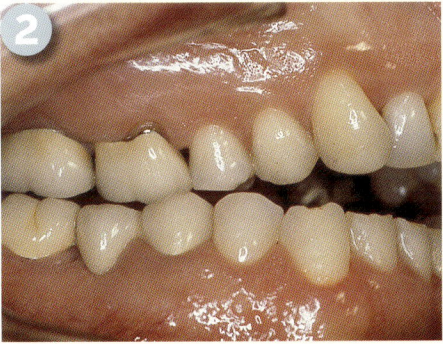

Seitenansicht rechts – bis in den Prämolarenbereich offener Biss.

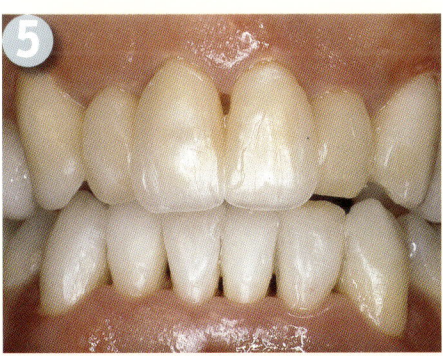

Als Alternative wird ein zweites Wax-up mit leichten Farbkorrekturen erstellt.

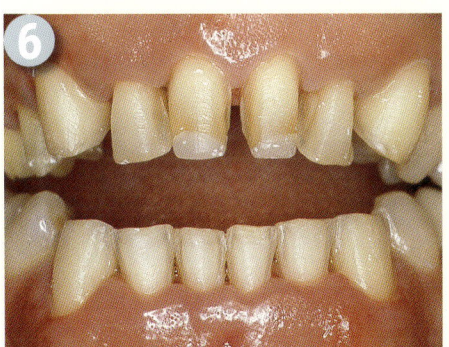

Sowohl im Oberkiefer...

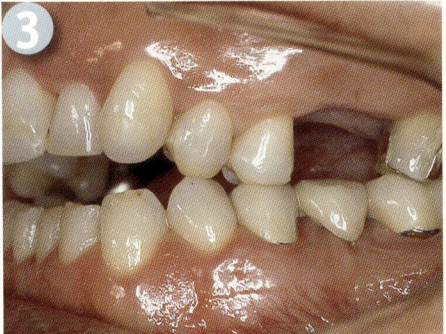

Seitenansicht links.

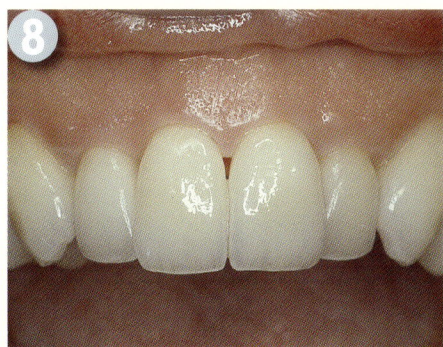

Trotz der gravierenden Änderungen kann eine substanzverzehrende Vollkronenpräparation zugunsten einer minimalinvasiven Teilkronenpräparation vermieden werden.

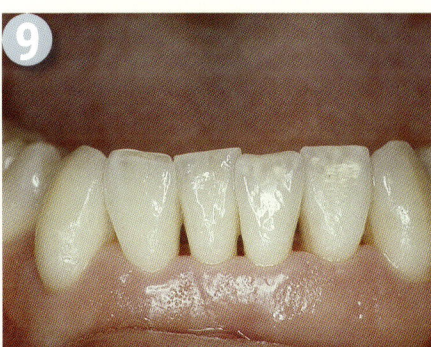

...als auch im Unterkiefer wird die Vorlage des Wax-ups detailgetreu umgesetzt.

Kronen und Brücken – ästhetischer Ersatz der Zahnsubstanz

Abgenutzte Frontzähne, zu großer Zahnzwischenraum
- Korrektur mit Keramikteilkronen
- Wax-up

Frontzahnfehlstellung
- Korrektur mit Keramikteilkronen

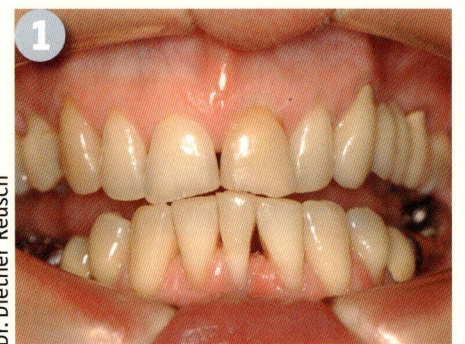

Abgenutzte Frontzähne. Die Patientin empfindet die Schneidezähne als zu breit und zu unregelmäßig. Der große Zahnzwischenraum im Unterkiefer stört.

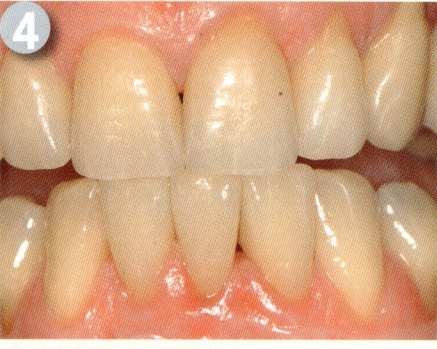

Adhäsiv befestigte Rekonstruktion:
- harmonische Frontzahnstellung und -führung,
- geschlossener Approximalraum in der Unterkieferfront.

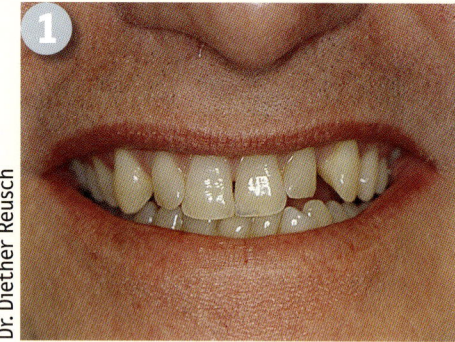

Ausgangssituation: Engstände und Lückenbildung bedingen ein für den Patienten unschönes Erscheinungsbild.

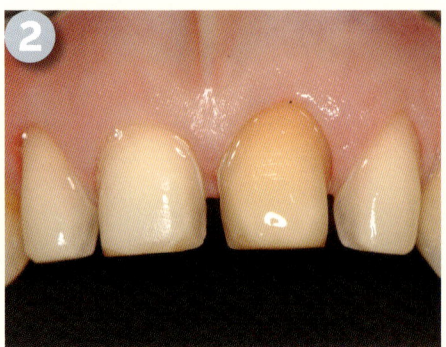

Präparation für Teilkrone.

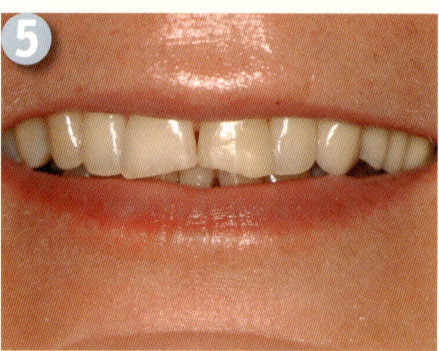

Ausgangssituation.

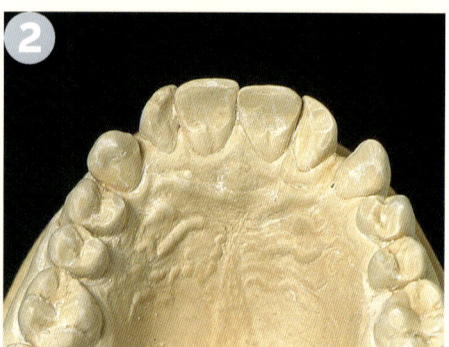

Modellsituation: Oberkiefer-Palatinalansicht. Deutlich sind Fehlstellungen zu erkennen.

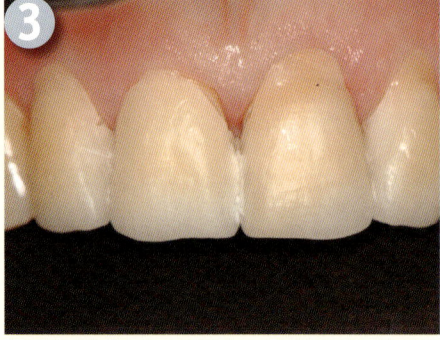

Mit Glasfaserbändern verstärktes Wax-up.

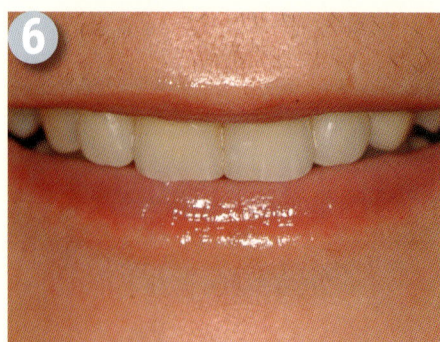

Eingegliederte Rekonstruktion.

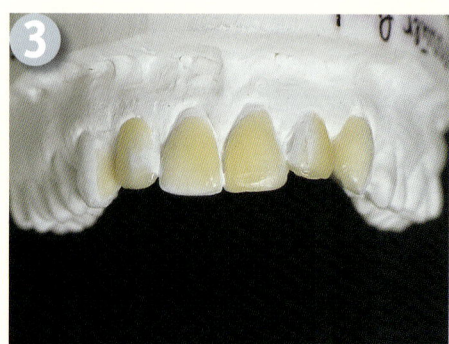

Ästhetische Planung auf Modell: Diese muss vom Zahntechniker realistisch vorgenommen werden, d.h. er darf nur Stellungskorrekturen vornehmen, die der Zahnarzt beim Präparieren umsetzen kann.

Dr. Diether Reusch

Dr. Diether Reusch

Seite 205

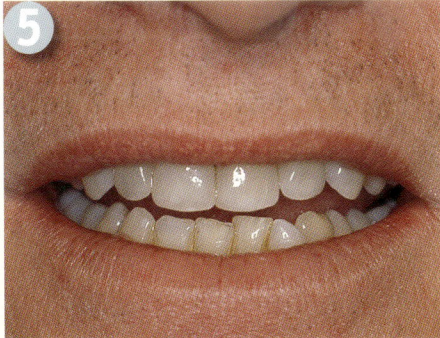

Die Präparation für Keramikteilkronen erfordert nur minimalen Zahnhartsubstanzabtrag.

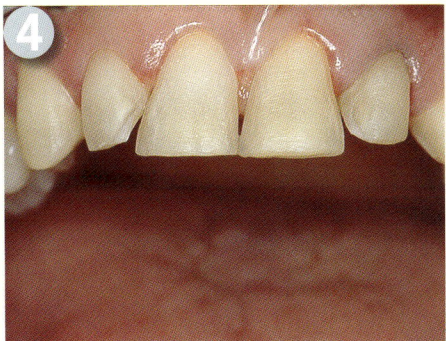

Dr. Marcus Striegel

Patientensituation mit Wunsch nach Zahnaufhellung und Lückenschluss seiner Oberkieferfrontzähne. Zähne sollen nicht „stark wie bei Kronen abgeschliffen" werden. Eine kieferorthopädische Behandlung mit festsitzenden Bändern kam für ihn nicht in Betracht.

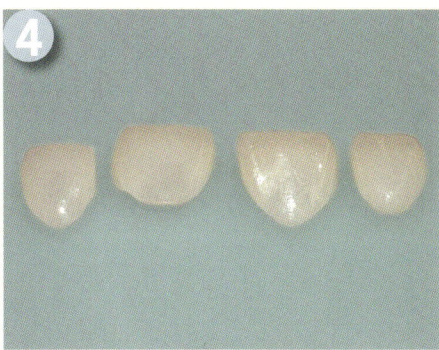

Adhäsiv zu befestigende Keramikschalen.

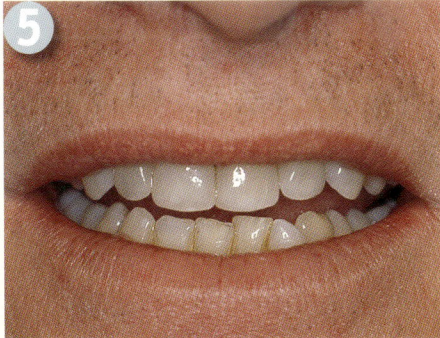

Situation nach Eingliederung der adhäsiv befestigten Teilkronen. Trotz der schwierigen Ausgangssituation ist durch die Vorplanung ein für den Patienten zufrieden stellendes Ergebnis erreicht.

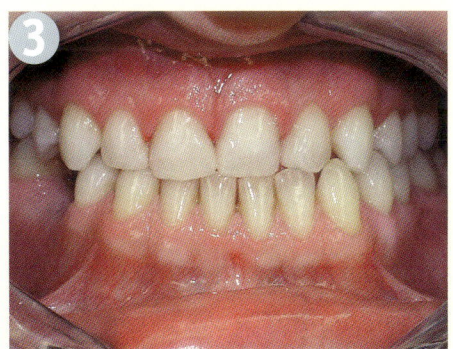

Komposit-Veneers 12-22 veranschaulichen dem Patienten das zu erzielende Behandlungsergebnis.

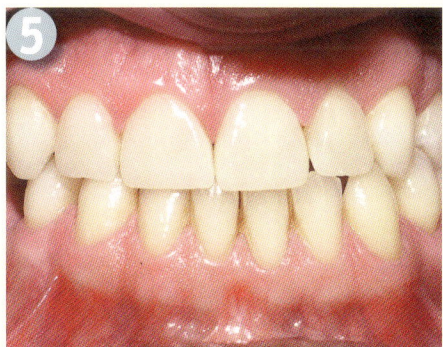

Das Ergebnis spricht für sich.

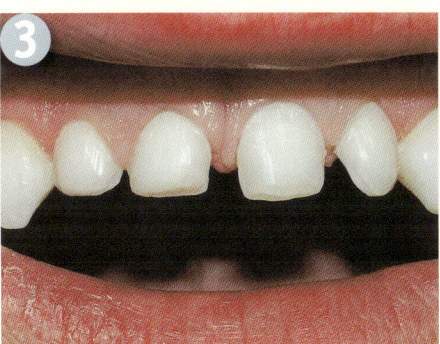

Präparation für Keramikteilkronen.

Seite 206

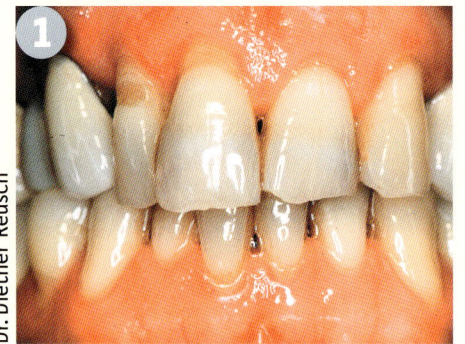

Eine komplette Neuversorgung ist notwendig.

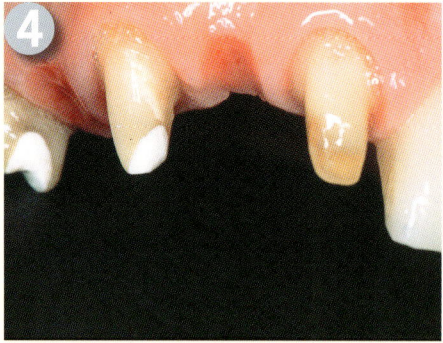

Nach Abnahme der vorhandenen Kronen wurden die Zahnstümpfe zur Aufnahme von Galvanokronen nachpräpariert. Mit Provisorien wird der Kieferkamm im Bereich der Brückenglieder vorgeformt.

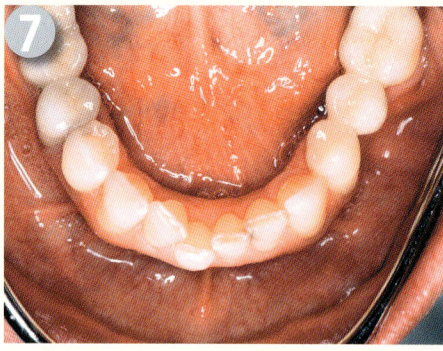

Unsichtbarer Zahnersatz dank moderner Technologie.

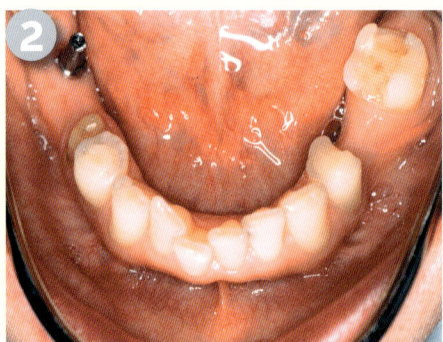

Im Unterkiefer rechts wird der endständige Pfeiler durch ein Implantat ersetzt. Im linken Unterkiefer sind Teilkronen präpariert.

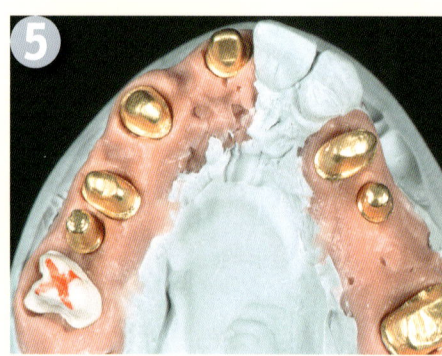

Eine zahnfarbene elastische Zahnfleischmaske gibt dem Zahntechniker exakt die Schleimhautanteile wieder und erlaubt, die Ausformung korrekter Zahnzwischenräume.

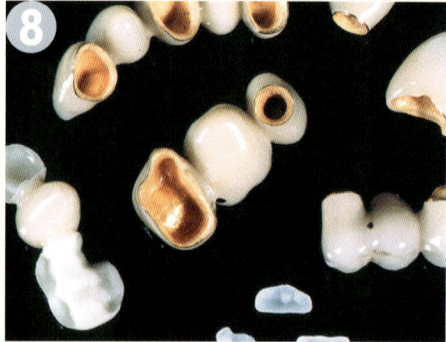

Der hochpräzise angefertigte Zahnersatz. Auf einer schwarzen Unterlage präsentieren sich die Galvano- und Keramikteile wie Schmuckstücke beim Juwelier.

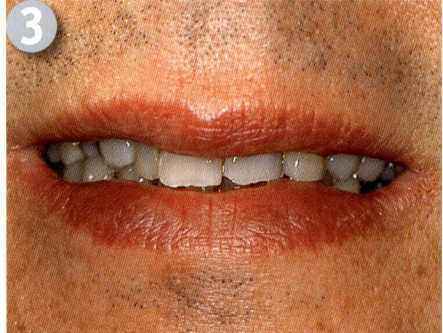

Der Patient wünscht zudem im Bereich der Frontzähne eine verbesserte Ästhetik.

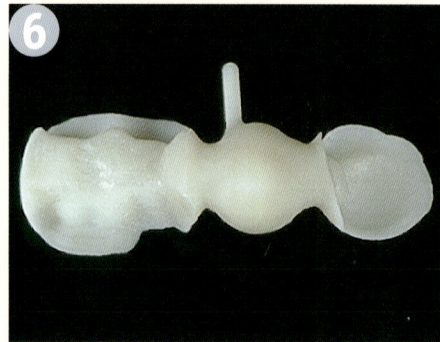

Vollkeramik-Seitenzahnbrücke aus Empress (Ivoclar).

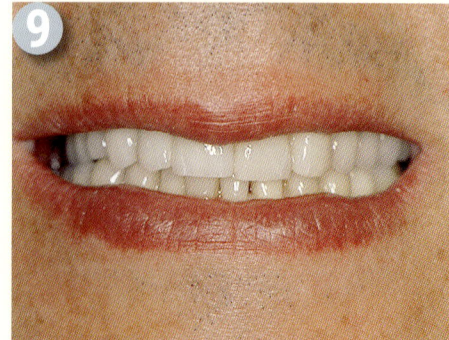

Der linke mittlere und der linke seitliche Schneidezahn wurden mit Veneers versorgt, die restlichen Zähne mit Galvanokronen und -brücken (AGC, Firma Wieland).

Hässlicher Zahnersatz, „schwarze Dreiecke"

- Ersatz durch Galvanokronen und Galvanobrücke
- Farbmuster
- Zahnfleischmaske

Seite 207

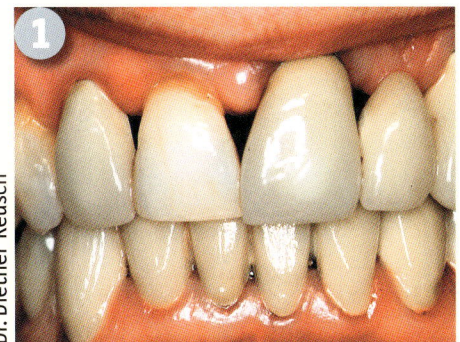

Hässlicher Zahnersatz sowie die schwarzen Dreiecke werden von dem Patienten als störend im Aussehen und beim Sprechen empfunden.

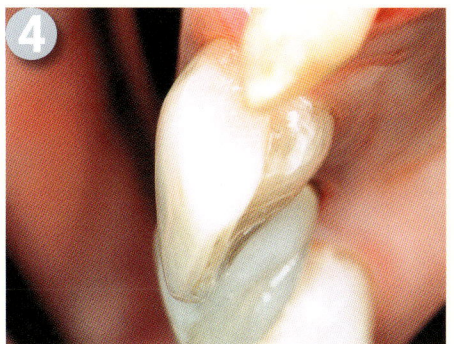

Am naturbelassenen mittleren Schneidezahn wird im Bereich des Zahnzwischenraumes ein kleiner Kasten präpariert.

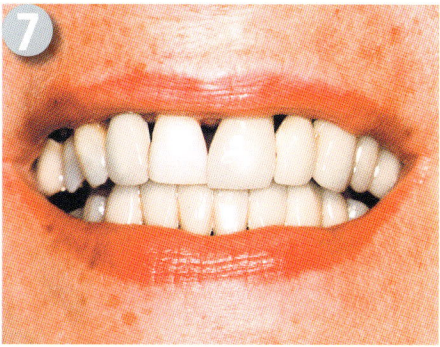

Die unbefriedigende Situation vorher.

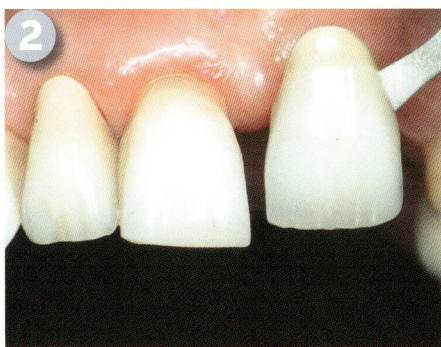

Da der rechte mittlere Schneidezahn nicht überkront wird, muss ein Farbmuster gebrannt werden, um eine naturidentische Reproduktion des linken Schneidezahnes zu ermöglichen.

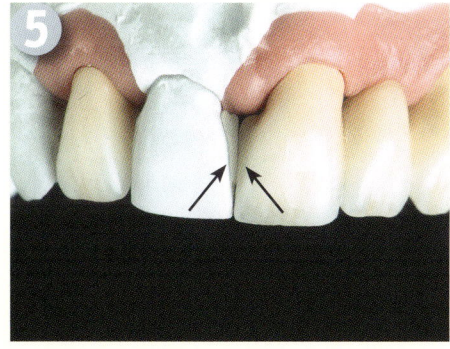

In den Kasten wird ein kleines, flügelartiges Keramikteil eingesetzt. An der Krone ist ebenfalls nach gaumenwärts versetzt ein kleiner Flügel anmodelliert. So wirken die beiden Schneidezähne nicht breiter, obwohl die „schwarzen Dreiecke" geschlossen sind.

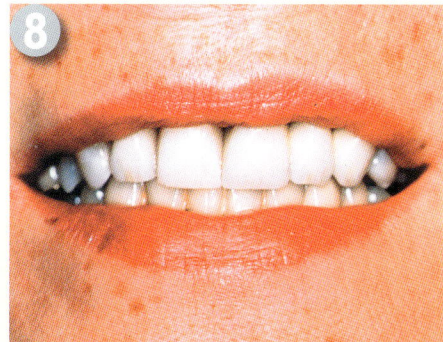

Die Verbesserung ohne chirurgische Eingriffe

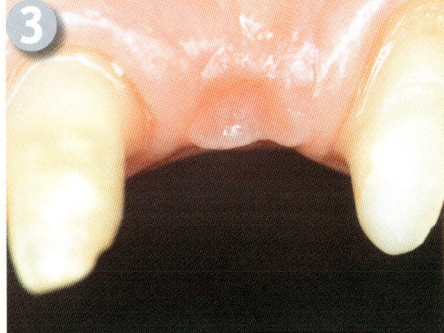

Paräparierte Zahnstümpfe zur Aufnahme einer Galvanobrücke. Die Schleimhaut im Bereich des Zwischengliedes wird mit dem Provisorium modelliert.

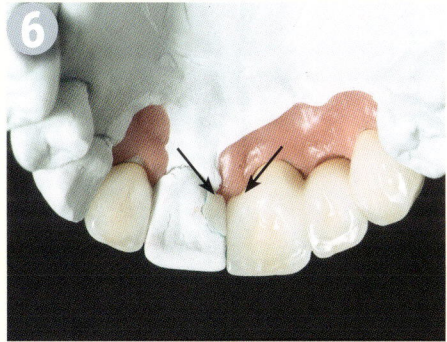

Die elastische Gingivamaske ermöglicht dem Zahntechniker eine exakte Ausgestaltung der Zahnzwischenräume.

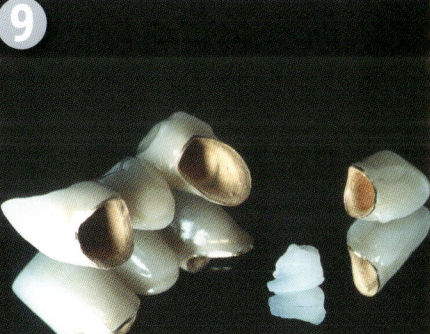

Schmuckstücke wie beim Juwelier (AGC Galvanobrücke, Firma Wieland).

Dr. Diether Reusch

Seite 208

Dr. Diether Reusch

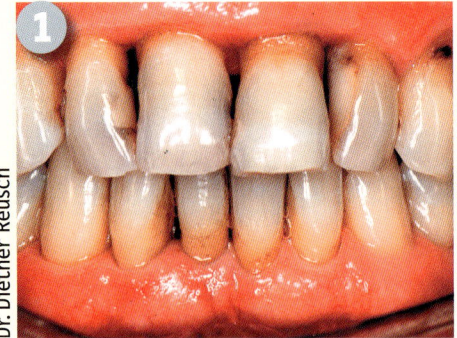

Die nicht zu übersehenden Gebrauchsspuren sowie der Rückgang des Zahnfleisches stören den älteren Patienten.

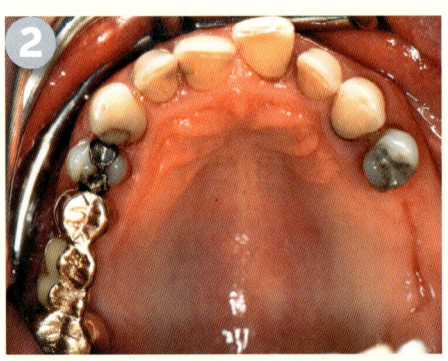

Die Aufsicht auf den Oberkiefer zeigt, dass der linke mittlere Schneidezahn zur Lippe hin gewandert ist.

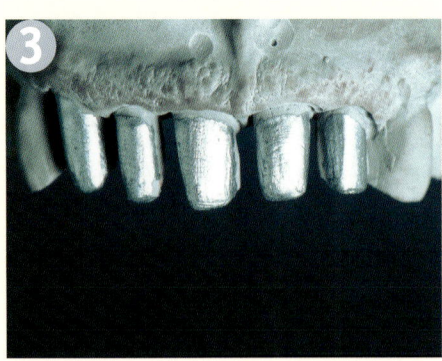

Minimalinvasive Präparation für Keramikteilkronen.

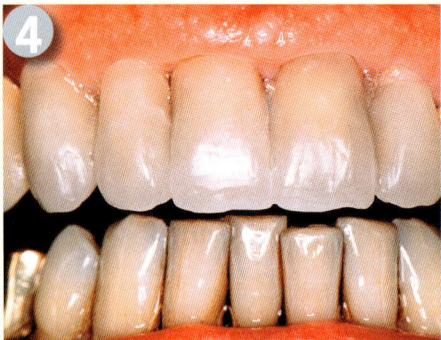

Nach der Präparation für Keramikteilkronen erarbeitet Zahnarzt, Zahntechniker und Patient gemeinsam mit zahnfarbenem Wachs die patientengerechte, individuelle Formgebung der Rekonstruktion.

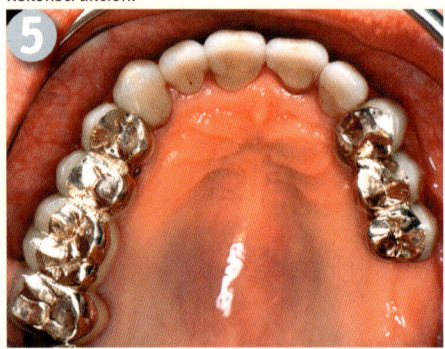

Harmonisierung des Zahnbogens ohne Vollkronenpräparation.

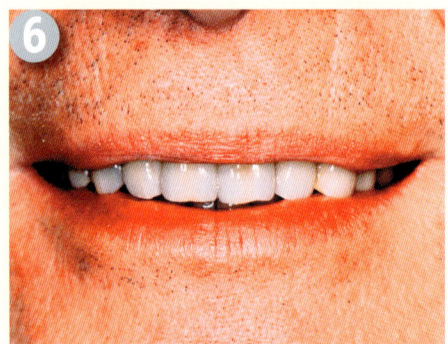

Ein zufrieden lächelnder Patient mit neu gewonnener Lebensqualität.

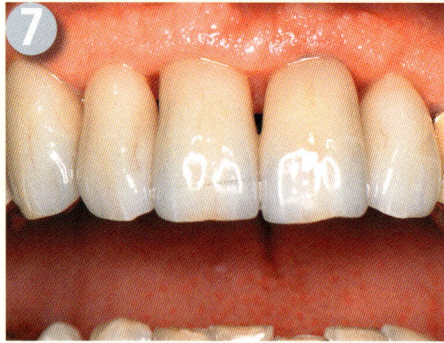

Die Wax-Up getreue Kopie aus Keramik. Der Patient wünschte eine leichte Öffnung der Zahnzwischenräume.

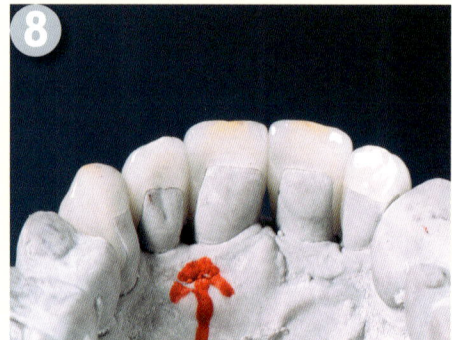

Keramikteilkronen auf dem Modell. Die zu erreichende Präzision- und Randgenauigkeit entspricht oder übertrifft sogar die höchstpräzisen Metallränder.

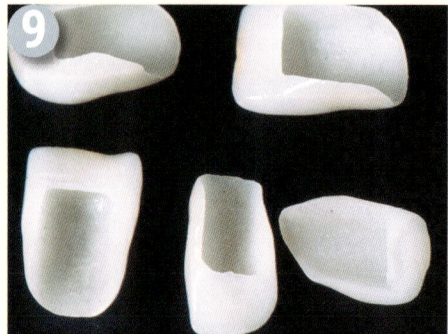

Die hauchdünnen Keramikschalen erfordern nur wenig Zahnhartsubstanzabtrag. Trotzdem oder gerade deswegen werden nach adhäsiver Zementierung die ursprünglichen Festigkeits- und Elastizitätswerte des Zahnes erreicht.

Seite 209

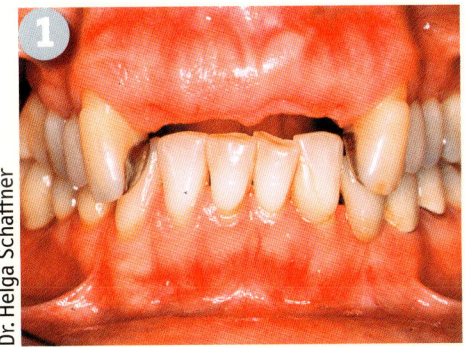

Dr. Helga Schaffner

Ausgangssituation: Vier Schneidezähne und die beiden Prämolaren fehlen – eine große Lücke ist zu überbrücken.

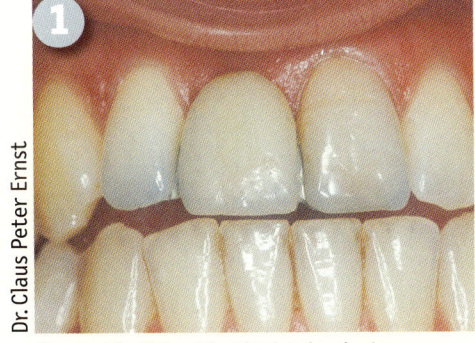

Dr. Claus Peter Ernst

Der rechte Schneidezahn ist durch eine konventionelle Marylandbrücke aus Metall ersetzt. Das Metall scheint jedoch durch die Zähne durch.

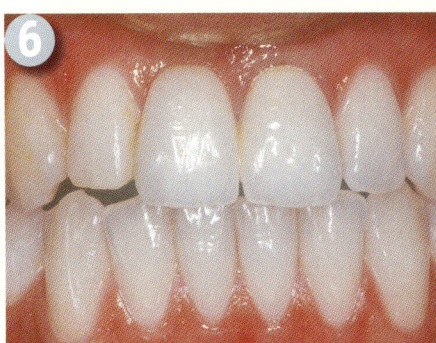

Marylandbrücke heute: Der rechte Schneidezahn wurde wegen der Farbveränderung mit einer adhäsiv befestigten dünnen Vollkeramikkrone versorgt.

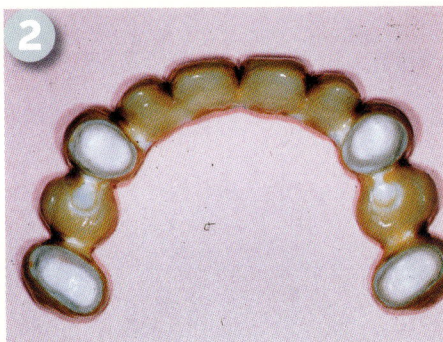

10-gliedrige vollkeramische Brücke aus Cercon (Degussa). Höchste Stabilität ohne Metallgerüst.

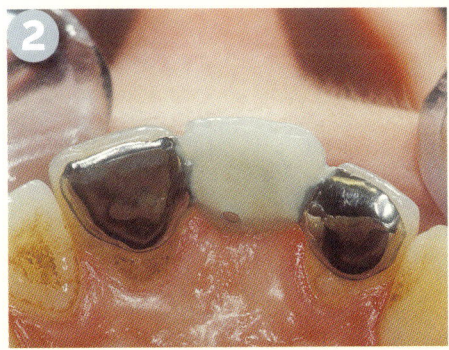

Ansicht vom Gaumen her.

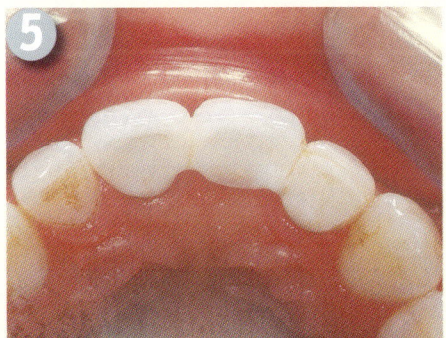

Moderne Technologie ermöglicht auch bei dieser Versorgungsart Stabilität und Ästhetik.

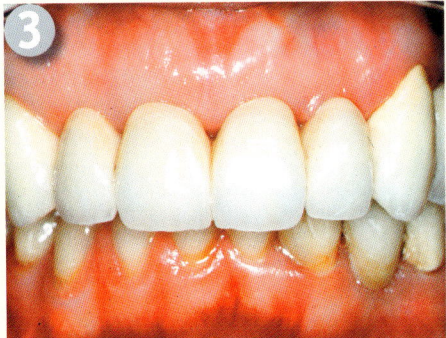

Eingegliederte Vollkeramikbrücke.

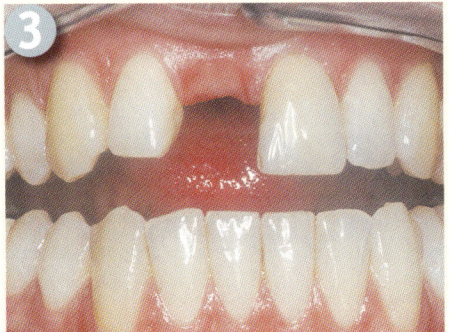

Bei einer Marylandbrücke ist fast keine Präparation der Pfeilerzähne notwendig.

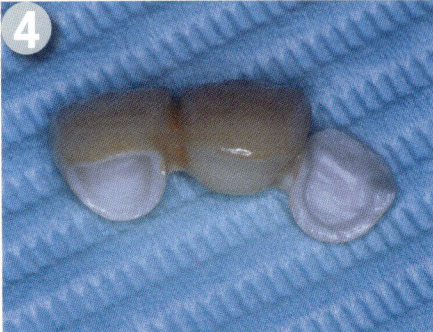

Fast alles ist möglich. Die Metallbrücke wird durch eine vollkeramische Maryland-Brücke ersetzt.

Seite 210

ZA Jan Strüder, Praxis Dr. Diether Reusch

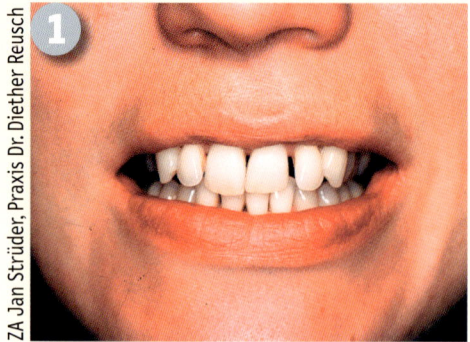

Das stark geschädigte Zahnbett lässt die Zähne zu lang erscheinen.

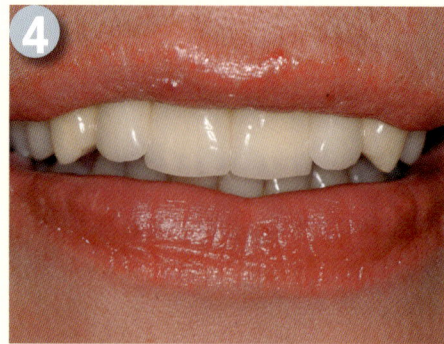

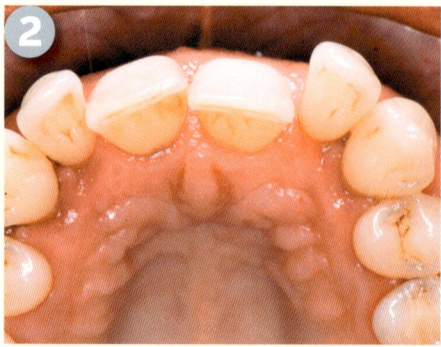

Unharmonischer Frontzahnbogen. Die vier Schneidezähne müssen wegen sehr tiefen Zahnfleischtaschen und Knochenverlust entfernt werden.

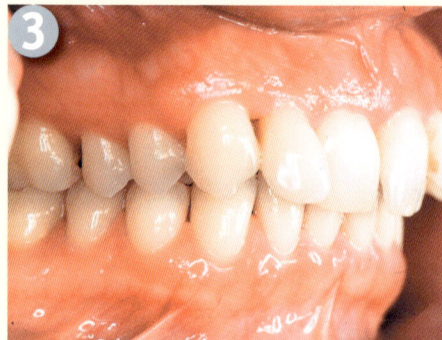

Die unregelmäßige Stellung der Frontzähne behindert die junge Patientin im Umgang mit ihren Mitmenschen.

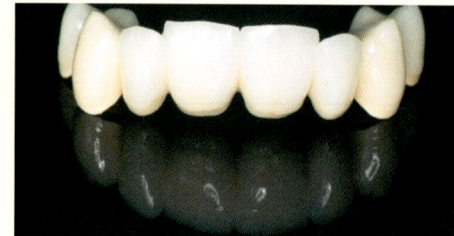

Neue Lebensqualität durch perfekten Zahnersatz, in diesem Fall durch eine Galvanobrücke.

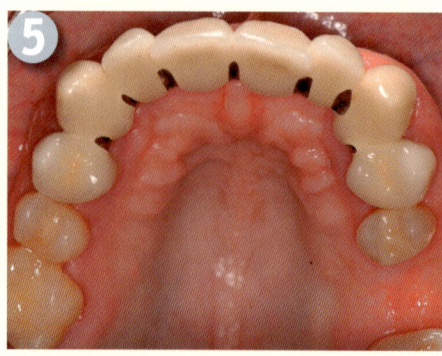

Die Ansicht vom Gaumen her.

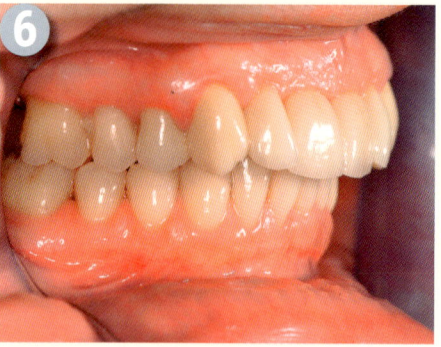

Ein harmonisches Erscheinungsbild.

Individuelle Schmuckstücke aus Galvano (AGC-Wieland) und Keramik.

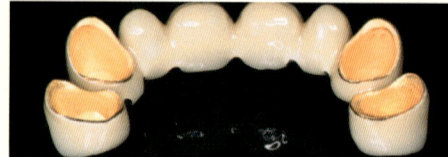

Der warme Goldton erzeugt eine „sonnige" Farbe...

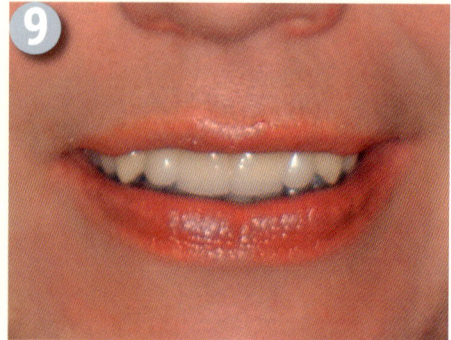

...und lässt unsere Patientin wieder gerne lächeln.

Hässlicher Zahnersatz
- Zahnfleischausformung
- Metallkeramikkronen

Beispiele für Zahnersatz aus Zirkonoxid, CAD/CAM gefräst
- Brücke aus Zirkonoxid · Teilkronenbrücke aus Zirkonoxid · Steg aus Zirkonoxid
Teleskope aus Zirkonoxid · bedingt abnehmbare Brücke aus Zirkonoxid

Seite 211

Dr. Markus Schlee

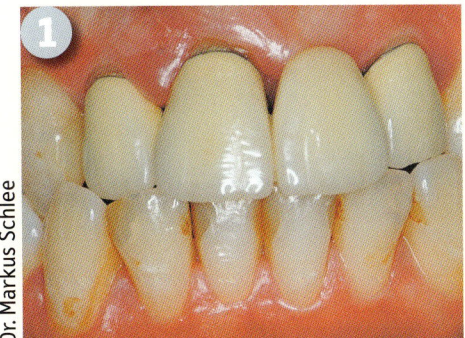

Freiliegende Kronenränder, geschrumpfte Papillen und unschöne Farbe – sofort sichtbarer Zahnersatz.

Labor Jost Kimmel

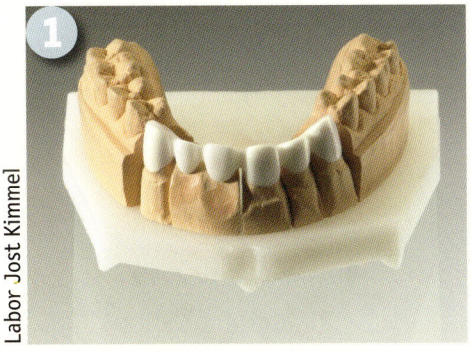

CAD/CAM gefrästes Zirkonoxid-Gerüst. (Cercon-Degudent)

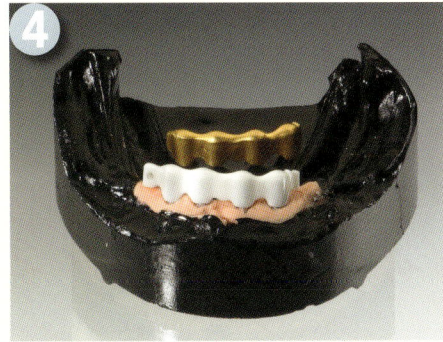

Zirkonoxid-Steg auf Implantaten mit Galvanosekundärteil – höchste Biokompatibilität.

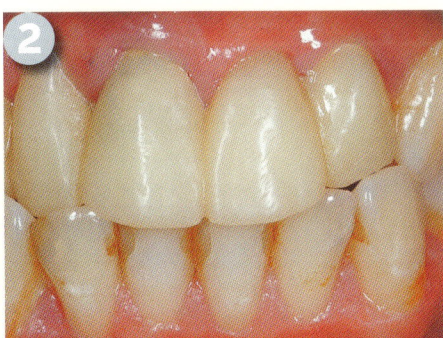

Vorbereitung und Gestaltung des Weichgewebes mittels Provisorien.

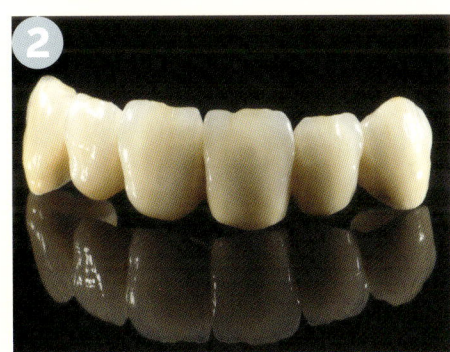

Perfekte Reproduktion natürlicher Zähne bei höchster Stabilität ohne Metallunterbau.

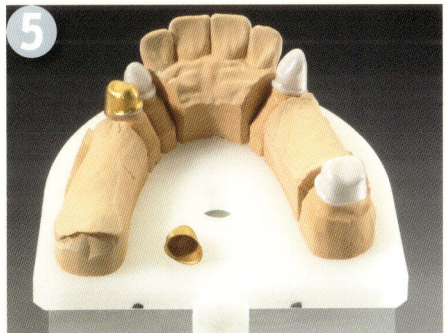

Weiße Primärteleskope aus Zirkonoxid erleichtern vielen weiblichen Patienten die Entscheidung für eine teleskopierende Versorgung. Höchste Bioverträglichkeit durch Galvano-Sekundärteile.

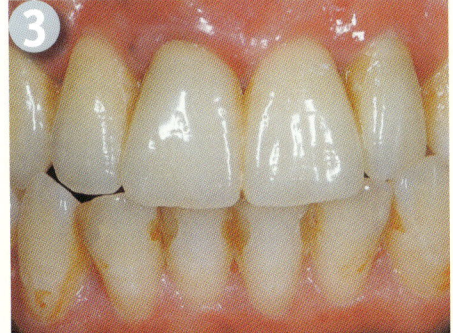

Perfekt gestaltete Metallkeramikkronen. Hier würde niemand Zahnersatz vermuten.

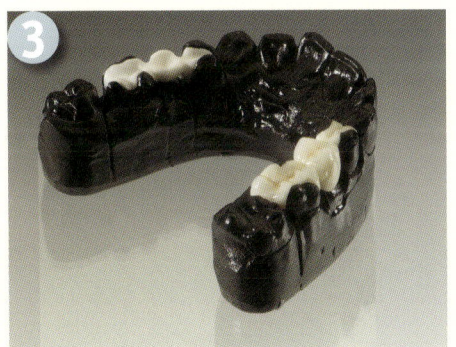

Teilkronen getragene Zirkonoxid-Seitenzahnbrücke.

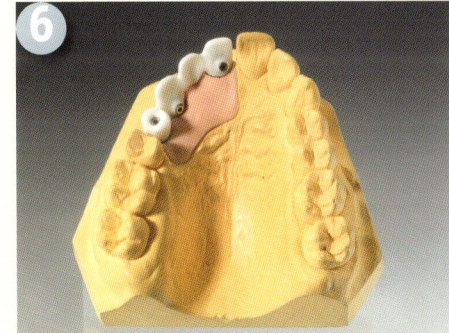

Auf Implantaten verschraubtes Zirkonoxidgerüst einer bedingt abnehmbaren Brücke.

Teil- und Vollprothesen – individuelle Lösungen

Zahnloser Kiefer
- Totalprothese
- Implantate
- Stegverbindung

Seite 212

Dr. Diether Reusch, ZTM Jörg Stuck

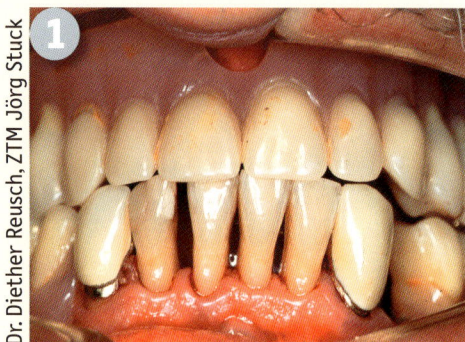

1 Funktionell und ästhetisch unbefriedigende Total- und Teilprothesenversorgung. Die parodontal geschädigten Schneidezähne im Unterkiefer müssen entfernt werden.

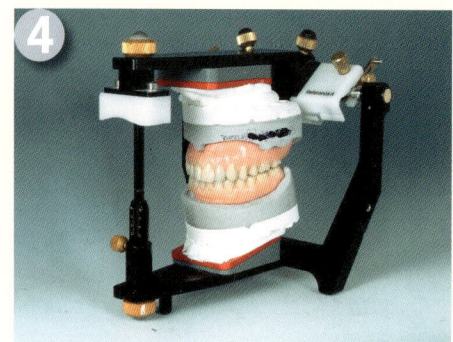

4 Totalprothese im Artikulator.

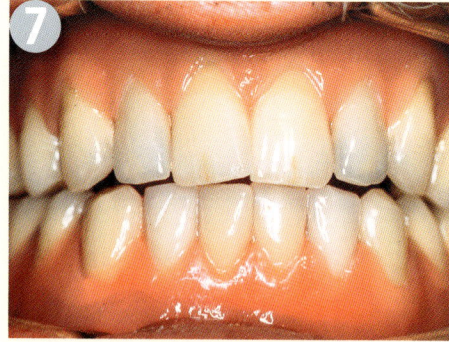

7 Eingegliederte Prothese, funktionell und ansprechende Ästhetik.

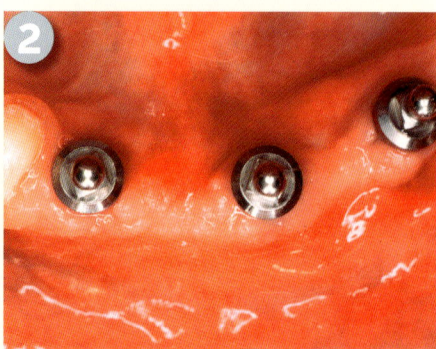

2 Implantate mit Kugelköpfen zur Befestigung der Interimsversorgung.

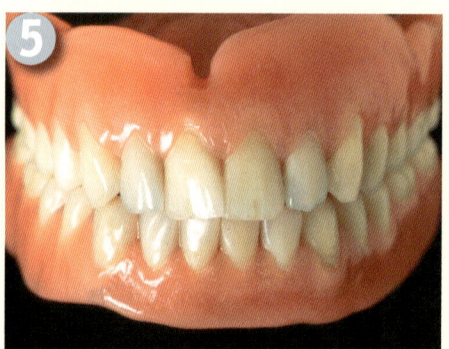

5 Typ- und altersentsprechende individualisierte Totalprothese.

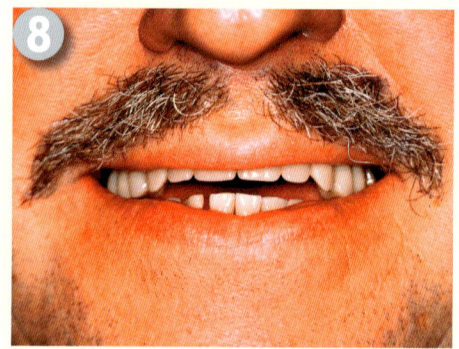

8 Vorher.

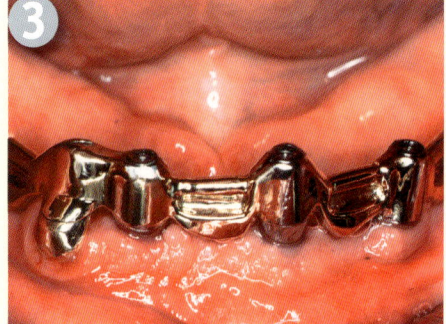

3 Implantat getragener Steg.

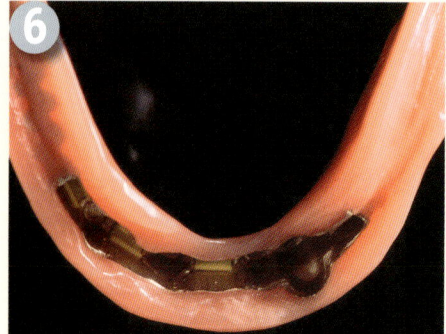

6 Steg-Sekundärteil.

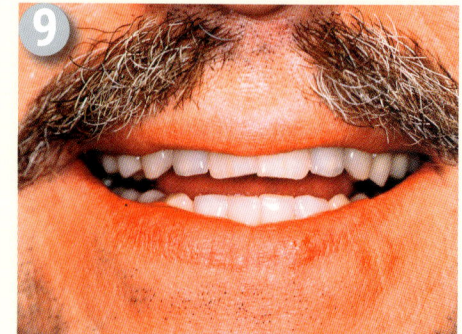

9 Nachher: Eine unsichtbare Totalprothese, die den Patient um viele Jahre jünger macht.

Zahnloser Kiefer
- Totalprothese
- Implantate
- Steg mit Sekundärteil aus Galvano

Zahnloser Kiefer
- Vollprothese

Seite 213

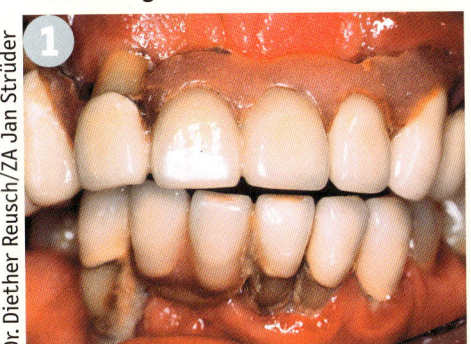

Dr. Diether Reusch/ZA Jan Strüder

Eine „schreckliche" Situation – alle Zähne müssen entfernt werden.

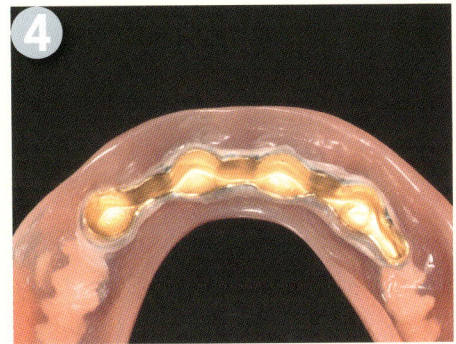

Im Unterkiefer werden vier Implantate eingebracht,...

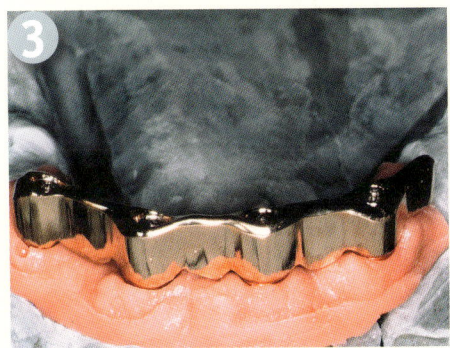

...um einen gefrästen Steg sicher zu befestigen.

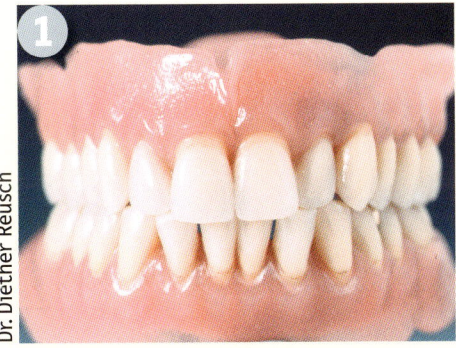

Sekundärteil aus Galvano.

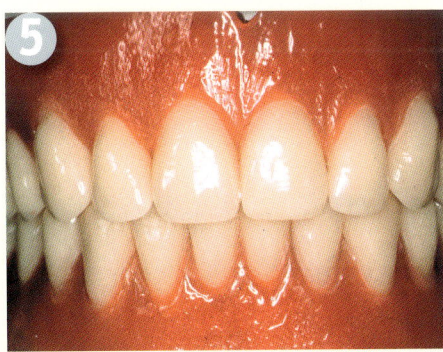

Sicherer Sitz und gutes Aussehen sind garantiert.

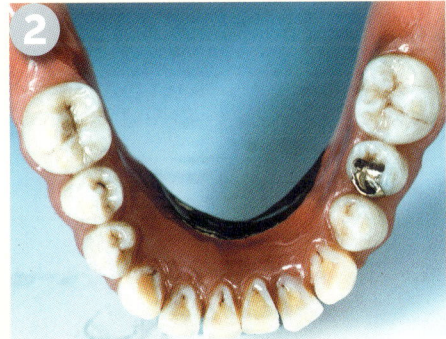

Dr. Diether Reusch

Beispiel für eine individualisierte, typ- und altersgerechte Totalprothese.

Individualisierung auf die Spitze getrieben. Perfekte Kopie der Natur.

Seite 214

Dr. Gabriele Diedrichs

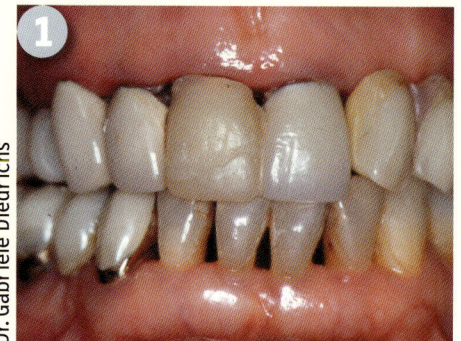

1 Die Ausgangssituation zeigt eine in die Jahre gekommene prothetische Versorgung mit dringend erneuerungsbedürftigen Kronen (oben) und einer abnehmbaren Teilprothese (unten).

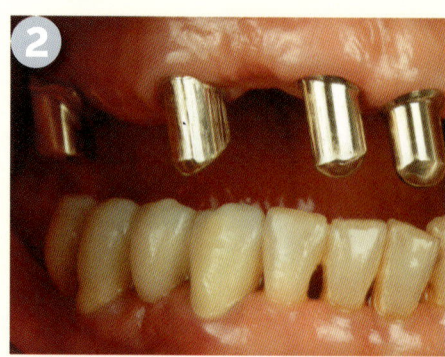

4 Zum spannungsfreien, passgenauen und funktionsstabilen Sitz des kombiniert festsitzend-abnehmbaren Zahnersatzes werden galvanotechnisch hergestellte Feingold-Außenkronen in die Oberkieferarbeit eingebracht.

Dr. Gabriele Diedrichs

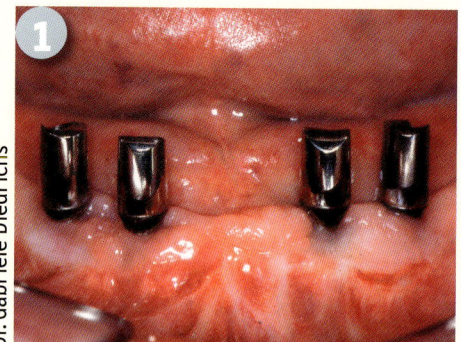

1 Im zahnlosen Unterkiefer fand der totalprothetische Zahnersatz keinen ausreichenden Halt – es wurden vier Implantate gesetzt. Nach der Einheilzeit wurden individuell gefräste prothetische Pfosten aus Titan aufgeschraubt. Sie funktionieren praktisch jetzt wie eigene Zähne.

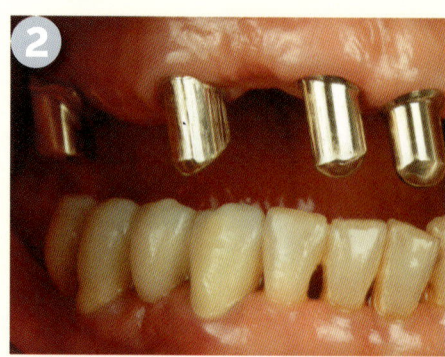

2 Einprobe der später auf den Zähnen zu zementierenden Innenkronen im Mund. Nach chirurgischer und parodontaler Behandlung und zahnärztlicher Präparation wurden für die erhaltungswürdigen Zähne des Oberkiefers im Labor parallelwandige Innenkronen (Primärteleskope) aus einer hochgoldhaltigen Legierung hergestellt.

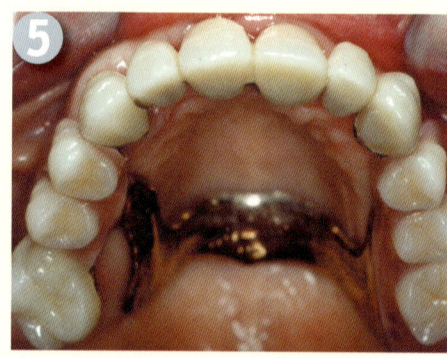

5 Ohne großflächige Gaumenabdeckung bietet der leistungsfähige Galvano-Teleskop-Zahnersatz Sicherheit und hohen Kaukomfort.

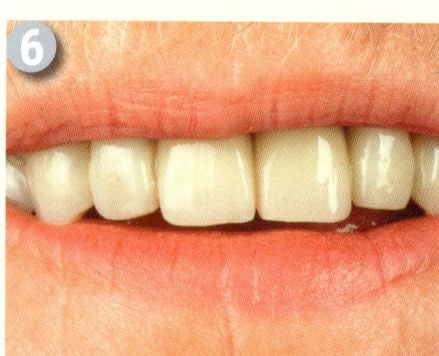

2 Das reine Gold der Galvano-Teleskope bietet hervorragende Funktionseigenschaften für den kombiniert festsitzend-abnehmbaren Implantat-Zahnersatz.

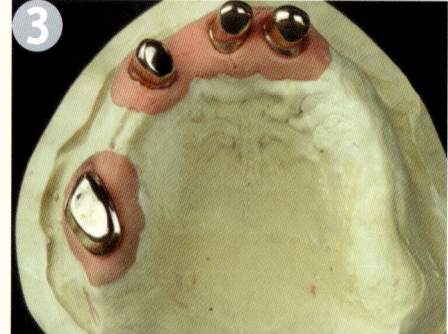

3 Die Gesamtsituation mit den großspannigen unbezahnten Abschnitten des Oberkiefers erfordert stabile Verbindungselemente zwischen Zähnen und Zahnersatz.

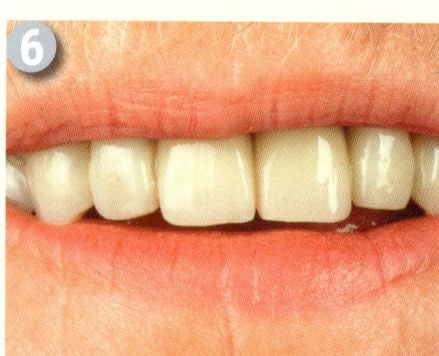

6 Ohne sichtbare Halteelemente und gar nicht nach „Prothese" aussehend, überzeugt der Zahnersatz mit seiner eleganten Frontzahn-Ästhetik.

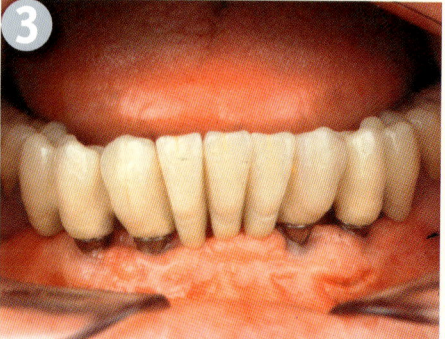

3 Statt einer Totalprothese imponiert die gelungene Wiederherstellung von Funktion und Ästhetik: Zahnersatz wie die eigenen Zähne.

Bildrechte:
Universitätsklinikum Düsseldorf · Westdeutsche Kieferklinik
Klinik für Zahnärztliche Prothetik
Oberärztin Dr. Gabriele Diedrichs · Moorenstraße 5 · D-40225 Düsseldorf

Seite 215

Dr. Diether Reusch

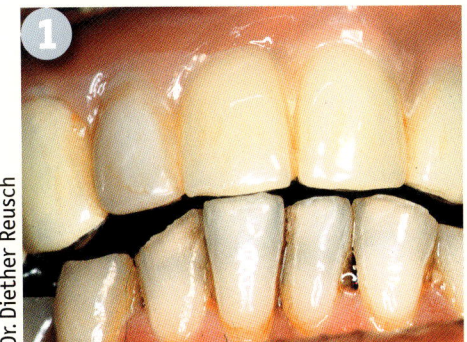

Eine funktionell und ästhetisch unbefriedigende Situation.

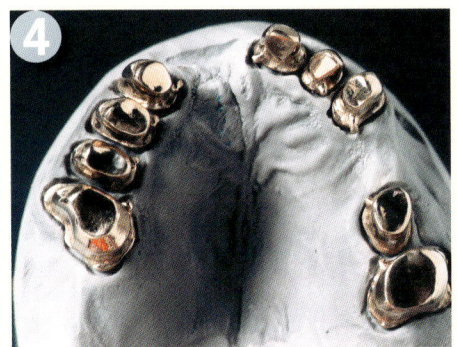

Nach Abnahme der vorhandenen Rekonstruktion im Frontzahnbereich zeigt sich ein ausgedehnter Kieferkammdefekt.

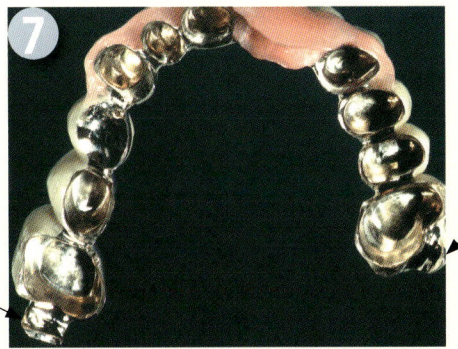

Auch bei teleskopierenden Versorgungen schließt sich das Wax-up der Präparation an. Nur so erhält der/die Zahntechniker/-in alle notwendigen Informationen.

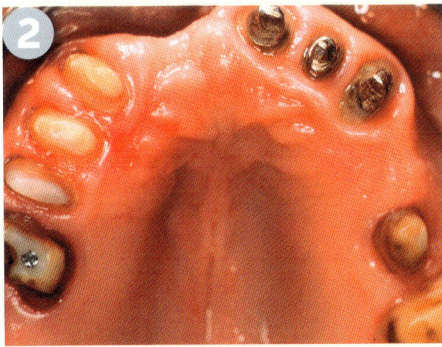

Primärteleskope auf dem Modell.

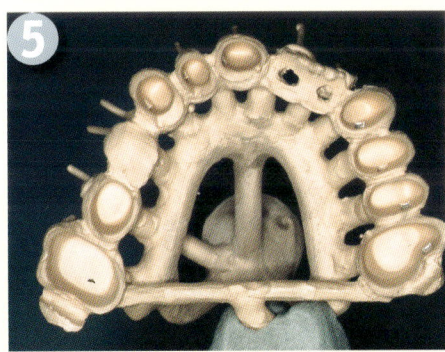

Präzisionsguss der Sekundärteile.

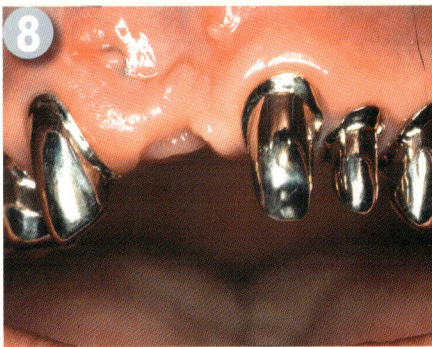

Aufsicht auf die abnehmbare Brücke – auf einen Bügel im Bereich des Gaumens konnte verzichtet werden.

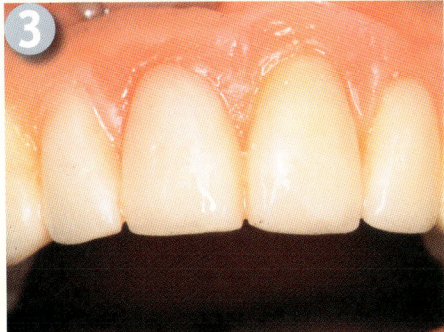

Da die Brücke zur Reinigung abgenommen werden kann, ist es möglich den Kieferkammdefekt durch künstliches Zahnfleisch zu kaschieren. Die Pfeile zeigen die Führungshilfen für Reinigungsbürstchen.

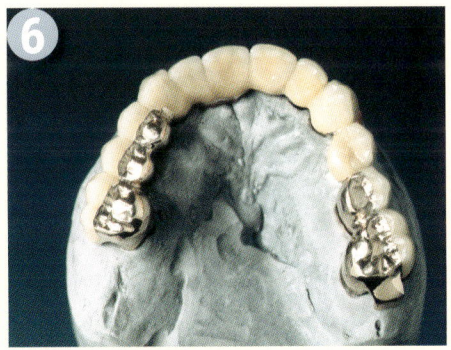

Zementierte Primärteile – nach Abnahme der Brücke ist eine perfekte Dentalhygiene möglich – dies ist die Grundlage für Langlebigkeit

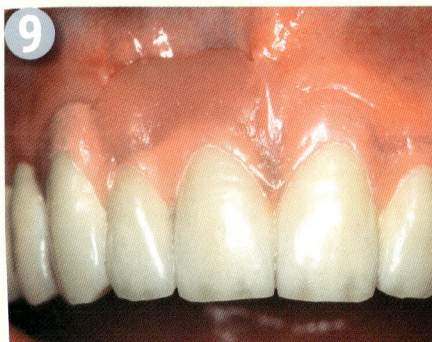

Halt und Kaufähigkeit, wie mit eigenen Zähnen, der Kieferkammdefekt ist nicht zu erkennen.

Implantatlösungen bei Zahnverlust

Einzelzahnverlust
- Implantat
- Metallkeramikkronen

Einzelzahnverlust
- Implantat
- Metallkeramikkronen

Nicht angelegter seitlicher Schneidezahn
- Implantat

Seite 216

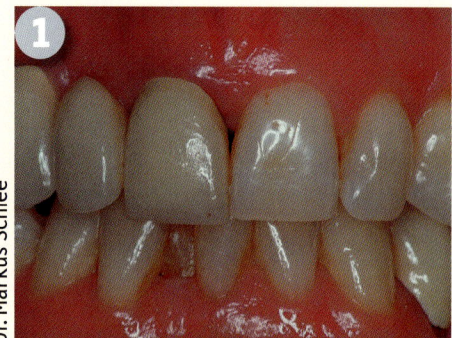

Dr. Markus Schlee

Der Kronenzahnersatz fällt deutlich auf.

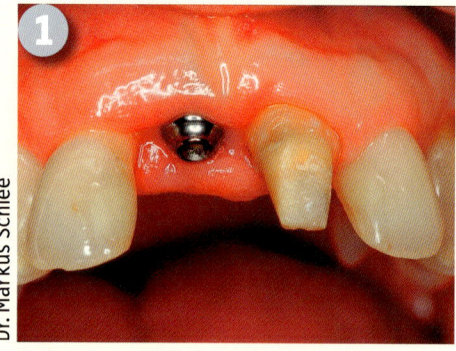

Dr. Markus Schlee

Vorbereitung für Zahnersatz im ins Auge fallenden Bereich der oberen mittleren Schneidezähne. Der Implantathals wird durch die Gingiva verdeckt.

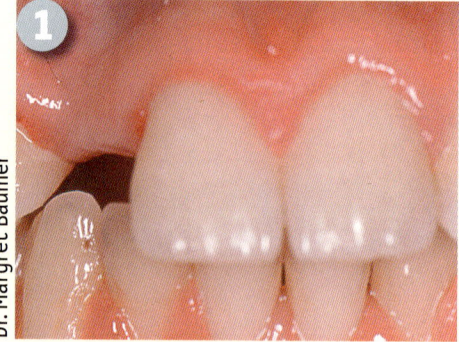

Dr. Margret Bäumer

Nichtanlage des rechten seitlichen Schneidezahnes bei einem jugendlichen Patienten.

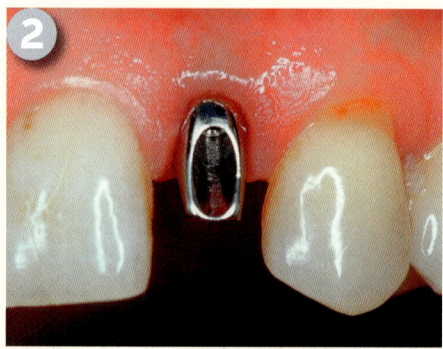

Der kleine Schneidezahn musste wegen starker Schädigung im Wurzelbereich entfernt werden – ein Implantat wurde eingebracht.

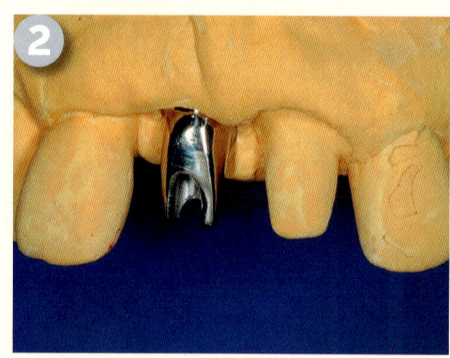

Implantataufbau auf dem Modell.

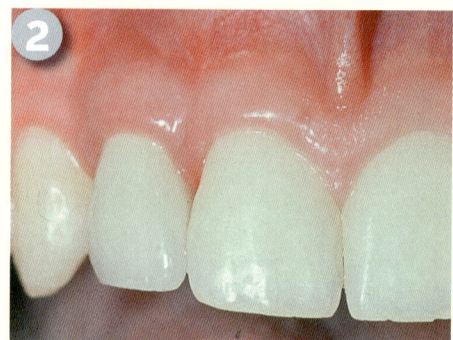

Durch eine schonende Implantation mit Management des Weichgewebes lässt sich diese Implantatversorgung nicht mehr von natürlichen Zähnen unterscheiden.

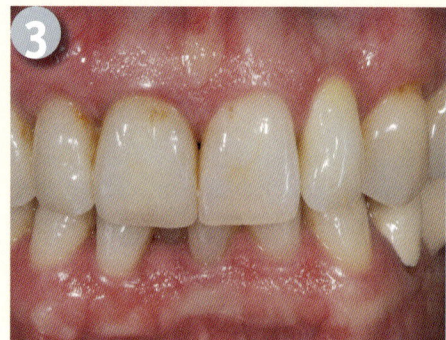

„Unsichtbarer" Zahnersatz.

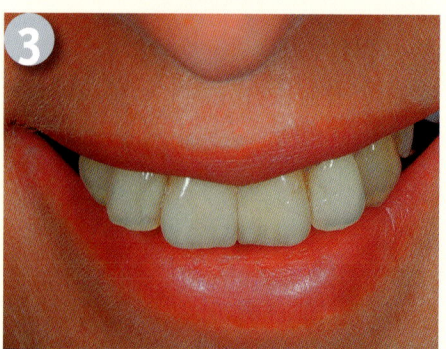

Lebensqualität durch moderne Zahnheilkunde.

Seite 217

Dr. Diether Reusch

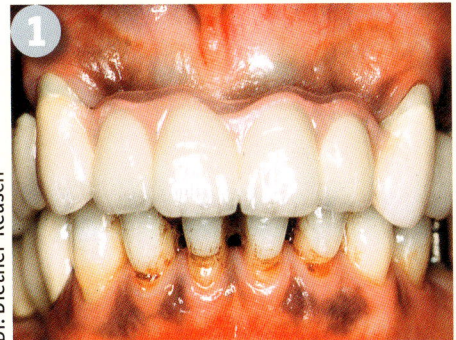

Vorher: Es wurde versucht, den Kieferkammdefekt mit künstlichem Zahnfleisch auszugleichen. Die Prothese wirkt unnatürlich.

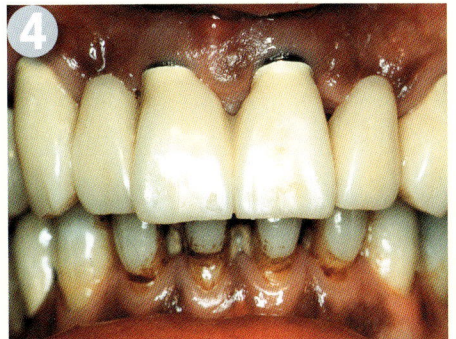

Bei der temporären Versorgung zeigt sich, dass mit vorfabrizierten Metallaufbauten dieser Platzierungsfehler nicht auszugleichen ist. Zusätzlich sind im Zahnfleischbereich die unschönen Metallaufbauten sichtbar.

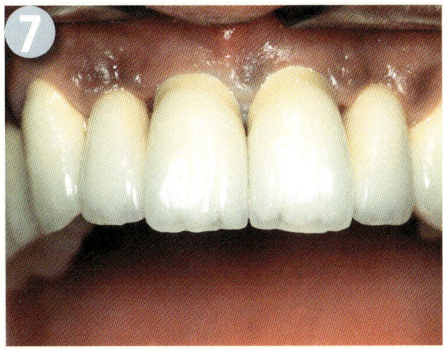

Metallkeramische Versorgung der Oberkiefer-Frontzähne.

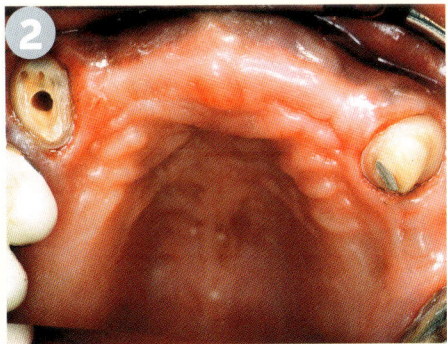

Der abgebrochene Eckzahn muß durch einen Stiftaufbau wieder hergestellt werden.

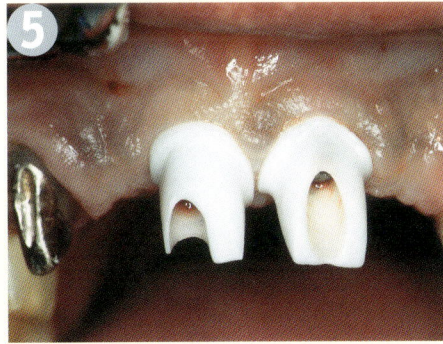

Abhilfe schaffen hier individuell gefräste Aufbauten aus Zirkonoxid.

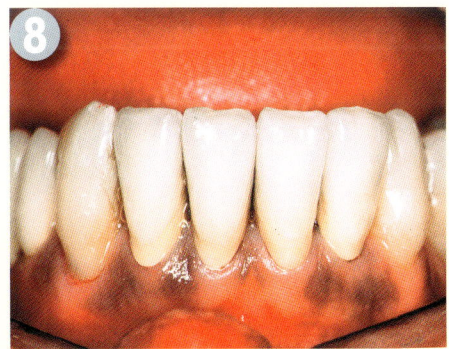

Galvanokronen im Bereich der Unterkiefer-Schneidezähne, Veneers auf beiden Eckzähnen.

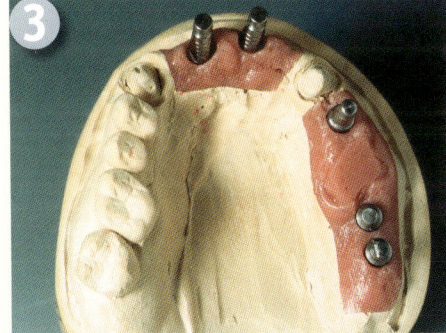

Die mittleren Schneidezähne und fehlende Zähne im linken Oberkiefer werden durch Implantate ersetzt. Bei genauem Hinschauen ist zu erkennen, dass die Schneidezahnimplantate nicht den exakt gleichen Abstand zur Kiefermitte haben.

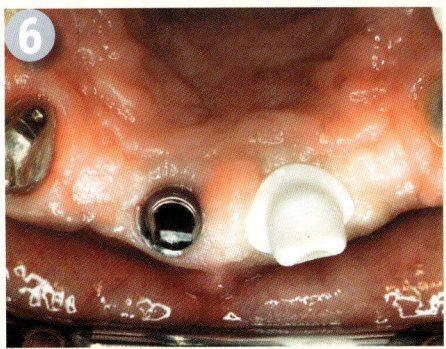

Vergleich konventioneller Metallaufbau und individuell gefräster Aufbau aus zahnfarbenem Zirkonoxid.

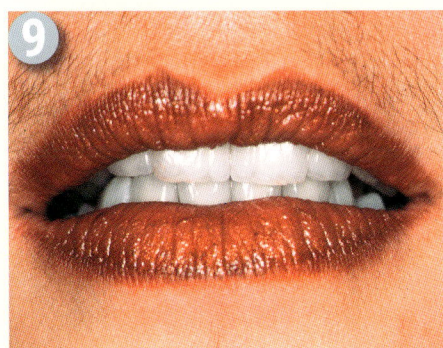

Zum Anbeißen schön.

Vom Plan zum Zahn

Zahnfehlstellungen, funktionelle Probleme
- Analyse
- Planung
- Korrektur

Seite 218

Dr. Diether Reusch

Vor einer kompletten Behandlung sollten immer alle Anteile des Kausystems untersucht werden: Muskulatur, neuromuskuläre Steuerung, Kiefergelenk, Zähne, Parodont und Mundschleimhaut.

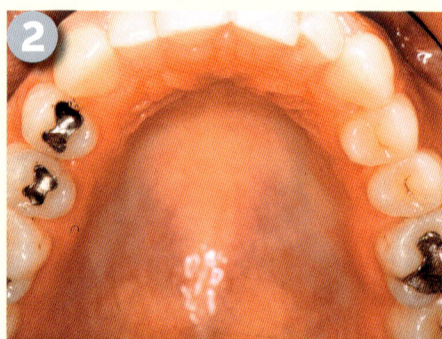

Ausgangssituation: Bedingt durch leichte Zahnfehlstellungen hat die Patientin große funktionelle Probleme.

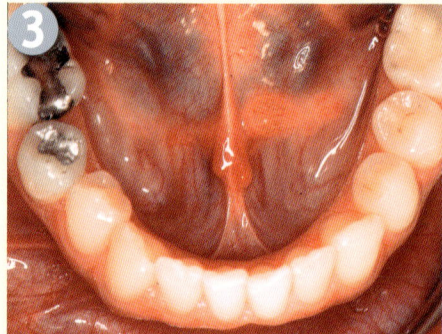

Die Kauflächen müssen geändert werden. Da nur kleine Amalgam-und Kompositfüllungen vorhanden sind, verbietet sich eine Vollkronenpräparation.

Detaillierte graphische Erfassung der Zähne und des Parodonts sowie graphisch ausgearbeitete Behandlungsplanung.

Aufbauend auf der detaillierten Behandlungsplanung werden im vorhinein die Laboraufträge geschrieben, Termine abgestimmt und somit für den Patienten ein schneller, reibungsloser Ablauf sichergestellt.

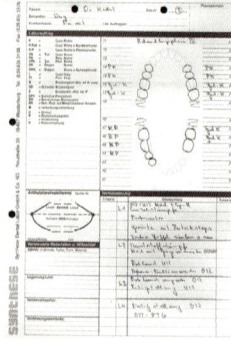

Eine schädelgerechte Übertragung des Oberkiefermodells in einen Bewegungssimulator (Artikulator) ist zwingend notwendig, um die Übereinstimmung zwischen Patient und Artikulator zu gewährleisten.

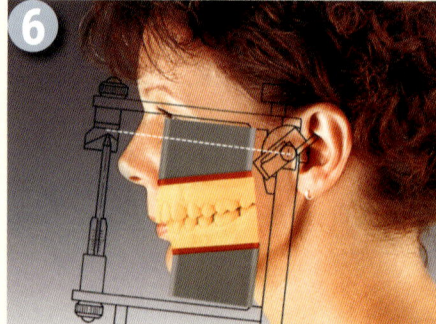

Zur minimal invasiven Präparation ist es erforderlich, die Bewegungen des Unterkiefers genau zu erfassen.

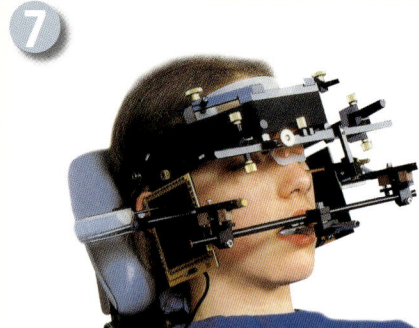

Aufgezeichnete Unterkieferbewegungen auf dem Computerbildschirm.

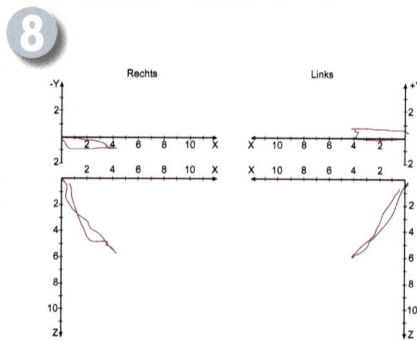

Ein computerprogrammierter Artikulator gibt dem Zahntechniker die Möglichkeit, die Unterkieferbewegungen nachzuahmen.

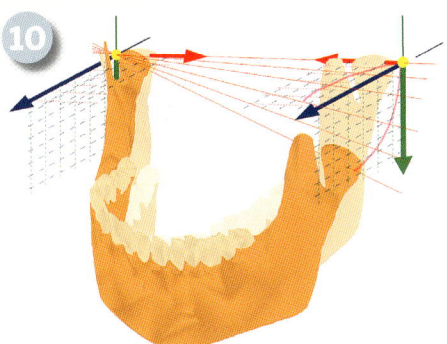

Das ganze Spektrum der Bewegungen kann simuliert werden.

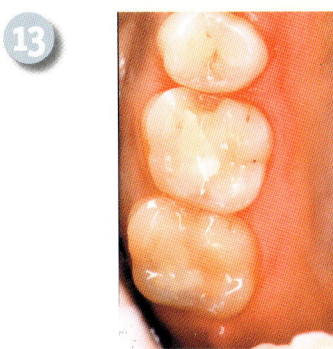

Präparation für minimalinvasive Keramikteilkronen.

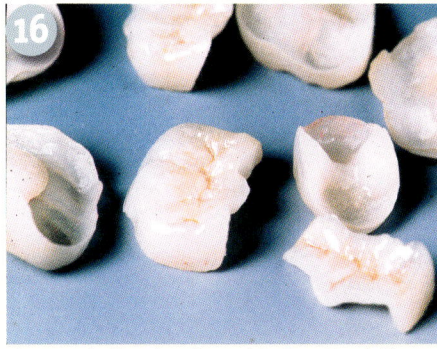

Eine Freude für Behandler und Patient. Hauchdünne funktionsgerechte Keramikteile erfüllen auch höchste Anforderungen an die Ästhetik.

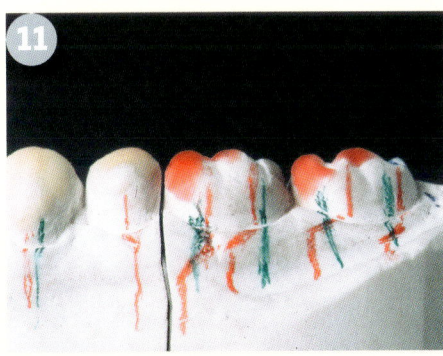

Vor der Präparation wird im Artikulator das okklusale funktionsgerechte Relief erarbeitet. Dies gibt dem Zahnarzt die exakte Anweisung, wie er bei der Präparation die Höcker verlegen muss.

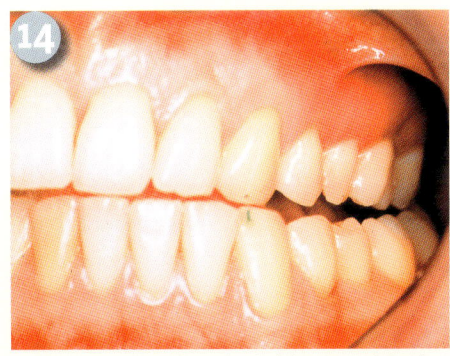

Vorher: Die notwendige Eckzahnführung wird durch gelenknahe Kontakte im Molarenbereich aufgehoben.

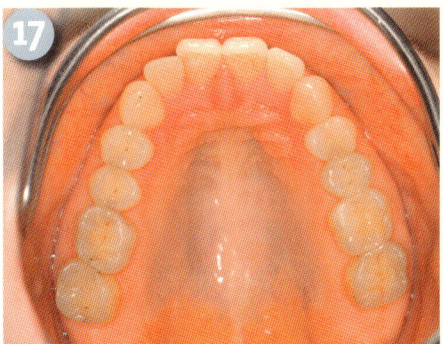

Zustand nach Versorgung mit funktionsgerechten Keramikteilkronen – Oberkiefer.

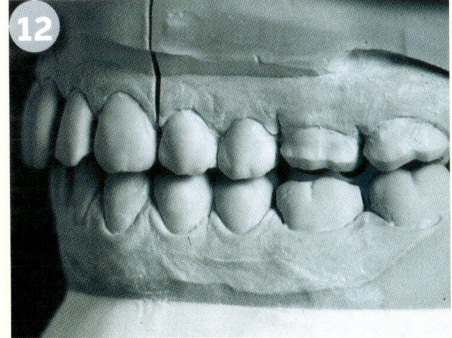

Nur bei exakter Planung ist es möglich mit einem Minimum an Zahnhartsubstanzabtrag auszukommen.

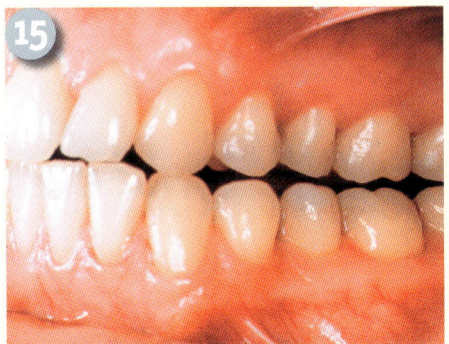

Funktionsgerechte Führung durch den Eckzahn und die notwendigen Freiräume im Molarenbereich nach Versorgung mit Keramikteilkronen.

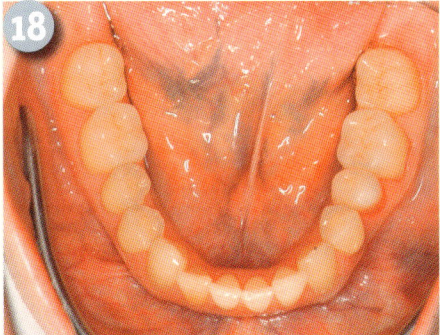

– Unterkiefer –

Autorenverzeichnis:

Prof. Dr. Thomas Attin
Abteilung für Zahnerhaltung, Präventive Zahnheilkunde
und Parodontologie der Universität Göttingen
Robert-Koch-Str. 40
37075 Göttingen

Wolfgang-M. Boer
Zahnarzt
Generalsekretär der DGÄZ
Kölner Straße 73
53879 Euskirchen

Dr. Wolfgang Bolz, Prof. Dr. Hannes Wachtel,
Prof. Dr. Markus Hürzeler, Dr. Otto Zuhr
Zentrum für Zahnheilkunde München
Rosenkavalierplatz 18
81925 München

Dr. Peter Filzmayer
Facharzt für Chirurgie
63263 Neu-Isenburg
Friedrichstraße 90

Prof Dr. Heinrich F. Kappert
Ivoclar Vivadent AG
Bendererstraße 2
FL 9494 Schaan (Liechtenstein)

Dr. Torsten Krey
Fachzahnarzt für Kieferorthopädie
Westerwaldstraße 11
35745 Herborn

Seite 221

Dr. Siegfried Marquardt
Spezialist für ästhetische Zahnmedizin (DGÄZ),
Spezialist für Implantologie (EDA),
Spezialist für Ästhetik, Rekonstruktion und Funktion (EDA)
Vorstandsmitglied der DGÄZ
Adelhofstraße 1
83684 Tegernsee

Dr. Gernot Mörig
Spezialist für ästhetische Zahnmedizin (DGÄZ)
Spezialist für Ästhetik, Rekonstruktion und Funktion (EDA),
Vorstandsmitglied der DGÄZ
Schanzenstr. 20
40549 Düsseldorf

Dr. Diether Reusch
Spezialist für ästhetische Zahnmedizin (DGÄZ)
Spezialist für Ästhetik, Rekonstruktion und Funktion (EDA),
Präsident der DGÄZ
Neustraße 30
56457 Westerburg

Prof. Dr. Jean-François Roulet
Ivoclar Vivadent AG
Bendererstr. 2
FL 9494 Schaan (Liechtenstein)

Dr. Clemens Schreckenberger
Facharzt für Plastische Chirurgie
Dr. Raffael Peinado-Meyer
Facharzt für Plastische Chirurgie
50968 Köln
Schönhauserstraße 3

Bildautoren

Bildautoren

Dr. Margret Bäumer M.S.D
Bismarckstraße 12
50672 Köln

Dr. Jürgen Benz
Goethestraße 1
33617 Bielefeld

Wolfgang-M. Boer
(siehe Autorenregister)

Dr. Carsten Bolstorff,
Jan Strüder, Zahnarzt
Neustraße 30
56457 Westerburg

OÄ Dr. Gabriele Diedrichs
Universitätsklinikum Düsseldorf
Westdeutsche Kieferklinik
Klinik für Zahnärztliche Prothetik
Moorenstraße 5
40225 Düsseldorf

Privatdozent Dr. Claus-Peter Ernst
Johannes Gutenberg-Universität Mainz/
Klinikum
Abteilung für Zahnerhaltung
Langenbeckstraße 1
55131 Mainz

Jost Kimmel
Kimmel Zahntechnik
Ernst-Abbe-Straße 14
56070 Koblenz

Dr. Gerd Körner
Nierdernstraße 16
33602 Bielefeld

Dr. Alexandra Kreisl
Erdinger Straße 18
85609 Aschheim

Dr. Siegfried Marquardt
(siehe Autorenregister)

Dr. Gernot Mörig
(siehe Autorenregister)

Dr. Diether Reusch
(siehe Autorenregister)

Dr. Helga Schaffner
Poliklinik für zahnärztliche Prothetik
Klinik für Zahn-, Mund- und
Kieferkrankheiten
Augustusplatz 2
55131 Mainz

Dr. Christian Schimmel
Schutzbacher Weg 18
35321 Laubach

Dr. Markus Schlee
Bayreuther Straße 39
91301 Forchheim

ZTM Stefan Schunke
Alte Reutstraße 170
90765 Fürth

Dr. Stephanus Steuer
Zahnmedizinisches Zentrum
Goldacherhof
Blumenstraße 15
CH - 9403 Goldach

Dr. Marcus Striegel
Dr. Thomas Schwenk
Ludwigsplatz 1a
90403 Nürnberg

Jörg Stuck
Zahntechnikermeister
Hilzingerstraße 25
78247 Hilzingen

Fachgesellschaften:

**Deutsche Gesellschaft für
Ästhetische Zahnheilkunde e. V. (DGÄZ)**
Bilzstr. 5
56457 Westerburg
Tel.: 02663 916731
www.dgaez.de

**Deutsche Gesellschaft für Zahn, Mund,
und Kieferheilkunde e.V. (DGZMK)**
Liesegangstraße 71a
40211 Düsseldorf
Tel.: 0211 6101980
www.dgzmk.de

**Bundesverband der implantologisch
tätigen Zahnärzte in Europa e.V.
(BDIZ/EDI)**
53177 Bonn
Am Kurpark 5
Fax.: 0228 9359246
www.bdiz.de

**DGI - Deutsche Gesellschaft für
Implantologie im Zahn-, Mund-
und Kieferbereich e.V. (DGI)**
Rischkamp 37 F
30659 Hannover
0511 537825
www.dgi-ev.de

**Deutsche Gesellschaft für
Parodontologie e.V. (DGP)**
Theodor Heuss Platz 4
93051 Regensburg
Tel.: 0941 942799-0
www.dgparo.de

**Deutsche Gesellschaft für
zahnärztliche Hypnose e.V. (DGZH)**
Esslinger Str. 40
70182 Stuttgart
Tel.: 0711 2360618
www.dgzh.de

**Deutsche Gesellschaft für
Linguale Orthodontie e.V. (DGLO)**
Beselerplatz 9
22607 Hamburg
Fax: 040 894091
www.dglo.org

Danke

Seite 224

Wir bedanken uns bei folgenden Unternehmen für das zur Verfügung gestellte Bildmaterial und die fachliche Beratung:

Coltène Whaledent GmbH & Co. KG
Raiffeisenstraße 30
89129 Langenau
Tel.: 07345 805-0
www.coltenewhaledent. de

GC GERMANY GmbH
Paul-Gerhardt-Allee 50
81245 München
Tel.: 089 896674-0
www.germany.gceurope.com

Ivoclar Vivadent GmbH
Dr. Adolf-Schneider-Str. 2
73479 Ellwangen, Jagst
Tel.: 07961 889-0
www.ivoclarvivadent.de

Kettenbach GmbH & Co. KG
Im Heerfeld 7
35713 Eschenburg
Tel.: 0277 4705-0
www.kettenbach.de

TEAM ZIEREIS GmbH
Quellenweg 18
75331 Engelsbrand
Tel.: 07082 792670
www.teamziereis.de

Wieland Dental + Technik GmbH & Co.KG
Schwenninger Straße 13
75179 Pforzheim
Tel.: 07231 3705-0
www.wieland-dental.de
www.wieland-industrie.de

Zahnärztliche Rechenzentren der Firmengruppe Dr. Güldener
Marienstraße 10
70178 Stuttgart
0711 96000-231
www.drgueldener.de

3M ESPE AG
ESPE Platz
82229 Seefeld
Hotline: 0800 2753773
www.3mespe.de

3i Implant Innovations Deutschland GmbH
A Biomet Company
Gerwigstraße 66b
76131 Karlsruhe
Tel.: 0721 6314-220
www.3i-online.com